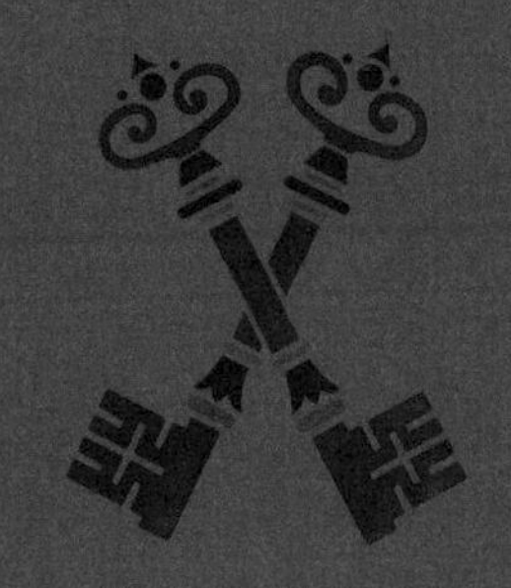

新世紀叢書

當代重要思潮・人文心靈・宗教
社會文化關懷

天才、狂人與死亡之謎

POX：Genius, Madness, and the Mysteries of Syphilis

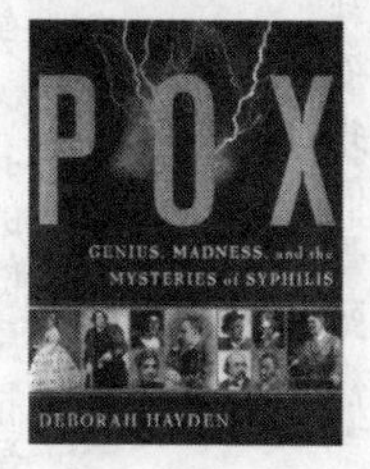

黛博拉・海頓（Deborah Hayden）◎著
李振昌◎譯
林耀盛◎導讀

那個綠眼魔鬼跟我開可惡的玩笑，我的健康糟透了。

——貝多芬（Ludwig van Beethoven）

我們血液裡都有共和的精神，就像我們骨頭裡都有梅毒。我們是民主的，也是梅毒的。

——夏爾·波特萊爾（Charles Baudelaire）

爛如污泥賤如土，
身心煎熬淚已枯，
一生飽受折磨苦，
末日已近歸塵土。

——法蘭茲·舒伯特（Franz Schubert）

沒有人一出生就開始墮落。

——居斯塔夫‧福樓拜（Gustave Flaubert）

我過的生活真的很危險，我是那種可能爆炸的機器。

——腓特烈‧尼采（Friedrich Nietzsche）

歷史只是流言蜚語。

——奧斯卡‧王爾德（Oscar Wilde）

天才、狂人與死亡之謎

【目錄】本書總頁數共464頁

第二部·十九世紀

第三部：二十世紀

第四部：梅毒走廊

〈導讀〉

掀開潘朵拉盒子之後

——綜覽存有與死亡謎面的一趟航程

東華大學諮商與輔導學系助理教授
林耀盛

在善於鑒別的眼裡
許多瘋狂是非凡的理智，
許多理智才是瘋狂。
這裡是多數佔著優勢，
像在其他場合一樣——
贊同，你是明哲的，
反對——你將滑向危險，
會讓鎖鍊給緊緊捆綁。

——艾蜜莉・狄瑾遜（Emily Dickinson, 1830-1886）

「希望」是對相互支持關係的懇求

希臘神話中，盜火給人類並特意將牲禮最好的部分留給人類的普羅米修斯，神話人物本身的名字所指涉的意蘊，就是一種「先慮」的隱喻。普羅米修斯未能阻止潘朵拉掀開盒子後，人類禍殃哀愁湧現的衆神報復計謀一一應驗，存活備受威脅，但是，潘朵拉的好奇心卻也巧妙地留下人類唯一的慰藉——希望。

「希望」是克服絕望誘惑的一股身心性靈力量，尤其在人類的生命航程裡，風雨無數，希望是對威脅的一種回應，是對相互支持關係的一種籲請，可以導致目標的設定，而非東張西望的遲疑躊躇。然而，科技新希望，可以解答人類從出生到死亡的所有謎面嗎？在引介本書之前，先丟出一個問題，梅毒、天才與死亡，究竟有著什麼樣的關係？以素樸觀點來看，梅毒是一種遮蔽的、私密的和羞恥的烙印；天才則是一種顯露的、外揚的和驕傲的象徵。不過，無論我們是銜帶著什麼樣的身分或地位，無論是置身受苦處境或享樂天堂，無論是被周遭他者所讚美或所鄙夷，人類終究需面對死亡的終極課題！在我們典雅有序的存有之幽窖裡，仍會不時迴閃著殘酷現實的死亡片影，而我們也會被它深深驚嚇。

從後設的角度來看，歷史上人類死亡因由的謎面，究竟是憑藉著一紙死亡證明書就可逕予解答殆盡，抑或糾葛著人類生活形態、時代社會氛圍和大自然生態圈間的繁複演化與消長關係，必須仔細推敲深探。當我們宣稱科技昌明，人類存有密碼的最終機密檔案的解碼魔術數字逐漸歸零，永恆的希望之燈點亮了，我們認定當代社會已經可以和不同的病毒菌種競爭以取得生存的支配權之際，其實，人類卻始終籠罩著可能遭致毀滅的陰影。別的不提，就如同梅毒在我們的自然界已經存活超過五百年，儘管不同時代有不同的療法問世，病毒所引發的疾病至今仍威脅著人類；而今年來勢洶洶的嚴重急性呼吸道症候群（Severe Acute Respiratory Syndrome，簡稱SARS），彷若是一場中世紀瘟疫災難的降世，考驗人類的群界系統——若說這是一場瘟疫，這更是人類心靈上的瘟疫浩劫，因爲SARS的衝擊，仍然是折射著人類、社會和自然間際的倫理關係失衡的一種反撲意義。如果我們重新省思梅毒（或其他病毒，及其所衍發的心身併發症）和受害者（尤其是知名人物們）的關連效應，是使我們得以在痛苦中學習逆向思考，在不安的思緒裡懂得謙卑，那麼，梅毒、天才和死亡的相互盤錯性，就不會只是撐開「遮」與「掀」、「公」與「私」或「榮譽」與「恥辱」的二元對立論而已！

「污名」的印刻是心靈上的芒刺

社會學家高夫曼（Goffman）曾經分殊化三種污名化的類型，「身體的憎恨」（abominations of the body），各種的身體殘疾或變形；「性格的瑕疵」（blemishes of individual character）

（如意志薄弱、縱情、不誠實、瞞騙，主要從既有的類疇推論，像心智失常者、酗酒者、梅毒者經常背負著敗德的或罪愆的傾性）；以及源自於種族、國族和宗教上的「部族上的污名」（tribal of stigma）。就梅毒罹患者而言，病毒在不同發作階段對身體功能和外觀上的負面影響作用，造成一種惡之負擔；以及梅毒罹患者所隱含的道德恐慌和個性污點；乃至於梅毒在五百年前入侵歐洲所帶來的不僅是健康問題，更帶來社會的、經濟的、文化上的和精神上的震盪，由此觀之，梅毒可說是兼具高夫曼所指涉的「三重污名化」（身體、性格和國族）於一身，是人際關係裡不被正面肯認的一項頑疾，無怪乎精神分析家榮格在描述尼采的疾苦病痛時，用「黑暗中的毒藥」來形容梅毒。然而，**梅毒的時代意義，難道僅在於證成一種被他者所賤斥的疾病污名化現象嗎？**

當然，並非如此。

在這 SARS 入秋後可能捲土重來的警訊裡，獨立學者黛博拉•海頓新書《天才、狂人與死亡之謎》中譯本的發行，別具意義。這般的意義指向，並非在於藉由讀者獵奇八卦的心理收受作用，以猛挖已故名人瘡疤的姿態炒作本書，在訊息內爆的台灣社會已經受夠了如此缺乏深度反省的窺視現象。暫且不論自從歐洲和美洲在歷史上交會後，這五百年以來，梅毒究竟是否為美洲對歐洲的一種惡意復仇的「答謝禮物」，迄今仍然是一項爭議；直接回到海頓的《天才、狂人與死亡之謎》一書脈絡，可以反折出考察疾病、文化和死亡間交叉紐結的一面鏡像。本書共分成四部，第一部敘事梅毒的歷史，涵及梅毒的診斷、病程、治療方式和社會含意。第二部剖解十九世紀知名人物的死亡之謎，證據指向其死因和梅毒的關係。第三部則選取二十世紀的三位人物（布里森、喬哀思、希特勒），同樣考察其死因可能和梅毒這隱諱不爲人知的疾病有所關連。第四部則爲梅毒走廊，讀解梅毒的迷思和意涵。

綜言之，本書從哥倫布「發現」新大陸開始，以希特勒爲終曲，一路剖析西方近代（十九世紀至二十世紀）歷史文化上具深遠影響力的知名藝術家、音樂家、詩人、小說家、哲學家、政治家，乃至於獨裁者的死因和梅毒的關係。**海頓在本書的中心問題意識爲「在知名的、具影響力的歷史人物裡，誰染有梅毒，以及在什麼地方，什麼時候開始罹病？」**在每個人物檔案裡，海頓條理式地羅列、陳述傳主染上梅毒的證據及其後果，**同時追索著「這些知名人物的傳記書寫者，究竟是如何處理這些死因證據，或者錯失遺漏線索，或者乾脆就直接忽略這些證據？」**傳記書寫者或歷史檔案裡，無論是直接面對證據或置之不理或存而不論，背後總存在著各式各樣的理由。從爲了個人審慎理由到基於國家安全，罹患者或作傳者都會試圖掩飾死亡的眞正致命原因，理由不一而定。然而，從醫生的疑似病例檔案裡抽絲剝繭推論，或者取材於新近科技的遺體毛髮檢驗報告，乃至從生平傳記的眞僞辨識與書寫者因應策略的分析（保守秘密、診斷出罹患梅毒、忽略或遺失），海頓在本書從不同的角度和證據來源，嘗試回答一段文化社會上沈默的，或被遺落的名人生平史。因此，仔細閱讀省察本書所揭顯出來的過往未被言說的訊息（即使仍不夠完整），方能對沈默的歷史有所應答；若讀者閱讀本書時，流於形成「分裂的心靈」狀態，一味製造「相信」或「不信」作者所鋪述的死因證據的兩造緊張關係，蔚爲捍衛本書的基本教義派或嗤之以鼻的敵對陣營；或者將本書淪落於一種八卦消費的閱讀心態，以管窺知名人物的私密空間爲樂；或者以私家偵探式的解讀（解毒）方式**閱讀本書，只著眼於後果的真假論斷，忽視考察死亡線索背後所負載的社會廣度和文化深度，如此，恐將稀釋本書的出版發行價值。**

在死因證據的論斷上，作者所列出的知名人物死因之謎是否爲梅毒，仍未能全然蓋棺論定，何況，就邏輯上來說，「欠缺的顯相」（proof of absence）並不等於「證明了空無」（absence of proof）。同樣地，就算是可以蒐集到正向的證據，有可能是具備強力的背書，也可能僅是微弱的支持。是故，如何跳脫「全」或「無」（all or none）的認知陷阱，以開放性的、多元性的心智生態場域閱讀本書，似乎更可以接近本書的發聲頻道，從而具體接收感通到作者的書寫旨趣，這是讀者閱讀本書時，得以隨時回頭自我提醒思考的課題。

人類存有本身就是一種「秘思」

事實上，「梅毒」又稱爲「偉大的模仿者」，正因爲梅毒善於模仿與變形，眞相不易查明，所以，「偉大的模仿」其實也意味著「巨大的秘密」。雖然，在罹患梅毒初期，個體尚未產生痴呆性麻痺之際，梅毒發作時會對個體產生一些酬賞作用，例如個體會產造異常的欣快感，激發出源源不絕的創造能量，或者形構肯定的自大狂戀感，但這是一場「浮士德式的交易」，代價未免過高。因爲梅毒既然是模仿者，長期下來所積累的公共與私密壓力的雙重交疊效應，對個體的生活產生苦痛，甚至在梅毒罹患後期，個體還會產生類似「心智失常」（mental disorder）的現象。在此境況下，梅毒似乎找到了脫困的替身，不過，從梅毒到心智失常，其實只是換了一頂污名化的帽子，面對人類的疾病纏身，人類存有的謎面似乎仍然無法找到航向眞理的偉岸。

一般來說，心智失常的起源有兩派說法，一種爲生理上的違常所導致，稱爲麻痺性痴呆（general paresis），例如因感染梅毒導致腦功能受損、肢體麻痺和認知改變，而產生心智喪失現象；一派爲心因說的論點（psychogenesis），認爲尚未解決的心理上的困擾或生活上的難題，導致心智違反常態的現象。因此，梅毒發作會產生疑似精神疾病狀態，並非什麼新發現。然而，值得注意的是，從閱讀本書可以進一步思考，梅毒既爲「偉大的模仿者」，就隱含著引致這些身心症狀或徵候的起因，就無法單一歸因於梅毒。因此，尚待回答的問題是，諸如「爲什麼同樣罹患梅毒（如果死因確是如此），貝多芬就可以從中『受惠』，進而譜創出不朽的名曲」；而「希特勒卻淪爲滅種的血腥劊子手？」顯然，將藝術才情的揮灑或哲思智慧的凝練，僅是單純地歸因於罹患梅毒的後遺效應，如果不是一種「危險的措辭」，至少也積澱出將梅毒「過度浪漫化」的模糊描寫策略，相信這也不會是作者出版此書的本意。

因此，閱讀本書，更值得我們省思的是，**在受苦困頓狀態下，是什麼樣的力量影響著這些知名人物的作品、言論及舉止的呈現風格和生活形態**；同時，藉由本書的指路，我們更可以深刻地了解到除了徵之事實、訴之證據的生平傳記及史料考證外，**人類和大自然的生態其實是形構著一種脆弱的鍵結關係，只有以互信互助互諒的共生關係面對我們的生活「世界」，才能繼續生存斯世**。這裡所謂世界，不是我們思考的對象，而是我們貫串生活的地方，這是涵蘊社會的、文化的、政治的與歷史的動力的生活世界。同樣地，從本書所列舉的各個人物檔案省察，也將我們推向面對「科學化的弔詭」的議題，意即物理化學機制與數學模型能使我們日趨精微縝密地理解諸如細胞或分子的現象，然而，生命與死亡，以及疾病、畸形、異常、偏差，就其自身而言並非物理化學的科學問題，而是關於價值、心理、社會與政治的問題。

一點後話

回到本書的文化蘊義而言，後現代的醫學關照採取生物文化（biocultural）的雙重編碼（double coding）論述，亦即**從生物的與文化的糾結力量反思醫學疾苦病痛，受苦不只是對疾病入侵的反應，更是關涉著對全人**（the whole person）**的威脅**。其實，從臨床上的醫病相逢來看，文化的差異大致體現於：(1)因爲語言、非語文風格、禮儀符碼、默會之知與生活根本預設的差異，造成雙方互爲了解的困難。(2)醫療人員對病人的古怪信念或生活實踐的誤識。(3)價值上的差異。因此，在生病事實的立場，轉向多重實在性（multiple realities），並重視局部的／在地的實在性，成爲重要課題。只是，在文化均質化的普遍論暗影的封喉下，所謂「精神病患」／「梅毒患者」／「心智違常者」（或其他被污名烙印的弱勢家族們）的聲音影像，及其對時代影響的歷史效應，總是被生物醫療論述所消音或消磁，往往成爲文化的化外之客體，凝視的盲點之殘跡罷了！

究其實，就演化的敘事機制而言，身體是可以記得受苦，而恐懼的命名就是這種受苦記憶的具現。恐懼的反映，如同疾苦病痛，是人類演化歷程裡的禮物，使得有機體可以預期危險、避免毀滅；而沒有能力去感受、記得並聆聽疾苦病痛，是一種無知的危險，可能導致「後創傷」（post-traumatic）經驗的呈現。從閱讀本書到對照著SARS的侵擾，使我們感**知若個體無法從受創經驗中成長學習，將形成一種後創傷現象，若此個體就會為苦痛和恐懼所殖民化，生活世界將掉落於受苦空間，受創經驗的影響層面將更廣泛、更持續，**這是值得吾輩憬察的環節。

期待本書的中譯本發行，多少可以發揮社會作用，促發我們重新思考疾病意義，並開啓探究疾病意義領域的榮景；同時，也祝禱本書得以激發讀者深切體悟生命和死亡在每**一次交錯而過的步履痕跡裡，其實都在揭示著一則則我們尚待學習的終生功課！**

〈前言〉／黛博拉·海頓

天才、狂人與梅毒之謎

一八八二年，莎樂美（Lou Andreas Salomé）二十一歲，這年夏天她跟尼采曾經交往密切。一九一一年，她加入弗洛依德的小組時，帶著跟尼采交往的許多軼事。尼采告訴她一些秘密，是形成尼采哲學後期許多驚人的內幕。弗洛依德與他的追隨者（包括榮格，當時跟弗洛依德的關係還很好）對尼采的生活非常感興趣，包括梅毒對他的哲學是否產生影響。①

一九〇二年，柏林的神經系統精神病學家摩比斯（P. J. Möbius）第一次揭露尼采的診斷書。上面寫著，早在一八八一年，尼采遇到莎樂美的前一年，就已經表現出因爲梅毒所引起的興奮，這是梅毒末期瘋狂的前兆。弗洛依德的小組既然知道這事，一定會質問莎樂美有關尼采當時的心理狀態。但是，她堅決認爲，談論尼采是逾越界線。我想知道這是爲什麼。

我閱讀莎樂美與尼采的故事，總共有十幾個版本，發現沒有人確實知道發生了什麼事。這年夏天，他們在理智上的關係相當密切，幾個月之後，尼采又滿懷敵意地批評她：

如果我現在拒絕你，就是完全譴責你。這把劍掛在你的上頭。根據有些人的看法，尼采向莎樂美求婚被拒，整個人都崩潰了。有些人說，尼采跟隨理查・華格納（Richard Wagner），是拜魯特（Bayreuth）同性戀圈子的人，莎樂美對於散播雞姦的謠言，感到有罪惡感。也許是她編造求婚的事情。在探索這件事情之後，我發表了一篇文章〈尼采的秘密〉（Nietzsche's Secrets）②，討論有關尼采傳說的矛盾之處。但是梅毒的問題，以及梅毒在一八八二年夏天所扮演的角色，仍然使我十分困惑。

尼采染上梅毒的反應是什麼——假設他知道的話？尼采說，莎樂美跟他們的朋友保羅・黎（Paul Rée），是他唯一可以講眞心話的兩位知己。那他有沒有將梅毒這件秘密透露給莎樂美呢？許多學者認爲，一九八九年一月三日，尼采於杜林的廣場崩潰發瘋之前，梅毒完全沒有影響尼采。這跟摩比斯的診斷書正好相反，眞是如此嗎？尼采的疾病相當傳奇，他曾經因爲偏頭痛與胃腸的疾病，一年內躺在病床上一百二十八天。他自己承認，他等於八分之七的盲人。我很好奇的是，他的身體狀況是不是因爲梅毒造成的？尼采時代對於梅毒的認識有多少？當時的醫生能夠預先告知他什麼？

十九世紀與二十世紀初期關於梅毒的醫學書籍，插圖極其豐富，文字淺顯，顯然是給門外漢看的。閱讀這些舊書，我看到尼采一八七九年從巴賽爾大學（Basel University）請病假開始，歷經十年極其痛苦的煎熬，而這正是典型的梅毒發病過程。大家都知道他對自己的健康有深刻反省，也知道他經常難以忍受這痛苦，從他非凡的信件與出版書籍中可以深刻感受到，這些能否證明此疾病逼得他發瘋？

奧圖・艾瑟（Otto Eiser）是尼采的醫生，尼采寫信給他說：「我的存在是可怕的負擔。如果我沒有做那些很具啓發性的心理與精神的測試和實驗，以這種痛苦的狀況，我幾乎要完全宣告放棄……整體而言，我比以前快樂。只不過還是很痛苦，一天有好幾小時覺得像在暈船，半癱瘓的狀態下很難說話，然後是猛烈的發作。」③

我想知道同樣的模式是否也發生在其他人身上，因此我翻閱法國三位曾經罹患梅毒的名作家傳記，分別是波特萊爾（Charles Baudelaire）、莫泊桑（Guy de Maupassant）、福樓拜（Gustave Flaubert）。他們都遭受多年的痛苦，而且長期以來一再舊病復發，曾經找梅毒專家以水銀治療，不過很少提到這些痛苦與梅毒有關，甚至完全沒有提到梅毒這回事。從尼采與這三位法國作家，我開始探索其他已知罹患或疑似罹患梅毒的人。

我的發現令人訝異。十九世紀後期，梅毒專家艾佛瑞・傅立葉（Alfred Fournier）估計，巴黎大約有百分之十五的人感染梅毒。不過，無論是在回憶錄或是傳記，很少人做這方面的敘述，得過梅毒的人也很少寫下他們的親身經驗。梅毒是生活中不可告人的秘密，診斷結果只能偷偷告訴最親密的友人，以保秘密不會外洩。這種事情羞於告人，所以日記上不會記載，通信時以密語拐彎抹角地提到。我很好奇，十九世紀的傳記文學行文間有多少是隱含著梅毒的意思？

一九〇七年，小說家史達方・褚威格（Stefan Zweig）指出，維也納在二十世紀初，每十個年輕男子就有一或二位診斷出感染梅毒（通常是因為嫖妓）。許多人只能聽天由命。一個年輕人（或是老年人，或是女人）聽到診斷出感染梅毒這個噩耗，他應該怎麼辦呢？首先面臨道德上的困境：完全禁慾或是冒著傳染給愛人的風險。梅毒在前兩年傳染力很強，然後逐漸降低，可持續七年。當時是以有毒的水銀與砒霜治療，有時候產生嚴重的副作用，和疾病本身一樣糟糕。染有梅毒的婦女，生下的嬰兒很快就會長滿黑色的硬瘡。由於當時誤以為這種疾病是遺傳性的，梅毒病人害怕會傳給後代子孫，結果造成許多家族香火中斷。

梅毒的所有禍害中，最令人害怕的是久病不癒造成衰弱。感染初期的症狀是長瘡，通常是在生殖器，然後發燒、長疹子以及異常的抑鬱。一九三三年，約翰霍普金斯大學的喬瑟夫・摩爾（Joseph Earle Moore）出版《梅毒現代療法》（*The Modern Treatment of Syphilis*）一書，描述接下來產生的症狀：「下個階段的期間不確定，從幾個月到終生都有可能，不過平均是七年，這段期間沒有出現感染梅毒的外顯徵候。」潛伏期間「表面靜止」，但是寄生物已經在身體內部開始進行「溫和且長期」進展緩慢的發炎症狀。

今天，位於喬治亞州亞特蘭大的疾病管制中心，在網站上列出的資料與數十年前摩爾的相同：「梅毒的潛伏期從第二次症狀消失之後開始。受感染者如果沒有接受治療，即使未出現症狀還是有梅毒。**梅毒仍在體內，開始損害內臟，包括腦、神經、眼、心臟、血管、肝臟、骨頭與關節。**」

由於梅毒會模仿許多病況，因此以「偉大的模仿者」著稱。梅毒專家列出一張清單，在梅毒復發時應該注意：難以忍受的頭痛、骨頭與關節疼痛、腸胃嚴重的疼痛、發燒、失明、耳聾。簡言之，身體每個部位都受到慢性復發的痛苦，許多末期病患將會精神錯亂與癱瘓。在這之前，出現短暫不受約束與不尋常的行為，就是瘋狂的預兆。在發瘋之前，梅毒經常會給予「獎賞」，像是浮士德與魔鬼的交易，補償患者長期的痛苦與失望，浮誇的心理導致新的憧憬，這時會充滿創意的興奮喜悅、感覺活力充沛、興致高昂。如果能以精確的型態來表達，可能表現出感知能力提高，洞察力敏銳，以及幾乎是神奇的知識。十九世紀末，一般人認為，梅毒可以製造出天才，雖然案例很少。

一四九五年，那不勒斯（Naples）流行名為大水痘（Great Pox）的傳染病，這種病在全身長出奇形怪狀的硬塊，從此梅毒背負性羞恥的污名達五百年。大家非常害怕這種疾病，以為只要聞到就會感染。如果有梅毒患者搬到住家附近，即使是痲瘋病人也會設法防範。褚威格小說中的年輕人，有適當的理由考慮掌握自己的生活。

今天，大多數醫生從來沒有見過長期未接受治療的梅毒病患。教科書所描述的複雜診斷，在醫學史的檔案資料上蒙塵，網路世界也沒有這方面的資料。初期、第二期與第三期的特色眾所皆知，但是中間多年的病痛卻被遺忘，這些症狀是梅毒模仿其他疾病而且不容易確認的。一九四三年發現盤尼西林可以有效治療梅毒之後，許多醫生認為這種疾病的「潛伏期」暫時不會發作，事實上在身體各部位慢性發炎，不知不覺造成損害。

本書的醫學調查，是從一四九三年，歐洲開始流行造成大西洋兩岸數百萬人死亡開始，直到一九四三年，第一個以盤尼西林成功治癒梅毒案例爲止。第一部提供有關這疾病的歷史、文化與醫學的資訊，以及引起梅毒的微小寄生物「蒼白密螺旋體」（Treponema pallidum）。第二部透過醫學與文學傳記，調查幾位曾經罹患或疑似罹患梅毒的名人。

對於有爭議性的案例，本書則不予討論。之前的梅毒專家都知道，可以從累計許多「可疑因素」（suspicion arousers）以確認梅毒，也就是利用環境證據的優勢。以莫泊桑爲例，他的醫生診斷出他有梅毒，他還到處宣揚說：「我得了梅毒！」在發病過程這幾年，他所抱怨過的症狀，跟疾病管制中心所列舉的差不多。他死於精神病院，死因是一般精神病癱瘓。不過，由於沒有驗屍，所以沒有證據證明他得過梅毒，事實上當時所有的病例皆非證據確鑿。也許他的醫生將淋病誤診爲梅毒。他在中間所抱怨的各種症狀，可能是其他疾病。他到最後也許有精神分裂症，不過我們不懷疑他得過梅毒。

至於其他疑似梅毒患者，線索不是很明確。通常是因爲聲名狼籍的證人散佈謠言。有些人的症狀顯然是其他疾病，因此可以排除感染梅毒；或者患者在症狀較明顯的第三期梅毒之前過世，因此無法做出診斷。經常因爲不正確的理由而認爲患者沒有感染梅毒，像是沒有發狂，或是缺乏特殊的外在症狀，或是伴隨其他疾病而被掩蓋。有人讀過希特勒這一章之後說，誰還會懷疑他得過梅毒。另一位讀者則發現，希特勒可能沒得過梅毒。對於這位讀者而言，提出再多的「可疑因素」都不會使他改變觀點，因爲他分別看待每個線索，都以不確定因素予以否定。

這就是梅毒的魅力，如同榮格所說的「黑暗中的毒藥」。

註釋

①隆納德・勒赫（Ronald Lehrer）《在弗洛依德的生活與思想中尼采之存在》（*Nietzsche's Presence in Freud's Life and Thought,* Albany: State University of New York Press, 1995）。

②黛博拉・海頓（Deborah Hayden）〈尼采的秘密〉（Nietzsche's Secrets），收錄於 Jacob Golomb、Weaver Santaniello、Ronald Lehrer 編的《尼采與深奧心理學》（*Nietzsche and Depth Psychology*, Albany: State University of New York Press, 1999），pp.295-315。

③隆納德・赫曼（Ronald Hayman）《尼采》（*Nietzsche: A Critical Life*, New York: Penguin, 1982），p.219。

④喬瑟夫・摩爾（Joseph Earle Moore）《梅毒現代療法》（*The Modern Treatment of Syphilis*, Springfield, Ill.: Charles C. Thomas, 1943），p.8。

謝辭

這本書的完成，多虧魯多夫・賓尼恩（Rudolph Binion）不斷給予鼓勵。十年前，我們討論他關於莎樂美的心理分析傳記。已故的尤金・法伯（Eugene Farber）博士，是著名的梅毒專家與史丹佛大學醫學院皮膚醫學前主任，慨然爲本書逐章審閱。特別感謝艾胥黎・羅賓斯（Ashley Robins）博士，他是心理分析藥理學家，也是南非開普敦的王爾德學者，我們以電子郵件討論十九世紀醫藥的哲學。我很懷念已故的加州柏克萊大學歷史系教授理察・韋斯特（Richard Webster），因爲他睿智的歷史觀點。衷心感謝喬瑟夫・費樂（Joseph Fell）的第一次尼采的課程。感謝以下的醫生，他們解答我的疑惑，並且審閱各章：Robert Berger, Norbert Hirschhorn, Frank Johnson, Adrienne Kane, Jonathan Mueller，與Larry Zaroff。也感謝寫作過程中惠我良多的讀者：Alice Binion, Peter Buxton 與 James Jones 審閱 Tuskegee 部分；David Brook 審閱梵谷；Kathleen Ferris 審閱喬哀思；Albert Jerman, Joan Chacones 與 Jim Turner 審閱林肯；Leonard Heston 審閱希特勒；Lise Ostwald 審閱音樂家；David Rose 審閱王爾德與其他；Bruce Rothschild 審閱哥倫布；Bill

Schaberg 審閱許多章節；Van Harvy 與 Walter Sokel 審閱尼采。感謝 Colman Jones 與 John Scythes，他們對於盤尼西林發明之前的梅毒有很深刻的認識。我要特別感謝以下的朋友：Victor Barbieri, David Bolling, Rick Buckley, Bill Dodd, Dorothy and Jim Fadiman, Diane Fischler, Carolyn Frengen, Pat Gelband, Jeff Gillenkirk, Pam Grossman, Weslyn Hants, Paula Huntley, Peter Keville, Alan Lakein, Diane LeBold, Karen Littmann, Patrick McNutty, Jan Pehrson, Howard Raphael, Jim Simmons 與 Ken Smith。也很感謝 John Lacombe 的網站設計，以及 Beth Kuper 的編輯協助與精神支持；感謝 Basic Books 的編輯 Jo Ann Miller；最感謝的是我的經紀人 Rosalie Siegel，她是最早提出本書構想的人。

讀者若想與我聯絡，請上我的網站：www.poxhistory.com。

仙人掌花幻想曲

〈梅毒肖像〉

在皮膚底下有個斑點，可以摸得出來，硬硬的像一顆鈕釦，不過幾個星期之前，它還是柔軟的皮膚，也許……一場可怕的風險，一杯冒著熱氣的苦艾酒，閃爍著綠色的沈思，現在這朵花就像盛開的仙人掌花。他們說，可浸洗在水仙花的水中。慢慢地，到處都長出顏色黯淡的疹子，腳底、掌心都是，像是甜美的玫瑰。醫生肯定地說，沒錯，這就是可怕的梅毒，哥倫布帶來的美麗疹子，新大陸的果實。我不讓別人知道，還得像痲瘋病人一樣自我隔離。哦！眞是痛苦，我的喉嚨，還有骨髓深處都發燒了，這是傷寒嗎？或是瘧疾？我像是被綁住手腳，丟入伸手不見五指的深井中。吃不下，也不覺得餓。恐懼蔓延著。嘴裡長出白苔，不可以親吻，絕對不可以。本來濃密的頭髮開始脫落，在燭光下隱約可見頭皮的斑點。我悄悄告訴朋友這疾病，疹子消失了，接著是發燒。仙人掌花枯萎，變成小小的疤。治癒了，我痊癒了。

再度發作了。該死的醫生懂什麼?藥膏、添加玫瑰香水味的水銀、蜂蜜、歐亞甘草、乾燥的玫瑰花瓣、豬油……塗遍全身,除了我的心、我的頭以及生長毛髮的部位。我身上泛著藍光,味道像是烤過的馬鈴薯。吃瀉藥通腸,害得我腹痛如絞,整夜難眠。這一切都令人厭惡,我的舌頭還腫大如牛舌。眞是痛苦!水銀、庸醫、這些都是庸醫,他們懂什麼?唾液像河水一樣不斷淌出,牙齒不斷打顫與蛀蝕,哦!水銀,陰莖的顏色已呈暗藍灰色。又治癒了,然後又發燒,骨頭與關節都疼痛。現在心也在痛,指頭痠痛,眼睛像是吸血鬼,晚上綁繃帶,像瞎了眼,老天,請不要讓我失明。

又過了幾年,眞是苦不堪言,頭像來來回回被輾碎。一再嘔吐。綠魔鬼、健康、從第一顆疹子開始,長成那朵仙人掌花。何時撥開雲霧見天日?神經緊繃著,這種孤寂極度痛苦,沒有朋友,沒有愛人,每個人視我如毒藥,血液裡充滿毒藥。像罪犯,又像被逐出的麻瘋病患者。我是恐怖的惡魔,遭到社會的仇視。那是惡魔的花朵。胸口一陣劇痛,晚上總是頭痛欲裂,耳鳴不斷,惡魔住在耳朵裡,給他綠色核果的外皮或是新鮮的辣根。身上沒有一處不受盡苦楚。

又再過了幾年。看過許多醫生,各有各的理論,去他的!藥罐、裝藥粉與藥丸的錫罐。以水蛭放血的斑點,暈眩,泡熱水再跳入冷水中。烤肉、生鷄蛋、紅酒、千萬不可吃蔬菜、醫生說不要喝鮮乳。走路帶著柺杖,視線朦朧模糊。憂鬱症?神經衰弱症?千萬別讓人知道我的內臟開始腐爛,骨頭也開始腐爛,就像陳年的法國卡門貝軟質乳酪。小腿現在長瘡流膿，用紗布包裹起來隱藏。唉！什麼時候結束？

今天，我感到瘋狂的翅膀搧來了微風。

就這樣結束嗎？但是，啊，眞是美景。我陷入地底，爲這狂喜而哭泣。一道神秘的光線。那裡有神嗎？電力點亮我的腦，我是神的電線杆。我是上帝心不在焉隨便塗鴉的線條。有一天，世界會明白，世界會探索，因爲我。耶穌、穆罕默德、諸神，天使爲我歌唱，只爲我。什麼時候是我的加冕典禮？我怕傷害他人，我的指頭蜷曲，寫字時字在末端擠成一團，就像一堆疙瘩。我怕我會殺人，殺我自己。

穿上束縛衣，我舔牆壁，他們要毒死我，給我吃大便，偷走我的錢財。我像一隻彩蝶追隨思緒，我的尿液充滿寶石。我尖叫，我狂怒，然後我彈鋼琴，溫柔輕巧，一切都安好無事。我記得一切。朋友來看我，我們歡笑，然後有一天，我問：鏡子裡那個人是誰？

這頑疾：從新大陸採集的第一枚果實

The Disease

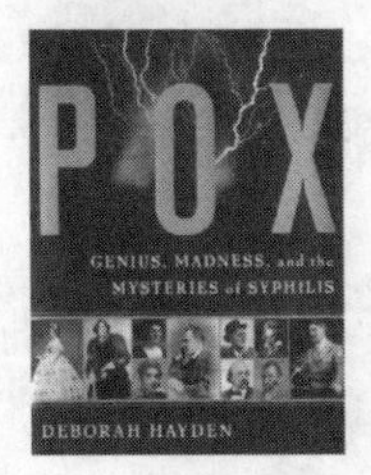

伏爾泰稱梅毒為西班牙
從新大陸採集的「第一枚果實」。
帶有致命梅毒的征服者，
將梅毒散播到全歐洲，然後是世界各地，
就像在新的感染者身上經由血管遍佈全身。

1 哥倫布：第一位得梅毒的歐洲人？
Christopher Columbus: The First European Syphilitic?

上帝，我將靈魂交到祢手上。

——克里斯多福．哥倫布（Christoper Columbus）

一四九二年，哥倫布從西班牙出發尋找前往亞洲的新航線。但是他卻抵達加勒比海群島，停泊在天堂般的港灣。他爲豐饒的新大陸帶來歐洲文化與天主教，這是幸也是不幸，因爲哥倫布同時帶來疾病，而當地居民缺乏免疫力。麻疹、破傷風、斑疹傷寒、傷寒症、白喉、流行性感冒、肺炎、百日咳、痢疾與天花，這些疾病在歐洲人抵達之前，美洲都沒有發生過。後來，蚊子帶來瘧疾，豬隻又帶來旋毛蟲病。一小撮入侵的歐洲人如何征服整個大陸？征服者以槍、刀、弓箭、猛犬惡意殺害原住民，但死於這些新疾病的人，是被殺害的數千倍。歐洲人征服新大陸，造成人類歷史上規模最大的種族滅絕，有一億人因爲謀

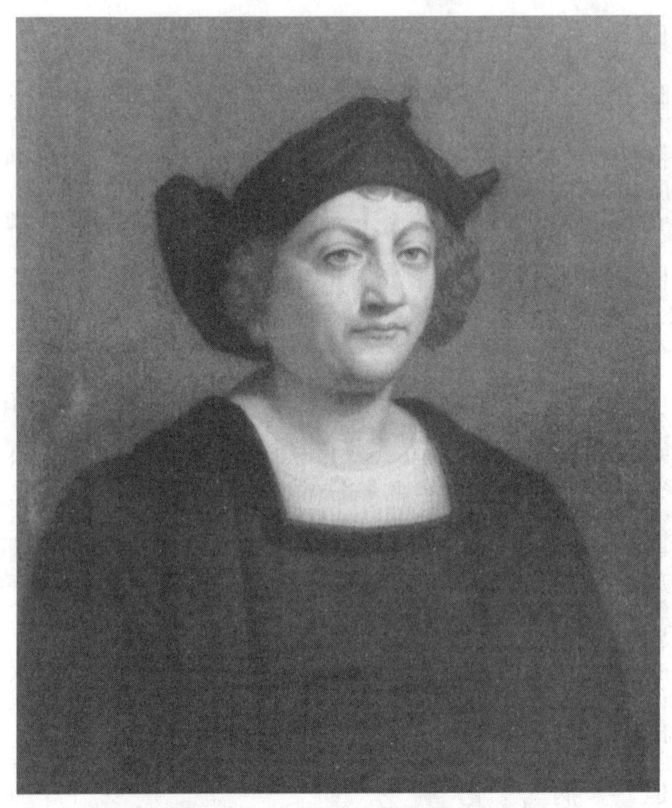

圖 1.1　克里斯多福・哥倫布：雕刻師所塑造的哥倫布形象
〔國會圖書館〕（Library of Congress）

殺與疾病而死，佔總人口的百分之九十五。①

哥倫布以及後來的追隨者，船上裝滿黃金、奴隸、雪茄與異國情調的食物，對於歐洲的文化精英全是強烈的誘惑。從新大陸掠奪回來的財物使得歐洲人的金庫堆滿金銀，那些與大西洋風浪搏鬥的船舶，載滿新食材回到歐洲，從此改變歐洲人廚房傳出來的香味。以巧克力、紅辣椒、花生、馬鈴薯、番茄、玉米與鮮艷的甜椒，創造出新菜色。美洲則得到馴養的動物，像是牛、山羊、豬與綿羊，還有稻米、小麥與蜜蜂。

回到歐洲的船隻是不是也帶回看不見的偷渡者，算是美洲的報復：白人的恥辱（the pale criminal）、那不勒斯症（the Neapolitan Disease）、法國人病（the *Morbus Gallicus*）、大水痘（the Great Pox）、梅毒（syphilis）（譯註：這些都是梅毒的名稱）？歐洲人沒有想到，他們歡迎從天堂歸來的探險者，所收到的大禮物可能就是這種疾病。光是死於梅毒的歐洲人就可能達到一千萬人，那麼全世界的總數是多少呢？此後五個世紀，梅毒的致命性降低，也比較不引人注意，但是全身腐爛、長滿膿包、痛苦不堪的景象，還是鮮明地存在歐洲人心中。

一四九三年三月十五日，哥倫布與船員回到西班牙的保羅（Palos）港，不久之後，歐洲就開始流行可怕的梅毒。這只是巧合嗎？五百年來，流行病學家一直在辯論，致病的有機體是從希斯盤紐拉島（Hispaniola）（今天的海地與多明尼加）帶回西班牙，或者早就存在歐洲好幾個世紀，剛好在哥倫布的船從新大陸回來時產生突變，才成為致命的病毒。有些人認為，一四九五年那不勒斯（梅毒流行的起源地）同時有許多疾病流行，梅毒只是其中之一，這使得爭論更加複雜。

考古人類學家布魯斯・羅斯柴爾德（Bruce Rothschild）和同事在哥倫布與船員紮營的希斯盤紐拉島，發現顯然感染梅毒的人骨，因此美洲是梅毒起源地的可能性較高。在哥倫布時代之前歐洲發現唯一受到梅毒侵害的骨骸，比較可能是另一種螺旋體疾病雅司症（yaws）〔譯註：又叫熱帶莓疹，一種痘狀慢性皮膚傳染病〕。如果這種說法屬實，那麼蹂躪歐洲的梅毒就是十五世紀冒險家所帶回來的，他們航行的發現，不僅是經濟、文化與精神上的大變動，也引進改變歐洲歷史的疾病。

一四九二年，哥倫布帶著一百二十名船員搭乘三艘船航向未知的地平線。以前的探險家已經證實，水手越過地平線不會掉下去，但沒有人知道在地平線之外有什麼樣的風險。哥倫布總共出航四次，他在第一次航行時指出，當地人跟鄰居相處融洽，說話的語調是全世界最柔和的。根據神話故事，聖烏蘇拉（St. Ursula）帶領一萬一千名處女出航，結果死於匈奴王阿提拉之手。他將這些島嶼命名為維京群島（The Virgins），以紀念聖烏蘇拉。一四九四年一月初，哥倫布回到此地，帶著西班牙國王斐迪南與王后伊莎貝爾的十七艘船，在希斯盤紐拉島北部海岸登陸時，因獲得武器裝備，態度也完全改變。島民帶著水果與魚肉迎接，哥倫布以及他的船員與狗卻粗暴地接管這些島嶼，任意屠殺、強姦與奴役島民，甚至一時興起就將土著的鼻子、耳朵割下來。許多土著自殺並且殺掉自己的小孩，以免遭受入侵的基督徒凌辱。

希斯盤紐拉的歷史學家巴托洛梅（Bartolomé de Las Casas）強烈譴責這種惡行：「一般而言，西班牙人都很殘忍，而且是極端殘忍……他們會砍下印地安人的手，留下一層皮讓手懸盪著……他們爲了測試劍是否銳利，以及較量力氣，將印地安人抓來砍頭或是砍身體。他們將俘虜的首領處以火刑或絞刑。」②而剛出生的嬰兒就扔給狗吃。

哥倫布時代的西班牙剛經過一場大屠殺，歷經了七百年的戰爭，剛從摩爾人手中奪回領土，而戰士文化已經在西班牙征服者的價值觀中生根。他們搜捕異教徒與非基督徒，折磨凌辱之後，綁在樁上燒死、送上絞刑架上吊死，或者砍頭，或者剝皮。哥倫布是這個時代與這種文化的代表人物，他用殘忍的手法對付他在新大陸所發現的人。

史書中的克里斯多福•哥倫布是個英雄人物，他是敏銳勇敢的探險家，一四九二年從西班牙出海航行發現了新大陸。現在全美國還放假紀念他，許多小孩以他爲榜樣追尋夢想。但是，並非每個人都崇拜哥倫布：他還有第二個形象——對當地人而言，他是殘暴的征服者。除了歷史書中的英雄人物，或是造成南美洲種族滅絕的殘暴征服者，現在可以再加上第三個形象。哥倫布晚年時相信自己受上帝所託，這是天使告訴他的。但他在新大陸染病，十五年都治不好，而這個問題很少人質疑：哥倫布是否是歐洲第一位得到「大水痘」的人？

雖然哥倫布沒有畫像流傳後世，但是從他兒子費南多（Fernando）的傳記中得知，他身材略高，臉色紅潤，一頭紅髮，晚年變成灰白。費南多也讓我們知道，他的父親在疾病的侵襲下如何開始衰弱。一四九三年九月，哥倫布第二次航行時開始生病。一四九四年四月初，他在希斯盤紐拉島的伊莎貝拉村斷斷續續發燒（他的許多船員也是）。九月，再度發燒，費南多描述道：「經過聖胡安（San Juan）時，他病得很嚴重，發高燒並且感覺困倦，失去視力、記憶以及其他知覺。」③精神錯亂持續好幾個星期：「他不省人事躺著，精神恍惚，什麼都不記得，視線逐漸模糊，精力逐漸消失，直到艦隊進入伊莎貝拉（Isabella）港。」④接著病了五個月，無法自己進食或照顧自己。有三十三天他都無法好好入眠，身體虛弱得要死。對於希斯盤紐拉的居民來說，哥倫布沒死實在太不幸。

一四九五年三月，哥倫布身體已經復原，他召集兩百名全副武裝的士兵，以及二十位騎兵與猛犬，再加上「上帝的協助」，開始進行大屠殺。往後十年，西班牙人就遵循這個屠殺的模式。哥倫布以砍頭與火刑繼續其恐怖統治，希斯盤紐拉島上到處可見絞刑架上掛著屍體。

他的許多船員病得很嚴重，都想回家。根據船醫迪雅戈．昌卡（Diego Alvaraz Chanca）（曾任國王與王后的醫生）的統計，有三分之一的人生病。一四九六年六月，也是如此，他們抵達時又病又餓，船上有三、四十個人病倒。哥倫布被抬上岸，躺了五個月，什麼事情也不能做。

一四九八年，哥倫布第三次航行回到希斯盤紐拉島，率領六艘武裝戰艦。他在日誌上寫著，「由於在海上辛勤工作……無人可比」，因此在西班牙「病重」兩年。⑤這時候他再度出現發高燒、疲倦、失眠，以及嚴重的痛風。痛風通常是在四肢以及較小的關節出現發炎現象，雖然哥倫布全身痛，但他仍以爲是痛風。他祈禱上帝不再讓他的眼睛流血，在這次航行途中，他開始聽到聲音，相信自己是上帝的特使，是具有神性的人。他認爲一百五十年後世界就要滅亡。一四九八年八月的最後一天，他抵達希斯盤紐拉，發現一百六十名西班牙人感染梅毒，等於總數的百分之二十到三十。⑥費南多在日記中稱之爲「法國人病」（The French Sickness, *Morbus Gallicus*），這也是一四九五年梅毒在那不勒斯爆發流行時的稱呼。

關於哥倫布在希斯盤紐拉暴虐統治的傳言，使得斐迪南與伊莎貝爾派遣特使法蘭西斯科・波巴迪拉（Francisco de Bobadilla）到殖民地來視察。一四九九年春天，波巴迪拉抵達希斯盤紐拉首府聖多明哥（Santo Domingo）。他看到的第一個景象，就是絞刑架上吊著七具背叛的西班牙人屍體，還有五個人因爲背叛哥倫布的統治，等著被執行死刑。由於哥倫布得到的指令不包括殺害西班牙人，因此他被逮捕，並且上腳鐐手銬。上船時，波巴迪拉要解開他的腳鐐手銬，但是哥倫布驕傲地宣稱，唯有得到皇家的命令，他才願意解開身上的束縛。在卡迪茲（Cadiz）街上遊行時，他身上還是戴著鐐銬，新大陸的發現者引起了大衆的同情。王室下令解開他的鐐銬，但也結束他在希斯盤紐拉的統治。

回程時，哥倫布被關在船上的禁閉室裡，他經歷發燒、痠痛、關節腫脹以及「神經系有時候相當精神錯亂。

說：「他開始語無倫次。」⑧疾病導致他「幾乎瀕臨發瘋」⑨，表現出異乎尋常的行爲，國醫學協會期刊》（*Journal of the American Medical Association*）首次公佈哥倫布詳細的病歷，他統過度緊繃」。⑦費南德茲・亞拉醫生（Dr. A. M. Fernandez de Ybarra）於一八九四年，在《美

一五〇二年，哥倫布帶著一百五十人第四次——也是他最後一次——航行到新大陸。這次他病得太嚴重無法視事，將職責委託給以前的同伴。船隊迷失了方向，類似關節炎的疾病和痛風使哥倫布無能爲力。他在甲板上搭造一間小艙房，以便躺在床上也可以監視。這次航行途中，他多次抱怨躺在鬼門關前。一五〇二年十月中，在哥斯大黎加的外海上，他出現幻覺，覺得自己是上帝派來的，他也聽到一個淒慘的聲音，提醒他這是恪守《聖經》的航行，要相信全能的上帝。亞拉醫生畫了一張五十五歲的哥倫布這次最後航行的畫像，在險惡的大海與山一樣高的海浪搏鬥，認定自己被上帝挑選出來，帶著「信仰的光明到遙遠未開化的非基督宗教世界」，忍受著「最難忍耐的宿疾」，⑩直到一五〇四年他回家爲止，他病得非常嚴重，再度被抬下船。「他的瘋狂與斷續的咳嗽聲，在港口都可聽到，她扶著憔悴消瘦又跛腳的主人上船。」⑪一五〇六年，皇家法院遷移時，哥倫布很痛苦地騎在驢背上跟著走，他請求斐迪南國王不要讓他騎安達魯西亞的馬，因爲騎馬對他疼痛的骨頭來說震動太大。這次航行到最後，他的腳與肚子已經嚴重腫脹。

以前的醫學作家認爲，哥倫布的各種病症是斑疹傷寒、風濕性心臟病以及雷特氏症候

群（Reiter's Syndrome）所引起的。⑫直到二十世紀，惡名昭彰的「塔斯克吉梅毒研究」（Tuskegee Syphilis Study）發起人之一湯瑪斯·帕朗（Thomas Parran），才首度提出哥倫布有可能死於梅毒，帕朗後來在富蘭克林·羅斯福政府擔任美國的外科總醫師。他認為：「胸部以下全身水腫，像是心臟瓣膜受損所引起，四肢癱瘓，腦部受到影響，這些都是梅毒末期的症狀。一五〇六年五月二十日，哥倫布死於西班牙的瓦拉多利（Valladolid）。」⑬哥倫布一貧如洗，穿著灰色長袍優雅地躺著，神智則半瘋狂，他的遺言是：「上帝！我將靈魂交到祢手中。」（*In manus tuas, Domine, commendo spiritum meum.*）

帕朗之後的研究人員小心謹慎地提出梅毒的可能性。克里斯多福·威爾斯（Christopher Wills）問道：「哥倫布身染梅毒，是否可以解釋為何他的心智精神逐漸錯亂？一五〇四年底，他最後一次航行回到西班牙，顯然已經精神錯亂，雙腿也癱瘓了。」⑭菲力浦·戴爾（Philip Marshall Dale）大膽提出說：「這可能是梅毒。」⑮安東·路格（Anton Luger）也贊成：「他的症狀很像麻痺性痴呆（paresis）或是癱瘓（taboparesis），這些都是梅毒末期的症狀。」⑯

但是有關哥倫布的文獻浩瀚如海，大多數作家不認為這就是歐洲梅毒的根源，甚至不認為哥倫布與他的船員得過梅毒。理由很簡單：在爭論之前四百年，並沒有人收集哥倫布的病歷。一八九四年，亞拉首度做這項工作。他宣稱哥倫布的探險，在人道的意義上僅次於基督誕生，因此激起大眾討論這個議題。他說：「哥倫布的病歷是個沈悶無趣的題目，因為太無趣所以從來沒有人研究。」⑰不過，他研究到最後，收集到相當豐富的醫學資料。

一四九四年四月，哥倫布與船員發燒，他們稱之為遭受「天譴」（the scourge）。雖然亞拉推測這可能就是梅毒，但他沒有看到從感染到死亡歷時數十年的完整過程。二十世紀初，帕朗與其他梅毒專家才知道梅毒的發病模式，並提出哥倫布一生的症狀就是因為梅毒這個問題。為什麼後來這問題被忽視呢？可能是因為一九四三年發現盤尼西林可以治療梅毒，醫學作家不再有機會觀察未接受治療的梅毒病人，因此就像前人一樣，不知道梅毒症狀模式的意義。

從哥倫布兒子費南多與同時代人的著作，我們知道哥倫布住在希斯盤紐拉時，因為發燒與精神錯亂而病倒，而住在那裡得梅毒的風險很高。幾年後，他再度發燒還有許多梅毒第二期的症狀，像是眼睛發炎⑱、風濕病以及類似痛風的狀況；他聽到上帝的聲音，並以為自己是上帝的特使，還有許多精神錯亂的跡象。他變成癱瘓，而且死於心臟瓣膜受損，這都是梅毒末期的典型症狀。一八九四年，亞拉收集哥倫布的就醫過程，直到這時候才有資料可採用，日後的梅毒專家也才發現哥倫布病歷的梅毒模式。哥倫布是歐洲第一位患梅毒的名人嗎？這個令人疑惑且感興趣的謎，放在五百年來梅毒發展史的開場，眞是再恰當不過了。

註釋

①大衛・史坦那（David E. Stannard）提出哥倫布之前的西半球人口估計數字，見《美洲大屠殺：征服新大陸》（*American Holocaust: The Conquest of the New World*, Oxford: Oxford University Press, 1992），p.268。

②史坦那，p.70。根據史坦那（pp.74-75）的研究，一四九六年，希斯盤紐拉島的人口從八百萬減少到不足五百萬；一五一八年，不到二萬人；一五三五年，由於屠殺、疾病或是奴隸貿易，原住民實際上已經滅絕。史坦那的描述令人感到恐怖、震驚。

③寇克派翠克・薩利（Kirkpatrick Sale）《征服天堂：哥倫布傳奇》（*The Conquest of Paradise: Christopher Columbus and the Columbian Legacy*, New York: Alfred A. Knopf, 1990），p.148。

④費南德茲・亞拉（A. M. Fernandez de Ybarra）〈哥倫布病歷〉（The Medical History of Christopher Columbus），《美國醫學協會期刊》（*JAMA*）22, no.18（5 May 1894）：649。

⑤薩利，pp.174-175。

⑥山姆・愛列特・莫瑞森（Samuel Eliot Morison）《海上指揮官：哥倫布的一生》（*Admiral of the Ocean Sea: A Life of Christopher Columbus*, Boston: Little, Brown, 1942），p.564。

⑦菲力普・戴爾（Philip Marshall Dale）《醫學傳記》（*Medical Biographies*, Norman: University of Oklahoma Press, 1987），p.18。

⑧亞拉，p.651。

⑨薩利，p.149。

⑩亞拉，p.651。

⑪亞拉，p.652。

⑫雷特氏症候群（Reiter's Syndrome）包括關節炎、下泌尿生殖道發炎、眼睛感染、皮膚與黏膜發炎損傷。

⑬湯瑪斯．帕朗（Thomas Parran）《大地陰影》（*Shadow on the Land*, New York: Reynal & Hitchcock, 1937），p. 33。

⑭克里斯多福．威爾斯（Christopher Wills）《黃熱病與黑色女神：人與瘟疫共同演進》（*Yellow Fever, Black Goddess: The Coevolution of People and Plagues*, Reading, Mass.: Addison-Wesley, 1996），p.187。

⑮戴爾，p.17。

⑯安東．路格（Anton Luger）〈梅毒的起源〉（The Origin of Syphilis: Clinical and Epidemiologic Considerations on the Columbian Theory），《性交傳染的疾病》期刊（*Sexually Transmitted Diseases*）March-April 1993: 112。

⑰亞拉，p.648。

⑱薩利使用意義模糊的名詞「視網膜出血」（retinal bleeding）。亞拉對於眼睛的問題輕描淡寫，只有指出因為在視線模糊的天氣中，盡量睜大眼睛尋找陸地，導致眼睛受損。

2 美洲的復仇
The Revenge of the Americas

沒有什麼比這個野蠻人的毒咒更嚴重。

——尼可拉斯．斯奎拉秀（Nicolas Squillacio）

阿隆索‧平松（Alonso Pinzón）是平達號（Pinta）的指揮官，他從新大陸回來，必須向醫生求診。迪亞茲‧伊斯拉醫生（Dr. Ruiz Diaz de Isla）為他以及其他船員治療，他們的病是從西印度群島的女人那兒感染，又傳染給巴塞隆納岸邊的妓女。①這些人之中至少有一個人是尼娜號（Niña）的舵手，出現發高燒且皮膚受損的症狀。

迪亞茲認為，這種不知名的疾病是上天為了正義而送給人的，最初似乎是一四九三年在巴塞隆納出現。梅毒源自希斯盤紐拉，「自從艦隊司令哥倫布在停留期間與島上居民交往並發生關係，自然而然感染這種病，很容易就散播開來，艦隊不久便出現這種病。」②

迪亞茲的報告指出，一四九四年，虔信天主教的法國國王查理八世接納許多感染此病的西班牙人，將他們納入軍隊中，許多人很快就得病了。「就像我們現在討論出疹子、疼痛與潰瘍，希斯盤紐拉島的印地安人自古就有這種疾病的描述……這是很嚴重的疾病，膿瘡會腐蝕肌肉。」③

還有一些人跟隨哥倫布到新大陸，感染梅毒又回去。一四九四年，安東尼奧‧托雷斯（Antonio de Torres）帶著二十六名奴隸從美洲回去，第二年春天又帶著三百名奴隸回去（另外有兩百名死於途中）。士兵「跟這些無恥又淫蕩的印地安婦女在一起，行爲舉止也跟著放浪形骸，都得到這種骯髒的疾病。」④

一四九五年，法國軍隊（連同染病的西班牙人）入侵那不勒斯王國。在一萬八千名騎兵與兩萬名步兵圍攻之下，那不勒斯人很快就投降。五月，法國國王查理八世乘著四匹白馬牽拉的戰車，進入他所征服的城市。當地人最初接納入侵者，甚至表現得很親善，但是入侵者恣意掠奪與縱情酒色，因此激起反抗，一個星期內就將查理驅逐出去。

各式各樣的人都有可能在那時將梅毒從西班牙帶到義大利，像是跟隨哥倫布的水手⑤，從新大陸帶回來的婦女，當時被西班牙驅逐出境的猶太人與摩爾人，斐迪南派來協助那不勒斯阿豐索二世（Alfonso II）抵抗法國人的西班牙軍隊，以及伴隨斐迪南軍隊大約五百名來自各國的妓女。

有許多國王感染梅毒，可憐的查理是第一位犧牲者。勃艮地（Burgundy）王宮的歷史學家洩露出查理羅患大水痘的秘密：「他被一種猛烈、駭人聽聞與令人討厭的疾病折磨，許多隨從回到法國也都感染這種十分痛苦的疾病，在他們回來之前，沒有人聽過這種可怕的惡性傳染病，所以就叫那不勒斯病。」⑥三年後，查理因爲頭撞到過低的門楣，導致中風而死，享年二十八。⑦

至於妓女在散播梅毒所扮演的角色，可參考當地人的說法。解剖學家蓋布里洛・法洛皮歐（Gabrielo Falloppio）回想他父親說的故事，當時他父親跟一些西班牙士兵與染病的妓女躲在一個堡壘裡，西班牙士兵以食物不夠爲託辭將妓女趕出去，法國士兵很高興地接收，這也算是細菌戰的早期範例。法洛皮歐寫道，西班牙士兵從美洲回到歐洲，攜帶的病菌比黃金還多，在圍攻那不勒斯時將這疾病傳染給其他歐洲士兵。

一四九五年六月十八日，西西里醫生斯奎拉秀（以生動的拉丁文）記載這新的傳染病可能最嚴重的病情：

全身長滿化膿的膿包，還有許多致命的狼瘡。這個病的症狀是：渾身發癢，關節疼痛，迅速發高燒，皮膚腫脹帶有令人噁心的疥癬，到處都是腫瘤，最初是紫紅色，然後變得比較暗黑。幾天後，出現樂觀希望的情緒，然後又長出瘤，看起來像是被擠乾的小海綿，症狀持續不會超過一年，但受到感染過的皮膚還是有許多疤痕。通常是從私處開始……我勸你以新的療法來治療義大利人帶來的疾病，沒有什麼比這個野蠻人的毒咒更嚴重。⑧

有人將他們的經驗記載下來，留下了可怕又陰森的文獻。喬瑟夫・葛倫佩克（Joseph Grunpeck）以寫實的方式生動描述梅毒（第一本有關梅毒的書）：「這疾病先在龜頭出現症狀，留下傷疤，雙手腫脹幾乎無法環抱。」⑨腐臭味的膿汁從嘴巴裡的膿瘡流出來，他全身都是膿包。外表的症狀治療好了，但是靜脈、動脈、四肢與關節都還很痛。他以八十一歲高齡過世，也顯示出梅毒的症狀難以預測。

贊成梅毒源自新大陸的人，除了引用迪亞茲的觀點，還經常提及兩位證人的說法。馬德里的貴族法蘭德茲・奧維多（Fernandez de Oviedo），曾經是唐璜（Don Juan）少年時期的侍從，他擔任新大陸金礦與銀礦的負責人時，寫過有關印地安人的歷史。⑩哥倫布第一次航行成功歸來，帶著黃金飾品、奴隸與色彩繽紛的鸚鵡，斐迪南與伊莎貝爾設宴慶功，奧維多也出席。他曾訪問過哥倫布的水手與新大陸的當地人，對於這個新疾病的報告有其獨特見解：

陛下可能認為這種疾病來自印度群島（編註：今西印度群島），印地安人得這種病相當普遍，但在這些島嶼，此病不像我們這裡這麼危險。……這個疾病第一次在西班牙出現，是在艦隊司令哥倫布發現印度群島回來之後。有些基督徒跟著哥倫布發現新大陸，許多人還去第二次，帶回這種天譴，他們傳染給其他人。⑪

奧維多將這種新疾病歸咎於希斯盤紐拉島上淫蕩的女性。十八世紀一位歷史學家嘉德菲列（C. B. Godfrey），再加上巫術與月經的不潔，他引用奧維多的話：「當地婦女生性懶惰，衛生習慣較差，跟蟲、蜘蛛、蛇、蝙蝠生活在一起，還吃一種美味的蜥蜴，當地人吃了無所謂，但是其他人吃了會中毒。」⑫〔總是認為疾病的起源是女性，而非男性，這也不是最後一次有人這麼認為。〕

第二個證人是卡薩斯（Bartolomé de las Casas），他是以受壓迫美洲土著的護衛者而著稱。卡薩斯寫有西印度群島的歷史，確定在哥倫布之前希斯盤紐拉就有梅毒存在：「我不怕麻煩，自己跟島上的印地安人詢問好幾次，了解這島上是否早就有這疾病，他們回答是肯定的……衆所皆知，那些無法自制的西班牙人，在這島上沒有守貞而感染。」⑬

反對梅毒源自美洲的人則認為，如果船上有船員腐爛化膿的狀況，航行日誌一定會記載。征服希斯盤紐拉的歐洲人，對於這種疾病的症狀應該跟查理八世在那不勒斯的歐洲士兵一樣，但是，沒有提到從新大陸回去的水手在船上有腐爛發臭的症狀。費南多關於希斯盤紐拉梅毒患者水手的報告，沒有提到悲慘的症狀。赫南．科提斯（Hernán Cortés）可能得過梅毒⑭，布宜諾斯艾利斯的創建者佩德羅．孟多沙（Pedro de Mendoza）也是，他們都不像歐洲早期病患一樣出現醜陋的症狀。事實上，迪亞茲只是敘述：「西班牙人以前從來沒有遭遇這種疾病，所以當他們感到這種痛苦與其他症狀，就認為是因在海上航行疲勞所造成的。」⑮查理八世的軍隊得到這種可怕、逐漸消失體力，甚至致命的梅毒症狀，卻沒有人認為這只是白天工作太辛勞所造成的。

哥倫布以及他的水手沒有出現膿瘡的現象，是不是這種傳染病初期階段有另外一種毒性更強的變種？這種疾病最初在歐洲出現時是什麼樣子，有些人會提出疑問，如果這種藉由性交傳染的病原體會造成全身惡臭腐爛，怎麼可能傳播如此快速？何況如果一四九五年那不勒斯爆發大流行之前，梅毒就已存在歐洲好幾個世紀，為什麼以前沒有流行過？十九世紀梅毒專家約拿生・赫奇遜（Jonathan Hutchinson）與許多專家的結論是，一定是水手碰巧帶回來某些有機體。由於是在探險家回來之後就迅速散播，很難相信以前就有這種病，只是沒有造成傳染流行。

十六世紀的騎士烏爾利奇・赫頓（Ulrich von Hutten）〔曾經得過梅毒〕，是荷蘭人類學者伊拉斯莫斯（Erasmus）〔也得過梅毒⑯〕的朋友，他指出，這種新疾病出現皮膚的症狀只有七年，之後散播的速度減慢，而且變得隱伏不明顯。那些堅持梅毒早就存在於歐洲的人認為，梅毒的病原體本來是比較無害的密螺旋體，忽然突變成致命的性病媒介，幾年後又突變成為毒性較弱。反對這種說法的人嘲笑說，這種說變就變的演化不適用於密螺旋體。⑰

艾利斯・赫德遜（Ellis H. Hudson）是研究密螺旋體的學者，他認爲可能不只一種梅毒：「病毒品種本來就易變不穩定，很容易因應環境而轉換與改變。」⑱一九一三年，紐約洛克菲勒研究機構的野口英世（Hideyo Noguchi）首先在梅毒末期病患的腦中發現螺旋體（spirochete），他聲稱已經分離出蒼白密螺旋體（Treponema pallidum），可能產生各種不同的病原體（pathogenicity）。如果那不勒斯流行時期是一種沒有膿瘡的病原，也許膿瘡型態的病原體在七年後還沒有發生突變，是比較不成功的病原體。

十五世紀費拉拉（Ferrara）的醫學教授尼可洛・里歐尼塞諾（Nicolò Leoniceno），也是人類學家以及醫學哲學的專家，他支持這種觀點。一四九七年，里歐尼塞諾與一群學者在費拉拉宮殿，就可怕的「法國人病」進行第一次正式討論。⑲他的評論特別有價值，因爲他們是根據那不勒斯死者的解剖報告。里歐尼塞諾從這些驗屍報告發現兩種互不關連的疾病，一種在外表出現膿瘡的現象，一種是關節與神經疼痛但是沒有外在症狀。解剖沒有外在損傷的患者，發現內部有膿瘡，里歐尼塞諾說這是因爲所受的痛苦折磨更大。

里歐尼塞諾的書面記錄提出並解答兩個問題：爲什麼膿瘡最早出現在生殖器？爲什麼有些患者比其他人遭受更多的折磨痛苦？里歐尼塞諾相信體液（bodily humor）的理論，他發現生殖器比較容易化膿是因爲天生比較濕熱。他認爲這種病是經由性交傳染，因爲交合時會產生額外的熱能。當然，他並不知道原因在於病原體。里歐尼塞諾回答第二個問題則說，雖然「法國人病」是一種通稱，其實有許多變種。

一四九五年，那不勒斯相當放縱的性活動，入侵軍隊（伴隨著幾百名妓女）與迅速投降的居民一起尋歡作樂。各國的軍隊加上迅速擴張的商業，帶來各種新舊疾病。赫德遜列出當時猖獗的疾病：肺炎、腦膜炎、天花、痲瘋、斑疹傷寒、傷寒症，「這些疾病都可能碰巧與梅毒一起發生。」⑳我們還可以再加上痲疹、痢疾與流行性感冒，而且當時沒有抗生素對付這些病原體。赫德遜認爲早期疾病難以理解的毒性，可能是一四九五年那不勒斯許多病原體互相影響所造成的。他認爲梅毒在短暫的初始期間之後並沒有變得比較溫和，相對地，經診斷後比較可信。梅毒專家勞合・湯普生（Lloyd Thompson）也認爲這新的疾病「很有可能因爲其他疾病而更複雜。」㉑二十世紀堅決反對梅毒起源於美洲的卡爾・蘇赫夫（Karl Sudhoff）認爲，當時那不勒斯流行斑疹傷寒，因此造成診斷錯誤。傷寒症尤其値得注意，因爲這也是才剛被帶入西班牙，又隨著在賽浦路斯作戰的士兵被帶到義大利。一四九〇年，教皇曾經下詔書關閉所有痲瘋病患者聚居地，造成好幾千名痲瘋病患流落街上，使得問題更複雜。

由於猶太人拒絕皈依天主教，被西班牙的斐迪南與伊莎貝爾驅逐。一四九二年八月，有九艘滿載猶太人的船抵達那不勒斯，傷寒與虱子引起的斑疹傷寒可能就是在這時候傳入。第一艘船出航時，正好哥倫布離開同一個港口，這眞的是巧合嗎？賽門・威森塔爾（Simon Wiesenthal）推論，哥倫布自己是猶太人，所以選擇那天出航，以避免被驅逐。㉒

里歐尼塞諾教授早期的驗屍觀察，發現梅毒的症狀有兩種，一種是外表很嚇人，另一種則是隱而不現，這讓歐洲梅毒的起源是歐洲或美洲有很大的爭議空間。也許歐洲早就有密螺旋體，逐漸在衣著較好的人群中演變成傳染的性病，這些人使用肥皂，至少偶爾用用。也許西班牙人從希斯盤紐拉帶回引起梅毒的病原體，也許在動亂的那不勒斯各國男女亂交的情況下，斑疹傷寒、麻瘋以及其他疾病大肆流行，梅毒只是其中一項而已。

這個辯論繼續下去。一九九三年十一月，土倫（Toulon）舉行會議紀念歐洲出現第一宗梅毒病例五百週年，並且討論已經熱烈激辯五個世紀的問題：梅毒是在一四九三年之前或之後出現？馬賽熱帶醫學研究所的路易斯・安德烈（Louis J. André）提出一個挑戰性的問題：「那不勒斯病是愛滋病嗎？」㉓

哥倫布的問題可以從骨頭找出答案嗎？在激烈辯論中，考古人類學家在大西洋兩岸挖掘骨頭，從骨骸可以發現遮掩不了的證據，像是成年患者大腿骨下端增厚，先天感染梅毒的小孩牙齒會有凹口刻痕（稱爲赫奇遜齒，根據十九世紀梅毒專家赫奇遜而命名）。從一八七七年，帕羅醫生（Dr. J. Parrot）開始有系統地調查從石器時代可能感染梅毒的骨質，這些骨頭偵探就一直在尋找梅毒起源的答案。

在新大陸發現梅毒患者的骨骸，但在歐洲沒有發現。從十四世紀起，一般認爲起源自美洲。但是二〇〇〇年六月，在英格蘭赫爾（Hull）一家中世紀修道院發現大量受病毒摧殘的骨骸，這些骨骸稱爲黑衣修士（Blackfriars），貝德福（Bradford）大學的研究員發表一篇報告，又再度引起辯論。以碳元素來測定年代，發現黑衣修士骨骸的年代在一三〇〇年至一四二〇年之間㉔，報紙的標題是：「哥倫布沒有帶回梅毒。」公共電視台也製作特別節目《解開梅毒之謎》㉕，探討在哥倫布之前歐洲所發現梅毒患者的骨骸。

考古人類學家布魯斯・羅斯柴爾德（Bruce Rothschild）則認爲，不要太早就下定論。首先，他質疑黑衣修士的發現是否確實，認爲這些骨骸沒有完全符合梅毒特徵，而是雅司症的患者，是一種非性交傳染的螺旋體疾病。第二，二〇〇〇年十月，在公共電視台特別節目播出之後幾個月，布魯斯・羅斯柴爾德與克莉絲汀・羅斯柴爾德〔還有兩名作者〕㉖發表他們在多明尼加共和國，也就是當初哥倫布與水手紮營的希斯盤紐拉，所發現哥倫布之前骨骸的研究報告。他們認爲所發現的證據，很清楚就是性病梅毒。㉗

羅斯柴爾德說在多明尼加共和國找到的骨頭，確實是梅毒患者的，不像黑衣修士的骨骸無法肯定，他說：「這就像還在冒煙的槍枝，罪證確鑿。」㉘「因此，十五世紀的多明尼加顯然有機會讓哥倫布的水手感染梅毒。」㉙

羅斯柴爾德還宣稱：「雖然從診斷上發現新大陸有梅毒，但是哥倫布到底是在哪個地區感染則不確定，直到現在才揭曉。」㉚根據他在多明尼加的發現，他認爲「如果哥倫布得了梅毒，一定是他到新大陸才得的。」㉛

研究人員會繼續辯論，第一個螺旋體是在什麼時候以及如何找到性交傳染的途徑。流行病學家將追蹤西班牙人與美洲土著在新天堂交合的情形，考古人類學家將繼續在大西洋兩岸找骨頭，但是對於梅毒的出現是在哥倫布之前或之後的長期辯論，哥倫布自己的骨骸卻沒有造成影響。哥倫布的骨骸運到塞維爾（Seville），然後運回希斯盤紐拉。有些歷史學家認爲，哥倫布骨骸於一七九五年被搬到哈瓦那另一個地方安葬，不過那些骨骸可能是哥倫布的兄弟或是他兒子迪雅戈（Diego）的，哥倫布的骨骸還在原地，羅斯柴爾德與同事到今天還在尋找。西班牙科學家則考慮用DNA分析法，以確定哥倫布的骨骸。學者可能會擔心，如此將確定哥倫布患有梅毒。但是，你若現在到聖多明哥的哥倫布紀念堂，問導遊說：「你知道哥倫布怎麼死的嗎？」他可能笑著說：「是的，死於梅毒。」

註釋

①艾利斯・赫德遜（Ellis Herndon Hudson）《密螺旋體疾病》（*Treponematosis*, New York: Oxford University Press, 1946），p.49。

②克勞德・揆特（Claude Quétel）《梅毒史》（*History of Syphilis*, Baltimore: Johns Hopkins University Press, 1990），p.36。迪亞茲・伊斯拉於一五三九年出版他的論文。

③揆特，pp.36-37。

④揆特，p.45。

⑤安東・路格（Anton Luger）認爲，應該不是那些一四九三年回來，然後一四九五年在那不勒斯打仗的水手造成傳

染，因爲前後相距兩年又四十七天，而梅毒具有傳染力的時間只有兩年。但這並不正確；前兩年之後，傳染力經常會復發，而且持續好幾年。

⑥揆特，p.11。

⑦葛拉斯切（H. S. Glasscheib）《醫學的進展》（*The March of Medicine: The Emergence and Triumph of Modern Medicine*, New York: Putnam, 1963）。

⑧揆特，p.42。斯揆拉秀提到這疾病只持續一年，暗示他在那不勒斯戰役的前一年，也就是一四九四年就已經見過病例。

⑨揆特，p.17。葛倫佩克（Grunpeck）於一四九六年出版。

⑩克里斯多福・威爾斯暗示奧維多可能是爲了治療自己的梅毒，爭取這個職位以研究土著療法。克里斯多福・威爾斯《黃熱病與黑色女神：人與瘟疫共同演進》（*Yellow Fever, Black Goddess: The Coevolution of People and Plagues*, Reading, Mass.: Addison-Wesley, 1996），p.194。

⑪揆特，p.35。

⑫瑪麗・司彭博格（Mary Spongberg）《女性化性病》（*Feminizing Venereal Disease: The Body of the Prostitute in Nineteenth-Century Medical Discourse*, New York: New York University Press, 1997），p.18。

⑬揆特，pp.36-37。

⑭摘自《大英百科全書》：科提斯於一五〇四年航行到希斯盤紐拉，在此感染梅毒。一五一一年，他已經康復，參與征服古巴和滅亡阿茲提克帝國。他被指控毒害彭斯德里翁（Ponce de Leon），並且謀殺了他的妻子卡特琳娜（Catalina）。

⑮揆特，pp.36-37。

⑯伊拉斯莫斯寫道：「如果第一位梅毒病患被燒死，就可以維護世界的福祉」，並且建議已婚男子如果有梅毒就應

該割去睪丸，他們的妻子則戴上貞操帶。他寫這嚴酷的意見時，是否已經感染呢？巴塞爾教堂爲了裝設新的暖氣系統，而將石棺打開，伊拉斯莫斯的骨骸顯示出奇怪的增厚現象，以組織學調查證明是梅毒的跡象。參見〈能夠回溯診斷嗎？〉（Can a Diagnosis Be Made in Retrospect? The Case of Desiderius Erasmus），《風濕病學期刊》（*Journal of Rheumatology*）13（1986）：1181-1184。

⑰海奇特（C. J. Hackett）提出突變理論；赫德遜予以反駁，《密螺旋體疾病》（*Treponematosis*），p.49。

⑱赫德遜〈哥倫布與梅毒史〉，《*Acta Trop*》25, no. 1（1968）：1-16。

⑲關於費拉拉宮廷（Court of Ferrara）的醫學辯論，詳情請參閱 Jon Arrizabalaga, John Henderson, Roger French《大水痘：文藝復興時期歐洲的法國人病》（*The Great Pox: The French Disease in Renaissance Europe*, New Haven: Yale University Press, 1997）。

⑳赫德遜，《密螺旋體疾病》，p.39。

㉑洛伊・湯普生（Loyd Thompson）《梅毒》（*Syphilis*, Philadelphia: Lea & Febiger, 1916），p.22。

㉒關於這理論的詳情，請參閱賽門・威森索（Simon Wiesenthal）《希望之帆：哥倫布的秘密任務》（*Sails of Hope: The Secret Missions of Christopher Columbus*, New York: Macmillan, 1973）。

㉓奧利維・都特（Olivier Dutour）等人《歐洲梅毒的起源：一四九三年之前或之後？》（*The Origin of Syphilis in Europe: Before or After 1493?*, Paris: Editions Errance, 1993）。

㉔黑衣修士骨骸的挖掘，由於當地居民喜愛吃魚，可能造成以碳元素測定年代有誤差。

㉕《死亡的秘密：第二部：解開梅毒之謎》（*Secrets of the Dead: Part II: Unlocking the Syphilis Enigma*），克里斯多福・梭特（Christopher Salt）導演，公共電視台，二〇〇〇年。

㉖布魯斯・羅斯柴爾德、Fernando Luna Calderon、Alfredo Coppa 與克莉絲汀・羅斯柴爾德〈最初接觸梅毒的歐洲人〉（First European Exposure to Syphilis: The Dominican Republic at the Time of Columbian Contact），《臨床傳染

疾病》（*Clinical Infectious Diseases*）31（October 2000）: 936-941。

㉗今天希斯盤紐拉島分成多明尼加共和國與海地。一九八二年七月九日，《紐約時報》的標題說：「五個州通報海地人免疫系統失調」，發現三十四個移民到美國的海地人新型且嚴重的免疫失調病例，造成十六人死亡。當時還在爲希斯盤紐拉是否爲梅毒的起源地而激辯，也有人懷疑該地是新性病愛滋病的發源地。

㉘羅斯柴爾德的發現，是根據梅毒與雅司症或非性病性密螺旋體病（bejel）在人群中出現的模式有差異。「人口中出現病例的頻率、未成年人缺乏病例、在手足沒有出現顯著症狀，以及單邊的脛骨出現疾病，這些都跟雅司症相反。人口頻率、幼童沒有感染、單邊疾病以及擴散到脛骨，這些模式都可以跟非性病性密螺旋體病互相比較。」羅斯柴爾德等，p.938。

㉙羅斯柴爾德等，p.939。

㉚羅斯柴爾德等，p.936。

㉛個人信件。

3 螺旋體簡史
A Brief History of th Spirochete

最初他淋巴腺腫大，看起來很可怕
先是感到奇怪的疼痛，整夜難眠
這個疾病因他而得名

——法拉可斯托洛（Fracastoro），《*Syphilus sive morbus gallicus*》

梅毒是一種古老的微生物所引起的，稱爲螺旋原蟲（spirochete），又叫密螺旋體（treponeme）。麻薩諸塞大學生物學家琳恩・馬古利斯（Lynn Margulis）認爲，一億年前在蟑螂密閉的腸子裡，有許多螺旋原蟲。①她提出的進化理論頗具爭議性：人類精蟲尾巴的鞭狀結構提供動力來源，最初的靈感就是來自這種向前蠕動的螺旋原蟲。她還有更大膽的主張：腦細胞互相溝通的軸索與樹狀突，也是在幾十億年前從螺旋原蟲進化而來。還有人說，幾十萬年前螺旋原蟲是腐生生物，生存在死亡與腐敗的物質上。②

赫德遜（Ellis E. Hudson）指出，公元前一萬五千年，螺旋原蟲發現友善的寄主，在炎熱的環境下，也許是在非洲，成爲人類的寄生蟲，可能是從小孩的傷口進入溫暖潮濕的皮膚裡。玫瑰紅的疹子很快就散播給村裡其他小孩，然後傳給其他村莊，最後傳到全世界。這種疾病有一千個名字，yaws、bejel、pinta〔以哥倫布的一艘船命名〕、bubas、frambesia 等都是。③

無論螺旋原蟲的起源有多神秘，以及跟人類初期的關係多麼不確定，一四九五年查理八世的法國軍隊攻打那不勒斯，歷史以這個特定的事件，做爲梅毒開始傳染全世界的誕生時辰（一四九五年二月二十二日下午四時）。這場軍事行動之後，各國傭兵解散回到家鄉，將梅毒散播到全歐洲，然後是世界各地。梅毒席捲義大利，轉往法國與德國，沿著歐洲之路蔓延，就像在新的感染者身上經由血管遍佈全身。

十年內，所有的歐洲國家都受到這個可怕疾病的襲擊。印度也出現這種新的傳染病，可能是一四九八年達伽馬（Vasco da Gama）從里斯本抵達加爾各答傳來的。然後又傳到中國，稱爲「廣東疹子」（Canton rash）；一五一二年傳到日本，稱爲「中國潰瘍」。每個國家都怪罪鄰國將這種惡疾傳入，俄羅斯說這是波蘭人病，波蘭人說是日爾曼人病，日爾曼人則稱之爲「西班牙癢」（Spanish Itch），法國人與義大利人也是互相指責，穆斯林則怪罪基督徒。俄國的凱薩琳女皇後來怪罪美洲人（不過她時間計算錯誤）：「一種不知名的疾病從美洲傳給我們的祖先，至今已經兩百年了，迅速毀滅人類。這種疾病傳播快速，在我們許多省份造成嚴重的破壞。」④伏爾泰稱梅毒爲西班牙人從新大陸採集的「第一枚果實」。帶有致命梅毒的征服者，甚至將病毒帶到這片新大陸以往沒有梅毒的地方。

當然，那時候沒有人知道如何引起梅毒，不過出現許多理論，像是馬鈴薯、美洲的鬣蜥，或是不正當性行爲的天譴。有些人怪罪同類相食，有些人認爲是和染有麻瘋病患的妓女性交。也許眼睛一眨，微風一吹，就將病菌散播出去。占星家宣稱，土星與木星於一四八四年十一月二十五日下午六點四分相交，就是這性病流行的預兆。更不妙的是，火星與土星聯合壓制木星，占星家寫道：地球將會發生混亂，出現洪水、地震、戰爭、饑荒以及可怕的性病。這種疾病的初期階段特色，就是會出現硬塊流膿的潰瘍，表面有紅色光澤。一旦確定這種疾病跟性有關，許多夫妻謹守一夫一妻制，以免將這種接觸傳染的性病帶回家。死亡人數增加到幾百萬人之後，性成爲危險情事；守貞成爲新的價值觀。

一五三〇年，吉洛拉莫·法拉可斯托洛（Girolamo Fracastoro）醫師寫了一首一千三百行有關梅毒的拉丁詩《*Syphilus sive morbus gallicus*》。法拉可斯托洛是物理學家、天文學家、地理學家，也是醫學專家（哥白尼（Copernicus）在巴都亞（Padua）的同學），他認爲有一種看不見的生物引起這種病，因此提出微生物存在的假設。他跟當時的人一樣，認爲梅毒來自希斯盤紐拉。他的詩中說有位名叫希菲樂思（Syphilus）的牧羊人，因爲太陽神阿波羅降下旱災，使國王的羊群都死了，於是他詛咒太陽並且破壞祭壇。顯微鏡發明之後，可以看見

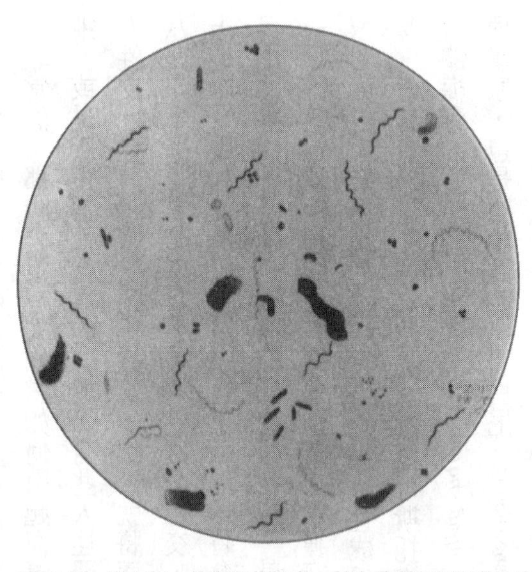

圖 3.1　1905 年，傅立茲・蕭定與艾瑞克・霍夫曼所看到的蒼白密螺旋體〔紐約醫學院圖書館〕

微小的病原體，證明法拉可斯托洛的微生物理論是正確的。人類終於在一九〇五年看到引起梅毒的微生物，柏林一位二十五歲的女性，由於皮膚有異狀且頭痛，請教醫生艾瑞克・霍夫曼（Erich Hoffmann），於她的右陰唇發現長瘡。醫生割下一小塊腐爛的丘疹，將檢體送交給同事傅立茲・蕭定（Fritz Schaudimn），蕭定是鴨子與貓頭鷹的寄生蟲專家，在他的顯微鏡之下，出現一種蒼白而扭曲的生物（見圖3.1）。

蕭定給這發現兩個名字，蒼白密螺旋體（Treponema pallidum）與蒼白螺旋體（Spirochaeta pallida）。第一個名字以分類的觀點來看比較正確，不過一般較常用的是螺旋體（spirochete）。十一天之後，他檢驗一位五十八歲寡婦的檢體，再度發現細長的有機體。到了月底，這兩位醫生發現十一個案例。

蕭定看到的銀色有機體形狀像蛇，長度大約是紅血球細胞的直徑，四到二十微米（百萬分之一米），寬度是〇．一至〇．二微米，有六至二十四個間隔一致的螺旋，兩端稍微變細，以波浪起伏的方式不斷地從顯微鏡載玻片的一端游到另一端。相較之下，愛滋病病毒的逆轉濾過性病毒是圓形，直徑是〇．一微米，而大腸桿菌（E. Coli）長度一至二微米。在外膜下有六根內鞭毛，是動力的來源，纏繞著一個內細胞，形成螺絲錐的外觀。活動方式有三種：以長軸快速旋轉動作、前後動作以及橫向彎曲動作。

螺旋原蟲的繁殖，每三十到三十三個小時從中分裂，至少在感染活躍期是如此，然後分裂速度減緩，也許六個月才一次。社會史學家克里斯多福．威爾斯（Christopher Wills）計算過，螺旋原蟲在感染期分裂一次所需的時間，大腸桿菌可以繁殖10^{27}次。

從蕭定第一次發現梅毒螺旋原蟲之後幾乎一個世紀，對於螺旋原蟲的了解也更細膩。一九九八年七月十七日出版的《科學》（Science）雜誌，刊出〈蒼白密螺旋體梅毒螺旋原蟲的完整基因系列〉。這是馬里蘭州洛克維爾（Rockville）的基因研究所與德州休斯頓的德州大學健康科學中心合作的研究計劃成果。研究人員總共發現梅毒螺旋原蟲有一百一十三萬八千零六對鹽基，包含一千零四十一個預測識別序列。這個資訊讓生物學家希望有一天能夠製造出疫苗。

最可靠的骨頭檢測，可以區別梅毒與雅司症（一種非性交傳染的密螺旋體疾病），將解開黑衣修士骨骸之謎，也將平息哥倫布從新大陸回來之前歐洲是否有梅毒的骨骸之爭論。這檢測應該不久後就可實現。由於基因序列描繪出來，休斯頓的科學家已經比較梅毒跟雅司症有機體的基因，發現四個地方有值得注意的差別。羅斯柴爾德與其他人在希斯盤紐拉島哥倫布骨骸原來埋葬的位置發現骨頭，現在他們想從這骨頭的細菌分離出ＤＮＡ，以這個方法確認是否感染梅毒。⑤

雖然有這些科學上的發現，蒼白密螺旋體仍然很神秘。與其他細菌病原體相較，我們所知不多，無法持續培養，現有的診斷檢測都不夠理想。即使以盤尼西林治療，有些病患仍然躲在「密螺旋體庇護所」，像是眼睛與淋巴腺就藏有螺旋原蟲。其生命週期有許多細節還是沒有答案，梅毒螺旋原蟲與較新的性病病毒，也就是愛滋病病毒之間的互動關係，仍有很大的爭議。⑥蒼白密螺旋體還是選擇人體爲唯一宿主，對於盤尼西林還沒有產生抗藥性，然而它繼續存留著。

註釋

①琳恩・馬古利斯（Lynn Margulis）與多利安・薩根（Dorian Sagan）〈有五個基因組的野獸〉（The Beast with Five Genomes），《自然史》（*Natural History*），6 June 2001。

②關於密螺旋體起源的各種理論摘要，參見赫德遜《密螺旋體疾病》（*Treponematosis*, New York: Oxford University

Press, 1946）。

③赫德遜《密螺旋體疾病》。

④摩頓（R. S. Morton）〈俄國的凱薩琳女皇得過梅毒嗎?〉，《*Genitourin Med*》67, no. 6（December 1991）: 498-502；摘自《凱薩琳女皇與伏爾泰書信檔案》。

⑤〈基因能解決梅毒之謎嗎?〉，《科學》（*Science*），11 May 2001。

⑥梅毒在愛滋病流行中佔有什麼地位，關於這問題爭論的背景，參見加拿大製片人與新聞記者科曼・瓊斯（Colman Jones）所拍攝的電視影集《愛滋病的起因》（*The Cause of AIDS: Fact and Speculation*），請至 http://colman.net/aids/video.html。瓊斯的影片從二十世紀初的梅毒學開始說起。

4 光照暗毒
Shedding Light on the Poison of the Darkness

你在黑暗中所做的事情，總有一天要攤在陽光下。

——尤妮絲・瑞華思護士（Nurse Eunice Rivers）
引用塔斯克吉梅毒研究一位實驗對象的話

一五二〇年，梅毒已經從那不勒斯散播出去好幾十年，伊拉斯莫斯宣稱這是所有疾病中最危險的：「如果有人問我，什麼疾病殺死最多人，我會說就是這種病……比所有其他接觸性傳染疾病更令人恐懼。」①這個新的性病是很殘酷無情的。

幾個世紀之後，偶爾還會發現惡性的梅毒患者，長了許多膿瘡，就跟當時在那不勒斯看到的一樣可怕。十九世紀法國詩人泰菲爾・高提耶（Théophile Gautier）〔波特萊爾的朋友〕看到一支不快樂的法國軍隊占領羅馬：

這裡美洲梅毒甚為猖獗，就像法蘭西斯一世的時代。整個法國軍隊因此癱瘓，鼠蹊處長瘡腫得像貝殼，膿汁噴出可以跟納佛納廣場（Piazza Navona）的噴泉媲美……脛骨皮膚呈鱗片狀脫落，就像是羅馬廢墟的古代柱子上苔蘚剝落……中尉走在街上，看起來像隻豹子，他們身上都是玫瑰疹的斑斑點點、咖啡色的斑塊、長出疣與瘤的贅生物，以及角狀的突出物，兩星期之後，出現第二與第三期梅毒的其他症狀。②

但是這種快速發展的梅毒很少見。大部分先出現下疳與出疹子，然後就消失，最初幾年復發時只會出現一些傷口。除了這些，其他症狀看不出來，因此可以很隱密，雖然病患經常病得很重，而且覺得中毒，但是疼痛很少被歸因於梅毒。成功的寄生物不會很快殺死宿主，因為具吸引力的宿主，只要不出現流膿的傷口，就有更好的機會找到新的愛人繼續經由性交傳染。這種沈默的疾病讓十九世紀的醫學界感到困惑與著迷，科學研究致力於了解、處治以及尋求療方。梅毒學成為醫學界受人尊敬及頗具挑戰性的一門科目。

梅毒專家渴望了解這種疾病，經常要違背醫學倫理才能有所突破。預防接種的實驗，最有可能的對象是重大罪犯與妓女，但也有僕人，甚至以小孩與嬰兒做實驗。醫生收集膿瘡所分泌的膿汁之後，開始注入任何生物體內：他們自己、學生、黑猩猩、猴子、馬、兔子、貓與鼠。

十九世紀中期，最著名的梅毒專家菲力普・利可（Philippe Ricord），是對於預防接種攻擊最力的人士之一，也是許多名人的醫師，包括拿破崙三世。他出生於巴爾的摩，在巴黎土倫街的住宅有五間待診室，一生中治療過許多梅毒病患，這讓他很自豪。他以黑色幽默著名，像是：上帝初始創造天堂、地球、男人以及性病。

許多有錢有名的人散佈梅毒，是因爲利可醫生堅持二期梅毒沒有傳染力，事實上早就確定有傳染力。他用陰道擴張器（至少從羅馬時代就開始使用）做檢查，而妓女很快就稱之爲「醫院的陰莖」。醫生利用擴張器，比較容易在陰道中找出梅毒下疳，但是「良家婦女」不可能寬衣解帶讓醫生檢查陰道。如果醫生夠大膽做這樣的檢查，得要冒險在手指上感染所謂「醫生的下疳」，然後跟他的病人一樣，擦含有水銀毒素的藥膏。

著名的波士頓醫師奧立佛・溫德爾・霍姆斯（Oliver Wendell Holmes Sr.）諷刺利可是「骨盆醫學的伏爾泰」，說他都給病患開藍色的水銀小藥丸，甚至連處女也一樣。但如果他用手觸碰，處女也可能需要這些藍色小藥丸。一八三五至三八年，他做一項實驗，以淋病膿汁讓二千五百人接種（包括巴黎妓女），證實梅毒跟淋病是不一樣的。由於梅毒經常伴隨淋病出現，而且妓女最可能經由肌膚之親接觸散佈疾病，何況這些人不太可能是志願的，使得這項實驗成爲醫學史上最不道德的事件之一。利可所著的《*Traité pratique des maladies vénériennes*》一八三八年出版，裡面就記載數百件預防接種的案例。

艾佛瑞・傅立葉（Alfred Fournier）是利可最看重的學生，但對實驗的觀點跟他的教授不同。傅立葉希望討論人體實驗的道德問題，並且告知對方取得同意，他寫道：「我們不應該對健康的人體使用刺血針，如果醫生想研究與證實一項科學事實，他應該以身試法，而不是拿信任他的病患爲對象……如果研究人員不想讓實驗對象知道接受感染疾病的本質，必須有特殊的原因。」③

雖然傅立葉諄諄告誡，醫師還是繼續使用人體做實驗，因爲動物無法感染這種病，至少到一九〇三年七月二十八日以前是如此。這一天，在巴黎醫學院的醫學講座上，一隻兩歲大的黑猩猩在觀衆面前展露牠受到感染的陰蒂。一個月之後，牠出現第二期的症狀，實驗到此結束，因爲第三期梅毒只有在人類身上出現。

皮膚科醫生亞伯・奈瑟（Albert Neisser）發現引起淋病的淋菌（gonococcus），他在爪哇成立實驗室，成功爲一千隻猴子注射梅毒血清。第一隻受感染的黑猩猩，引起醫學界的熱烈反應，希望動物測試能夠取代人類。奈瑟特別感興趣，他在一八九五年曾經爲一群年輕的妓女注射過梅毒血清，最年輕的才十歲，嘗試能否產生免疫力。這些妓女許多呈現梅毒症狀，這項失敗的實驗成爲一大醜聞，可能是注射梅毒血清引起大衆譴責的唯一案例。

梅毒在初期下疳與發燒過後，通常像治癒了。許多年輕男士吹噓說，梅毒根本沒什麼，除了在陰莖留下一些疤痕作紀念，他們已經完全恢復健康。但是，大多數人並沒有完全恢復健康。許多精明的醫生推測，第一次感染之後會再復發應該是梅毒在作祟。

有兩位醫師經過仔細觀察，最後確認梅毒是終生疾病，使得那些感染過以爲治癒的人承受許多痛苦。從感染初期的下疳與發燒，到末期的精神錯亂與癱瘓，傅立葉建立完整的梅毒發病過程。赫奇遜則發現梅毒模仿許多疾病，因此取名爲「偉大的模仿者」，這個名字直到今天還在使用。

傅立葉是在美國出生的法國醫師（就像他的老師利可），終生致力研究梅毒。他長期的觀察發現，病患如有疼痛癱瘓的症狀（「移動的運動失調」（locomotor ataxia），後來又叫作「脊髓癆」（tabes dorsalis）），通常都得過梅毒，這已經不能解釋爲巧合。雖然他這個理論於一八七六年爲人接受，但是一八七九年他提出另一個相似的模式，認爲麻痺性痴呆（paresis, general paralysis of the insane, or dementia paralytica）也是梅毒造成的，許多精神病學家卻不願接受，因爲他們先入爲主的觀念是腦部不會受梅毒影響。一八八四年，官方的醫學辭典所列出的第三期梅毒症狀，包括：妄想自己是富人或偉人、瘋狂的暴力行爲、語無倫次、行爲失調。不過，傅立葉的報告還是引起強烈的反對，有些人認爲初期的感染症狀與後期的發瘋行爲間隔長達數十年，因此難以認定其關係。④

在傅立葉之前可能沒有人做此聯想，因爲都認爲梅毒無法侵襲腦部。精神病學家摩比斯（P. J. Möbius）發現，十八世紀沒有任何名人死於類似麻痺性痴呆的疾病，十九世紀卻有許多案例。海爾（E. Hare）在一九五九年提出的一篇論文中指出，蒼白螺旋體在十八世紀末期產生突變，因此能夠入侵中樞神經系統。他認爲這種新品種，隨著拿破崙的軍隊迅速散佈整個歐洲。二〇〇二年九月十四日，《紐約時報》有篇文章揭露，在立陶宛的維爾紐斯（Vilnius）發現拿破崙軍隊士兵的骨骸，是一八一二年圍攻莫斯科失敗之後被凍死的。科學家提出報告說，有幾具骨骸有初期梅毒的跡象。如果屬實，這些士兵是否就是海爾所說能夠侵入神經系統新品種梅毒的帶原者？大家一直認為，十九世紀有些梅毒個案與天才的創造力有關，但之前卻沒有這種現象，海爾的文章為這種說法增添科學上的根據。⑤

第三期症狀消失之後，螺旋原蟲到底怎麼了？還在身體組織裡嗎？這個核心問題終於在一九一三年得到解答，野口英世在麻痺性痴呆患者的腦中發現螺旋原蟲，正式證明傅立葉的假設，梅毒與麻痺性痴呆確實有關。傅立葉認為梅毒嚴重威脅到人類，說服政府應該將梅毒患者強制就醫，由警察追查患者的性伴侶，對妓女實行管制與治療。許多目前的公共衛生政策，都是因為他努力阻止梅毒的傳播而建立的。

一八七九年，就在傅立葉認為梅毒後期與發瘋有關的同一年，赫奇遜（他將所寫的梅毒課本獻給傅立葉）在英國醫藥學會發表「梅毒是模仿者」演說。赫奇遜的父親是信仰教友派（Quaker）的商人，自己則學醫當外科醫生。他博學通才，過目不忘，也研究其他領域的醫學，尤其是皮膚醫學、痲瘋、眼疾、中樞神經系統以及梅毒。他終生觀察梅毒所模仿的許多疾病，編成目錄，並且以梅毒病歷與治療準則寫了一本教科書，是梅毒診斷與治療數十年來重要的資料來源。

赫奇遜的演說，刊登在《英國醫學期刊》（*British Medical Journal*），是梅毒研究史重要的轉捩點，並且成爲醫學院教授梅毒的基礎。他有條不紊地從一種器官系統到另一種器官系統，列出所發現與梅毒有關的症狀，鼓勵醫生在症狀顯示是其他疾病之外，探求病患有沒有得過梅毒。他列出的例子包括天花、痲疹、牛皮癬、狼瘡、虹膜炎與癲癇，由於發現這個「模仿或模擬的通則」，使他清楚了解梅毒如何以各種方式顯現，卻與本來的疾病表面似乎沒有關連。傅立葉描述梅毒初期感染與末期的症狀之間的差異，因爲他的發現而得到解釋，感染梅毒之後多年的慢性病痛與各種疾病，都是由梅毒引起的。

赫奇遜演說之後六年，泰勒（R. W. Taylor）出版《性病的病狀與治療》（*The Pathology and Treatment of Venereal Diseases*），一絲不苟地記載梅毒對於身體每個細胞的影響。眼睛水晶體在最初感染數十年後會受到嚴重影響，只有這一點泰勒沒有提到，但是他提到第二期可能發生白內障，有時候眼囊也會受到影響。

一七二八年，義大利醫生朗西西（Giovanni Maria Lancisi）發現大動脈的動脈瘤與梅毒有關，但是直到一八七五年，英國陸軍外科醫生威爾許（Francis H. Welch）發現大動脈瘤破裂的五十三件案例中，有三分之二的病患以前患過梅毒，這個關係才得到確定。他解剖梅毒病人與非梅毒病人，發現大動脈有顯著的改變，更加證實他的假設。

赫奇遜發現梅毒中期發生的病況與早期症狀有關之後，威爾許也證實梅毒引起大動脈受損，傅立葉對於第三期梅毒造成癱瘓與瘋狂也有完整的了解；探究病人一生的病歷，對診斷非常有幫助。醫生現在可以看出內臟的梅毒、心臟的梅毒、骨頭與神經的疾病，以及心理與癱瘓的症狀，這些都是梅毒病害的一部分。

不過，醫生平常看診時，往往未能診斷出梅毒。許多醫生對於未曾接受治療的梅毒病患，問診時沒有回溯病人的生活史，否則可能問出在幾十年前曾經出現潰瘍又消失，或是發高燒卻沒有什麼後遺症。有時梅毒的症狀很像其他疾病，比如風濕病、關節炎、痛風⑥、濕疹、高血壓、癲癇、頭痛、胃痛、黃疸病、狂躁、沮喪、痴呆、精神分裂症、耳聾或只是「緊張」，經常醫生只是看到這些症狀，沒想到「偉大的模仿者」正靜靜潛伏在背後，當然無法對症下藥。

病人不斷換醫生，接受各種奇怪又恐怖的治療法，最後卑微地接受是慮病症。由於梅毒在最初幾年之後沒有傳染力（感染之後的前兩年，傳染力很強，然後遞減，很少超過五年，不過赫奇遜保守估計傳染力要七年後才會消失）⑦，甚至有理由相信梅毒已經消失。

十九世紀結束之際，蒼白螺旋體還沒有被發現，也沒有痊癒的療法，但是在傅立葉與赫奇遜之後，可以看到梅毒幾十年的完整發展過程，從下疳與出疹子到身體各部位都損壞，最後癱瘓、發瘋以及急性心臟病而死。將梅毒的進程清楚說明，可讓聰明的診斷者了解梅毒模仿其他疾病的症狀，它沒有自己獨特的病徵。

梅毒是終生會再復發的疾病，二十世紀初的研究人員都接受這個前提。歐洲與美國的科學家致力於發現療法，但美國在收集與分析資料上領先。研究人員進行許多實驗以進一步了解梅毒的許多病徵與症候，並且改良治療的準則規範。這些觀察結果以及各種表格，提供給臨床醫師做爲使用有毒化合物（早期的化學療法）的準則，這些方法只能控制、降低疾病的影響以減少病人的痛苦，但是無法治癒。

第一次世界大戰加速梅毒的散佈，因此成爲國際問題。由於誤以爲梅毒是遺傳性疾病，因此引起嚴重關切。傅立葉警告說，人類的未來將受梅毒威脅，這句話也重新引起衆人的注意。戰後，國聯（聯合國的前身）協調國際間的梅毒研究，其中有一項計劃在美國進行，稱之爲「合作臨床小組」（Cooperating Clinical Group），於一九二八年至一九四二年出版許多研究報告，包括早期三千二百四十四件梅毒案例的檢驗報告。四所美國大學——約翰霍普金斯大學、賓州大學、密西根大學與西方儲備大學（Western Reserve），再加上梅約診所（Mayo Clinic），全都在公共衛生署的指導下參與這項研究。

一九一〇年，保羅・埃利希（Paul Ehrlich）利用有機砷研發出新藥「胂凡鈉明」（Salvarsan），病人不但擠滿了候診室，還排隊排到街上，都等著注射這種特效藥。臨床醫師仍然繼續記錄梅毒的細微差別，以及各種治療方法的成效。資訊共享產生大量的資料，教科書滿是媒體刊載過的統計資料，引用的研究資料往往涉及數千病患。⑧

約翰・司脫克（John Stokes）的《現代臨床梅毒學》（*Modern Clinical Syphilology*）一九二六年出版，圖文並茂，厚達一三三二頁，字體很小，是最有用的教科書之一。和之前的赫奇遜一樣，司脫克提供臨床醫師各種案例研究，每個案例都是特殊的診斷挑戰。每個案例先是簡短的討論，然後列出其病徵與症候，通常會指出許多醫生在診斷上為何錯誤，而他又是如何確定。司脫克是賓州大學皮膚醫學與梅毒醫學的教授，在國聯也很活躍。一九四四年，他與同事合作出版最後的版本，包括盤尼西林⑨這種神奇新藥的資訊，以及「合作臨床小組」等許多研究的資料。

由於病患診斷確定之後立即就醫，科學文獻迅速增加，反而缺乏對終生未就醫病患發病過程的研究。一八九〇年至一九一〇年，有人填上這段空白。挪威奧斯陸大學醫院性病診所的主任希薩・伯洛克（Caesar Broeck）不讓二千一百八十一名早期梅毒病患接受水銀治療，因為他認為以有毒化合物治療會干擾自身的療癒能力。胂凡鈉明在一九一〇年出現之後，伯洛克測試其藥效，就他研究中還能找到的病患給予治療。

從一九二五年開始，接任伯洛克職位的布魯斯嘉（E. Brusgaard）追蹤四百七十三位沒有回來接受胂凡鈉明治療的病患，並且將他們與接受治療的病患比對。結果發現未經治療的病患，得到神經系統梅毒的比例是四倍，骨頭與皮膚有潰瘍為二十六倍，證明胂凡鈉明雖然無法治癒，但確實能夠改善長期的外表病徵。一九五五年，傑特蘭（Trygve Gjestland）出版《奧斯陸未治療的梅毒之研究》（*The Oslo Study of Untreated Syphilis*），討論這次研究。由於許多病患在發病中期失去聯絡，並且重點在於回顧，這項研究沒有充分陳述初期感染之後病況的複雜性。

因此下一次研究未治療的梅毒患者時，特別強調這問題。不過，醫學界盼望能觀察未治療的梅毒病患長期的自然發病過程，還是無法實現。一九三二年，公共衛生署開始進行一項計劃，研究黑人社區的梅毒。本來只要做六個月，結果持續了四十年，是有史以來最長期以人體進行「未治療」的醫學實驗。這是官僚政府體系計劃不周的擅自行動，如果曝光一定飽受媒體攻擊，引起熱烈討論，並促使制定人體實驗的新準則。這個計劃叫作「男性黑人梅毒病患未接受治療之塔斯克吉研究（Tuskegee Study）」。⑩

塔斯克吉梅毒研究

約翰霍普金斯大學醫學院的約瑟夫・摩爾（Joseph Earle Moore），有一本重要著作叫《現代梅毒治療》（*The Modern Treatment of Syphilis*）⑪，同事司脫克說他是「探究領域的巨擘」，他也是塔斯克吉研究的早期顧問。〔附註：摩爾為芝加哥黑社會首腦艾爾・卡邦（Al Capone）以瘧疾療法治療第三期梅毒病患的醫生。〕阿拉巴馬州馬康郡（Macon County）的梅毒比率特別高，這項實驗追蹤該地貧窮的文盲佃農，感染梅毒未接受治療的狀況。有六個郡四萬人接受梅毒檢測，整體感染率估計為百分之二十五，馬康郡約百分之三十六。

這項研究的對象，必須是男性，瓦瑟曼梅毒檢測（Wassermann test）為陽性反應，且記得最初發生下疳的日期。排除初期感染症狀輕微的病患〔不記得有下疳〕，以免發生錯誤。有些梅毒專家多年來批評說，部分嚴重的第三期神經系統梅毒病患感染初期症狀輕微，也記不得有出現下疳、發燒或長疹子；而有嚴重感染症狀與潰瘍的病患，往往病情輕微。只有清楚記得下疳日期的病患才納入研究中，並排除末期嚴重神經系統梅毒的人，因此這項研究可能有偏差。最後選擇的實驗群體三百九十九人患有梅毒，控制組則有二百零一位健康男性。根據摩爾的建議，一開始就仔細檢查實驗對象的病歷，包括做胸部X光與心電圖，他列出十五項身體檢查的項目。

雖然是計劃做梅毒病患未接受治療的研究，但一開始這目標就很不穩定。有些病患從計劃開始就塗滿水銀，比沒有納入計劃內的病患接受更多的治療。公共衛生署的凡德爾醫生（Dr. Vonderlehr）在一封信中要求供應水銀與砷，很清楚說明這些人到底是如何「未治療」。他說，三百名病患需要水銀治療，每星期十四次，持續十八星期，總共需要七萬五千劑，約三百磅的油酸脂水銀。他還要求六百克的砷，以補充現有的不足。許多實驗對象多年來偶爾在其他地方接受治療，這比完全沒有治療更危險。控制組的人如果感染，就換到實驗的另一邊。此研究進行三十年，仍然存活的「未治療」實驗對象，有百分之九十六接受其他治療。

疾病管制中心定期來收集血液樣本，這工作倒是做得很好。政府公共衛生部門每年都有一群醫師到塔斯克吉，每天收集血液樣本，長達數星期。到塔斯克吉出差，他們稱爲「趕集」，有位醫生甚至說是「捕捉」實驗對象。後來，到塔斯克吉成爲年輕公共衛生官員賺出差外快的門道，這些官員大多缺乏臨床經驗，對於未治療梅毒的發展過程所知有限。

塔斯克吉研究並非根據醫生與病患的關係，而是一種研究人員與實驗對象的模式，成果是血液樣本與實地觀察報告。公共衛生署性病部門的醫療主任約翰・海勒醫生（Dr. John Heller）指出，雖然醫生關心的是如何有效獲取檢查資料，但是有六百個檢測對象：「他們盡量滿足每位病患的個人興趣，基於時間壓力總是無法做到。偶爾會惹惱病患，因爲醫生無法解決他的特殊問題。」⑫語言是另一個問題，醫生不容易理解當地的方言。

溫格醫生（Dr. Oliver Clarence Wenger）是這項研究早期的規劃者之一，冷酷無情，對梅毒患者漠不關心。尤妮絲・瑞華思（Eunice Rivers）是公衛護士，參與這項計劃整整四十年。溫格醫生抱怨瑞華思開車到鄉下訪問這些病患，根本就是浪費汽油。他對一位同事說：「我認爲，除非這些病患死亡，否則我們對他們不會有更進一步的興趣。」⑬

瑞華思沒有受過梅毒方面的訓練，但她有許多機會觀察梅毒病患長年經歷的痛苦狀況。她受僱時表示自己缺乏梅毒方面的知識，有人告訴她，那是沒有必要的。可見塔斯克吉梅毒研究的實驗對象，一生承受梅毒的痛苦，沒有得到醫療照顧或了解。雖然梅毒發展的所有症狀都定期記錄下來，梅毒中期更微妙的症狀與復發狀況卻被忽略了。

塔斯克吉研究可能持續到最後一個人過世，但在一九六六年，舊金山一位公共衛生署的年輕性病訪視員彼得・巴敦（Peter Buxtun），午飯時無意間聽到有人討論一位末期梅毒病患接受治療，其實不應該接受治療，因爲那位病患是一項研究的實驗對象。巴敦從疾病管制中心取得有關塔斯克吉計劃的一大疊資料，發現這項研究有一些道德上的問題，尤其是盤尼西林在一九四〇年代後期出現，爲什麼沒有對這些病患實施治療。二次大戰期間，甚至通知徵兵處不要徵調這些人服役，以免他們接受治療。雖然盤尼西林到目前還是無法根治梅毒病患所受的創傷，但確實能避免進一步惡化。

一九三八年，巴敦九個月大時隨著家人逃離布拉格，他重新審閱紐倫堡軍事審判有關人體實驗的記錄，並且向公共衛生署提出質疑。⑭巴敦提出的問題先是遭忽視，被斷然拒絕，最後於一九七二年向美聯社舉發他的發現。這件事爆發之後，引起大衆憤怒與極端不滿。一九七三年三月，實驗正式停止，美國參議院開始針對人體實驗舉行公聽會。巴敦在參議院健康、教育與福利委員會前作證，主席是泰德・甘迺迪（Ted Kennedy）參議員。

塔斯克吉的故事被揭露之後，成爲衆人討論的話題。公共衛生署的官員發現自己被媒體拿來跟納粹醫生比較，感到非常挫折與氣餒。大衆譴責他們沒有告知實驗對象並取得同意，還指控他們注射病人梅毒血清（就像十九世紀他們的前輩所爲），以及進行種族滅絕計劃。溫格醫生在一九三三年說，這項研究完成之後，他們將惹得滿身爛泥巴或是集榮耀於一身。⑮結果證實是滿身爛泥巴。

一九七四年，梅毒學家魯道夫・康普梅爾（Rudolph Kampmeier）（一九四三年出版《梅毒學精義》（*Essentials of Syphilology*））發表一篇文章，表示他對這問題的觀點。他指出，要求告知並取得同意，在那個時代是不可能做到的。戰時，美國盤尼西林的動物測試尚未完成，又有誰告知服用此藥的三萬五千名病患？⑯他發現媒體印出聳動的標題：「許多醫生對於這種慢性肉芽腫疾病的自然歷史非常無知，也許應該加強。」⑰

後來提出法律訴訟，最後賠償一千萬美元（還活著的梅毒病患每位獲得三萬七千五百美元）。二十多年後，一九九七年五月十六日，柯林頓總統為政府的羞恥行為，向塔斯克吉計劃八位還存活的實驗對象公開道歉，最年輕的已經八十七歲。

「整體而言，這些人大多數沒有因為他們的梅毒而損失。」⑱

沒有損失？

一九九三年，自由作家湯姆・朱諾（Tom Junod）在〈致死的醫學〉（Deadly Medicine）文中，談到塔斯克吉可恥的失敗，他提出這樣的質疑。除非塔斯克吉的實驗對象跟哥倫布以來所有的梅毒患者不同，否則他們還是會頭痛、肌肉與關節疼痛、皮膚潰瘍、虹膜炎、嚴重的腸胃病痛，以及梅毒病程常見的痛苦。不過，認為這些人沒有因為他們（未治療）梅毒而受到痛楚，這種謬誤的觀點是塔斯克吉許多遺毒之一。歐朗斯基（Sid Olansky）是最後曾經參與塔斯克吉的梅毒學家之一，一九九二年，他在《黃金時間現場》（*Prime Time Live*）對著一千萬觀眾（面帶微笑，但是有點緊張）說：「梅毒沒那麼可怕。」⑲

二十世紀初，參與「合作臨床小組」的大學做了許多梅毒研究。摩爾根據這些研究的綜述，以及自己豐富的臨床經驗作成結論，他發現初期感染之後，**十個有八個**梅毒病患經歷過痛苦的復發過程。一般人以爲只有三分之一病患會發展到第三期，可能是嚴重低估。例如，許多研究顯示，超過百分之五十的梅毒患者，解剖發現梅毒已經造成心臟受損，這還只是第三期梅毒的症狀之一。塔斯克吉的統計資料經常被引用，但內容亂七八糟。當時大學醫學中心進行梅毒實驗，環境控制比較小心謹愼，卻較少人使用。舊教科書的資料很豐富，但已絕版多時。

近代則有星星監獄（Sing Sing penitentiary）的志願囚犯，他們以前曾經以盤尼西林治療梅毒，一九五六年再度接種，重做十九世紀的實驗。⑳一九八六年，史蒂芬・凱亞沙醫生（Dr. Stephen Caiazza）愛滋病毒檢測呈陽性反應，他接受梅毒接種實驗，以提供實驗用血清。兩星期之後，皮膚出現潰瘍，接著是嚴重的結腸炎、「可怕的」沮喪感，以及無法集中心力。他後來接受盤尼西林治療。㉑

塔斯克吉的實驗對象，從來沒有被通知罹患梅毒。醫生使用行話「壞血」，但是這些人知道自己得性病。在一次訪談中，瑞華思回想有個人說過：「『你在黑暗中所做的事情，總有一天要攤在陽光下』……我對那些人的表情印象深刻。他們應該知道，只是『梅毒』這個字眼沒說出來而已。」㉒

註釋

①克勞德・揆特（Claude Quétel）《梅毒史》（*History of Syphilis*, Baltimore: Johns Hopkins University Press, 1990），p.52。

②揆特，pp.123-124。

③揆特，p.142。

④傅立葉不是第一個發現有這個關係的人，但他是第一個提出討論，最後接受這觀點的人。

⑤海爾〈痲痺痴呆的起源與散播〉（The Origin and Spread of Dementia Paralytica），《心理科學期刊》（*Journal of Mental Science*）105（1959）: 594-626。

⑥在《亨利八世》第一幕中，莎士比亞讓霍司塔夫（Falstaff）說：「水痘在痛風中，或是痛風在水痘中，用我的大腳趾耍無賴。」

⑦哈里遜認爲，末期大量的密螺旋體可能使血液受到感染。《哈里遜內科原理》（*Harrison's Principles of Internal Medicine*, New York: McGraw-Hill, 1998）Vol.1，Kurt J. Isselbacher 等編。

⑧例如，約翰霍普金斯梅毒診所研究一千二百個初期神經系統梅毒的病例，比較胂凡鈉明、瘧疾藥與一種治療第三期梅毒的藥物 tryparsamide；庫克郡醫院有一項研究發現一千個脊髓癆病例中，有許多接受沒有必要的手術。

⑨傑佛瑞・沙汀（Jeffrey S. Sartin）與哈洛・裴瑞（Harold O. Perry）〈從水銀到瘧疾到盤尼西林：瑪約診所梅毒治療史，一九一六至一九五五〉，《美國皮膚醫學學會期刊》32, no.2, pt.1（February 1995）: 255-261。

⑩今天有些人稱這項研究爲「美國公共衛生梅毒自然史之研究」。

⑪約瑟夫・摩爾（Joseph Earle Moore）《現代梅毒治療》（*The Modern Treatment of Syphilis*, Springfield: Charles C.

Thomas, 1943），p.1933。

⑫瑞華思（Eunice V. Rivers）等人〈長期醫學研究二十年隨訪的經驗〉，收錄於《塔斯克吉的真相》（*Tuskegee's Truths*, Chapel Hill: University of North Carolina Press, 2000），蘇珊・瑞佛比（Susan M. Reverby）編，pp.126-127。

⑬詹姆斯・瓊斯（James H. Jones）《壞血》（*Bad Blood: The Tuskegee Syphilis Experiment*, New York: Free Press, 1993），p.134。

⑭彼得・巴敦（Peter Buxtun），個人信件，25 August 2002。

⑮瓊斯，p.112。

⑯魯道夫・康普梅爾（Rudolph Kampmeier）〈塔斯克吉梅毒研究結案報告〉，《南方醫學期刊》（*Southern Medical Journal*）67 no. 110（November 1974）：1349-1353。

⑰康普梅爾，〈塔斯克吉梅毒研究結案報告〉，p.1349。

⑱湯姆・朱諾（Tom Junod）〈致死的醫學〉（Deadly Medicine），收錄於《塔斯克吉的真相》，p.523。

⑲朱諾，p.515。

⑳初期感染接受治療的人，有損傷及血液檢測陽性反應。那些從未接受治療〔或是只有在後期才治療〕的人，重新感染之後沒有損傷及血液檢測陰性反應。馬格努生（H. J. Magnuson）等，《醫學》（*Medicine*）35（1956）：33-82。

㉑哈理士・考特（Harris L. Coulter），《愛滋病與梅毒》（*AIDS and Syphilis: The Hidden Link*, Berkeley: North Atlantic Books, 1987），pp.93-104。

㉒Helen Dibble 與 Daniel Williams〈瑞華思護士訪問錄〉，收錄於《塔斯克吉的真相》，p.337。

5 從毒物治療到神奇藥物
From Poisonous Cures to Wonder Drug（Almost）

十五世紀末期，梅毒肆虐歐洲之際，醫師以各種想得到的方法減輕病人的痛苦，所使用的療法經常跟疾病本身一樣折磨人，甚至更糟。江湖郎中對絕望又容易受騙的病患吹噓可以藥到病除。發明了各種性交的防護措施，讓那些深怕性交傳染的人以爲安全，失敗之後，還有各種有創意又很詭異的民俗療法。（見表5.1梅毒歷史的關鍵日期）

男人被告誡說，在危險的性行爲之後，務必以泡過酒的布將危險的器官包覆數小時，所以，一夜歡愉之後可能就要忙著採購癒瘡木（guaiac）的木屑、銅片、水銀凝結物、龍膽屬的根、紅珊瑚、象牙灰以及燒過的鹿茸。如果有出現下疳，潰爛的部分以蜘蛛網與紫色的細繩覆蓋。早期其他的療法包括繫緊陰莖的根部，以阻止疾病傳到身體其他部位，不過沒什麼用，因爲感染在幾個小時內就散佈全身；或者將瘡割除。比較好一點的治療方法包括放血、以水蛭放血、瀉藥、特殊食譜、水療與電流刺激。一六六五年，有謠言說梅毒可

表 5.1 梅毒歷史的關鍵日期

1492	哥倫布航向新大陸。
1493	歐洲爆發第一次梅毒。
1495	查理八世與他的軍隊從那不勒斯散佈疾病。
1497	水銀第一次用來治療新疾病。
1530	法拉可斯托洛出版牧羊人希菲樂思（Syphilus）的詩作。
1834	華勒斯開始採用鉀鹽。
1864	里昂的洛勒特發現吹玻璃人的唾液也有傳染性。
1875	威爾許發現梅毒與大動脈瘤有關。
1876	傅立葉假設梅毒病患會導致脊髓癆。
1879	傅立葉假設梅毒病患會導致麻痺性痴呆。
1905	蕭定與霍夫曼發現蒼白密螺旋體並命名。
1907	瓦瑟曼改良檢測方法。
1909	埃利希發現胂凡鈉明。
1913	野口英世與摩爾在梅毒病人腦中發現螺旋體。
1927	華格納－姚瑞格（Julius von Wagner-Jauregg）以瘧疾治療方法贏得諾貝爾獎。
1943	馬洪尼（Mahoney）、阿諾德（Arnold）與哈里斯（Harris）以盤尼西林治療四個梅毒病例。
1998	科學家解開梅毒基因碼。
2001	羅斯柴爾德等確定 1492 年之前希斯盤紐島拉上的骨骸感染梅毒。

以避免即將來襲的瘟疫，導致男人瘋狂湧向巴黎的妓院。

從十七世紀開始，有人相信跟健康的處女或處男發生性關係，就可以將梅毒轉移出體外，結果許多孩童因此受到感染。①這個迷思到今天仍然存在。二〇〇〇年五月二十二日《舊金山紀事報》報導說：「南非孩童遭強暴的事件日益增加，部分是因爲政府沒有設法破除可怕的迷思，以爲男人跟處女發生性關係可以治好愛滋病。」爲了預防因這種事而感染愛滋病，家人爲小孩購買昂貴的保險，以防萬一被傳染，有保險可以支付治療愛滋病的醫藥費用。

煉金術士巴拉凱斯士（Paracelsus, 1493-1541）在研發長生不老藥（Elixir Vitae）時，發明了水銀治療法，可以潔淨體內的所有疾病。這是由黃金與水銀混合而成：黃金既不生鏽也不會失去光澤，是太陽的顏色，生命與能量的來源；而水銀是從血紅色的朱砂礦提煉出來。阿拉伯人幾世紀以來就用水銀治療麻瘋與雅司症，一四九七年第一次在歐洲用來治療梅毒。賣藥的小販（quacksalver）〔主要是叫賣他們的藥膏〕總是吹噓可以藥到病除，妙手回春，到處推銷含有水銀毒素的藥膏，叫quicksilver或quacksilver，聲稱可以治療梅毒，結果成爲有輕蔑含意的「江湖郎中」（quack）。有聲望的醫師也使用水銀爲主要的治療方式，這種化學療法到了二十世紀仍然是「對抗梅毒最有用的武器」②。

水銀（汞）的化學符號是Hg，重量是同體積水的十三・六倍；鐵、石頭與鉛都可以浮

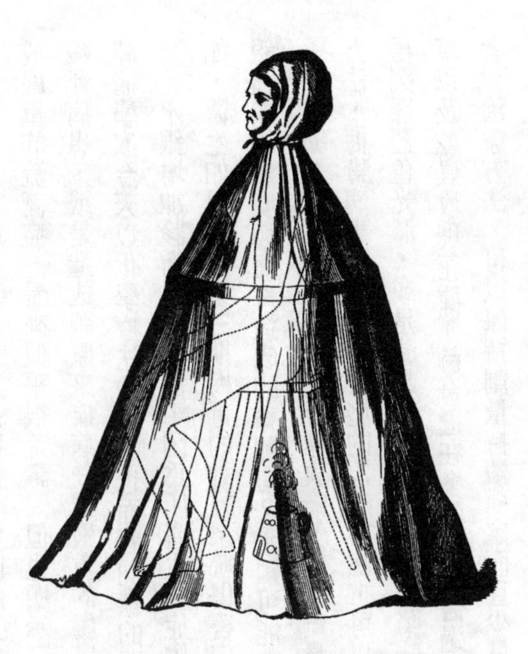

圖 5.1　坐在水銀燒鍋上的婦女

在水銀的表面。醫生以水銀藥膏減輕病人的痛苦並且清洗潰瘍腫瘤，但是他們往往用了太多這有毒的重金屬，造成身體上的副作用，包括新的潰瘍、皮膚發疹、癱瘓、顫抖、神經性厭食症、胃痛、腹瀉、噁心，以及牙齒蛀蝕與鬆動。梅毒病患治療時每天都要關在蒸氣籠裡，長達一個月，這時會出現汞劑過量反應，即使口水流了滿地還是覺得非常口渴。梅毒病患吸收大量水銀時，用一塊熱鐵壓制頭骨以阻止唾液流出，這是梅毒病患必須忍受的酷刑之一。煉金術士從加熱的朱砂中蒸餾出水銀，在這液態金屬中再加上指甲花（henna）與藥草，放在乾容器上以煤加熱。病人坐在

小燒鍋上，罩上斗篷吸入煙霧。（見圖5.1）

今天，爲了避免微量水銀進入身體組織，將水銀化合物的牙齒塡補物挖除，牙醫師還爲此爭論這樣是否正確。可想而知，當時的人爲了治療這可怕的疾病，吸收過量的水銀造成嚴重的流涎症，看來似乎很荒謬，但也顯示了有多麼絕望。如何殺死螺旋原蟲，而不會殺死病患，或是造成跟原來疾病一樣嚴重的傷害，成爲早期醫生治療梅毒所面臨的挑戰。腫瘤學家今天以化學療法治療，也面對同樣的問題。

水銀增加診斷上的混淆，因爲所產生的症候也是模仿其他疾病，甚至是梅毒本身。例如，醫生如何分辨第三期梅毒的神經系統傷害與水銀中毒所造成的神經系統傷害？或是水銀造成的癱瘓與梅毒造成的脊髓癆？水銀可能造成耳聾，但是梅毒也有此後遺症。

十八世紀中期，「藍色小藥丸」又叫小劑量灰色粉末藥丸，取代藥膏成爲使用水銀的方法，梅毒病患才有容易實施的治療方法，可以使他們隱藏羞於見人的秘密。他們身上不再閃爍藍色光澤，或是聞起來有炸馬鈴薯的氣味。水銀藥丸包含玫瑰香水、蜂蜜、歐亞甘草以及乾燥玫瑰花瓣。赫奇遜在多年的行醫過程中，以灰色粉末藥丸發現「溫暖的擁護者」治療方法，可以保持劑量持續穩定而且少量。他建議，根據情況，每六、四、三甚至二小時服用一粒。他也發現，每天四次，每次一粒藥丸，就足以消除下疳或是第二期的發疹子。他禁止在治療期間食用新鮮的水果蔬菜，以及新鮮的空氣。他特別建議不要治療到成爲流涎症，除非極爲嚴重。

赫奇遜相信長期定量以水銀治療，比較不會發展成第三期梅毒。不定期與過量的水銀療法會傷害健康，但是赫奇遜認為，只要遵照醫生的方法長期以水銀治療，整體而言無損健康。如果有梅毒末期的前兆，赫奇遜甚至贊成終生以水銀治療。赫奇遜堅持，初期階段水銀會摧毀寄生物，到後期對於消炎止腫很有功效。司脫克也證實，他在診所治療過一萬名病患，用過數十萬劑，既有療效又安全。

有人認為水銀必須劑量夠才有療效，順勢醫療論（homeopathy）的創辦人山姆・海涅曼（Samuel Hahnemann）則持相反的意見，他認為極微之量即可治療梅毒。他的學生海特曼（Hartmann）寫道：「梅毒這個階段，還有下疳或淋巴腺腫的症狀，一劑最好的**水銀藥物**就足以永久治療內部疾病。」至於劑量，「我習慣使用濃度十億分之一的藥劑一兩滴或三滴，也就是每次稀釋成一百倍的溶液，連續稀釋到第六次才用來治療梅毒。不過，稀釋次數越多，到了第三十次，藥效更徹底更快速也更溫和。如果需要一次以上的藥劑，可能就不那樣稀釋，但這種情況很少。」③海涅曼說，如果下疳以順勢療法治好，他從來沒看到梅毒破壞生理系統，除非先前使用過量的水銀。

這種療法對於初期梅毒很有效，因為重金屬像是水銀、鉍以及有毒的砷，足以殺死組織內部的螺旋原蟲。另一種梅毒療法碘化鉀藥效更強，比較常用來治療末期梅毒的腫瘤以及侵害心臟的後期梅毒，不過病患抱怨說會有沮喪感。一八二一年，魯貝克（Lubeck）的馬丁（Martin）第一次以碘化物治療梅毒，使用燒過的海綿治療喉嚨的性病膿瘡。一八三四年，都柏林的華勒斯（Wallace）使用鉀鹽。

另一個常用的療法是癒瘡木，以高價從美洲進口，被認爲可以滲透到水銀無法到達的身體部位。病患喝下調和該木屑的溫水，希望能治好疾病，因爲這種木頭來自希斯盤紐拉，是梅毒的發源地，因此是上帝的藥方。十八世紀中期，第一次使用白色粉末狀的砷，主要是治療皮膚上的膿瘡。英王喬治二世獲得專利的「希臘水」，就是砷製成的藥水。廉價的替代品叫「火熱地獄水」，往往會致命。

一九○七年，德國細菌學家瓦瑟曼（August von Wassermann）第一次以血液做梅毒檢測。雖然在早期梅毒檢測上證實效果顯著，對於末期梅毒總體而言效果不佳。陰性反應中有很高的比例是錯誤的，醫師發現造成很多誤診，不過這個有瑕疵的實驗室發現還是跨了一步。瓦瑟曼檢測成爲疑似梅毒病例的檢查項目之後，有些妻子不知道被丈夫傳染梅毒，被騙說是檢查貧血。有家公司生產加入少量水銀的巧克力，性好風流的丈夫買這種巧克力當禮物，讓妻子不斷接受治療，沒洩漏自己的秘密，也保持家庭的和諧。

一九○九年，法蘭克福的科學家保羅·埃利希，在第六百零六次修改有機砷化合物的分子時，發現了胂凡納明（Salvarsan），又叫作阿斯凡納明（arsphenamine）〔後來又有新阿斯凡納明（neo-arsphenamine）〕，他添加水銀與碘化物，做爲早期梅毒的治療藥物。埃利希在尋找一種「神奇子彈」，可以毒殺四年前蕭定所發現的寄生物，而不會損害寄主的組織。由於這項發現，埃利希經常被稱爲化學治療的創始者。以胂凡鈉明治療必須一星期注射一次，而且療程很長，對於病患與醫生都很難做到，尤其是胂凡鈉明的副作用很難受。胂凡鈉明剛開始用似乎有效，一再復發卻又證明效果不好。

二十世紀的各種療法，根據司脫克所言，目標只是「很單純地」要減輕外表的創傷，但相較之下「其複雜程度是傅立葉或赫奇遜想像不到的」。他希望未來「發明的幸運之輪能夠帶給我們確實可以預防與治療的藥物。」④司脫克的夢想顯然已經實現，因爲英國細菌學家亞歷山大・佛萊明（Alexander Fleming）於一九二八年發明神奇藥物盤尼西林，一九四三年約翰・馬洪尼（John Mahoney）與美國公共衛生署的同事用來治療梅毒。二次大戰期間，軍隊帶著盤尼西林，發現這是很有價値的東西，甚至可以從尿液中回收再用。⑤

今天，各期的梅毒都可以用盤尼西林來治療，但仍然無法痊癒，而且有副作用「雅里希—赫克斯海默反應」（Jarisch-Herxheimer reaction），特點是發燒、寒顫與頭痛。如果是第二期梅毒，這時身體內的密螺旋體密度達到最高，百分之九十的病患都會有這種反應。⑥雖然盤尼西林能夠有效殺死螺旋原蟲，但無法全部殺死。接受盤尼西林治療的病患，以黑色背景的顯微鏡來觀察，用燈光照射，可以在「密螺旋體庇護所」像是腦、眼睛的水樣液、淋巴結以及太陽穴的動脈，發現螺旋原蟲。將兔子注射梅毒病菌，然後以「適量的」盤尼西林治療，再將這隻兔子的細胞組織注射到其他兔子，結果會造成感染。

梅毒在今天仍然是公共衛生關心的疾病。二〇〇二年六月，舊金山公共衛生部門發現梅毒有增加的趨勢，在市府的同性戀驕傲週（Gay Pride Week）活動中，設計一張海報，圖案是一個圓形紅色的下疳陰謀攻擊健康的陰莖。以前梅毒這個字眼只能偷偷摸摸說，至少在那個週末能見度大大提高。

註釋

①哈夫洛克・艾理士（Havelock Ellis）《性心理研究》（*Studies in the Psychology of Sex*, Philadelphia: F. A. Davis, 1910）Vol. 6, 337, n. 1。艾理士說醫院裡許多孩童感染梅毒，都是因爲這種錯誤觀念——「不是疾病的受害者，而是迷信的受害者。」

②波頓・彼得・湯姆（Burton Peter Thom）《梅毒》（*Syphilis*, Philadelphia: Lea & Febiger, 1922），p.202。

③班奈吉（N. K. Banerjee）《淋病與梅毒的順勢療法》（*Homeopathy in the Treatment of Gonorrhoea & Syphilis*, Delhi: B. Jain, 1995），p.158。

④約翰・司脫克（John H. Stokes）《現代臨床梅毒學》第三版（*Modern Clinical Syphilology*, Philadelphia: Saunders, 1944），p.168。

⑤在德國，希特勒第一次聽到盤尼西林，是從他的醫生卡爾・布蘭特（Karl Brandt）。他的私人醫生希奧・摩瑞（Theo Morell）嘗試開發盤尼西林，德國報紙宣稱他已經完成，但是他的盤尼西林無效。

⑥科特・伊塞巴赫（Kurt J. Isselbacher）等編，《哈里遜內科原理》第十三版（*Harrison's Principles of Internal Medicine*, New York: McGraw-Hill, 1994）Vol, I, p.736。

6 醫生的觀點 The Physician's Viewpoint

知道梅毒的所有症狀與關係，臨床上的其他事情都會加到你身上來。

——威廉．歐斯勒爵士（Sir William Osler），一九八七

十九世紀中期，菲力普．利可將梅毒定爲三個階段：初期（下疳）、第二期（皮膚與黏膜出現創傷）以及第三期（侵入身體內部組織結構——內臟、骨頭、關節）。數十年之後，赫奇遜與傅立葉證明梅毒會演變成神經系統梅毒——痲痺性痴呆與脊髓癆，等於是他們加上第四階段。但是專業術語已經固定了，所以「第三期梅毒」（tertiary syphilis）成爲用來指稱初期感染之後的所有症狀。十九世紀使用順勢療法的醫生強調，第三期梅毒之前的數十年應該另外分類，因此定爲四期。分成三期失之過簡，司脫克則分成八期，但部分有所重疊，因此放棄己見，他的結論是，梅毒「在任何時候都可能出現任何狀況」。①

想要定出一套完美的分類，將梅毒數十年的發展過程，從下疳到發瘋的所有臨床症狀都納入解釋，結果只會搞出一大堆術語，像是「潛伏期初期」、「潛伏期後期」、「第二期初期或後期」以及「第三期良性初期」，其實根本沒有用。《哈里遜內科原理》（*Harrison's Principles of Internal Medicine*）就簡單地視初期感染爲臨床症狀（下疳、發燒、出疹子），消失之後稱爲「潛伏期」（latency）（從拉丁文 *latere* 而來，意思爲隱藏、潛伏、隱而不現、隱瞞），之後的所有症狀，很簡單，都叫作「末期梅毒」。

那麼，「末期梅毒」是從什麼時候開始？根據《哈里遜內科原理》，在第二期感染消退之後，立即緩慢進入發炎症狀。例如，《哈里遜內科原理》將虹膜炎列爲「眼睛後期的創傷」，然而，司脫克認爲虹膜炎通常出現在感染後六個月到兩年之間。雖然這種簡化的分類很有用，但是「潛伏」一詞現在通常是指另一個意思——不活躍的（inactive）。當初利可描述第三期梅毒會損害到身體內部，並且爲梅毒取個綽號「偉大的模仿者」，結果梅毒痛苦的症狀因爲「潛伏」一詞而被低估了。

螺旋原蟲從感染點進入身體，梅毒病患的感染就此開始，螺旋原蟲很快開始分裂複製。《哈里遜內科原理》上面說，在出現臨床創傷之前，螺旋原蟲的密度高達每公克人體組織有一千萬隻。身體的免疫系統進行戰爭，大量的螺旋原蟲死亡，但有些還群集存活在組織內，並且定期將有機體從這些蓄積地點排入血液與淋巴液中，在許多新的地方造成新的創傷。梅毒是一種慢性發炎，而且不斷復發的疾病。

在盤尼西林發明之前，經常可以看到未接受治療的梅毒末期病患，這在今天的候診室幾乎看不到。以下就是以前的醫生所做的梅毒病程觀察記錄摘要。

感染：下疳（初期梅毒）

螺旋原蟲從某個人潮濕皮膚的傷口或是黏膜蠕動出來，進入另一個人的傷口或黏膜。潛伏期平均是三個星期，然後在感染點出現潰瘍或下疳。傷口可能太小所以沒注意到，或者大到在軟骨的基部與硬皮邊緣形成難看的潰瘡，滲出的膿汁充滿有傳染性的螺旋原蟲。這時候通常不會痛，除非同時感染如淋病的其他疾病。身體開始在下疳部位防衛，高度感染的傷口在二到六星期內消失。螺旋原蟲經由血液與淋巴散佈全身，發現血液不是友善的媒介，於是轉到組織內，建立起感染的殖民地。螺旋原蟲在初期階段就到達腦部。

發燒與出疹子（第二期梅毒）

全身性的感染，發燒、出疹子（見圖6.1），以及下疳出現後五到十二個星期極度抑鬱不舒服。發燒可能輕微，也可能嚴重，持續性或是忽輕忽重。出疹子可能不太明顯，自己都

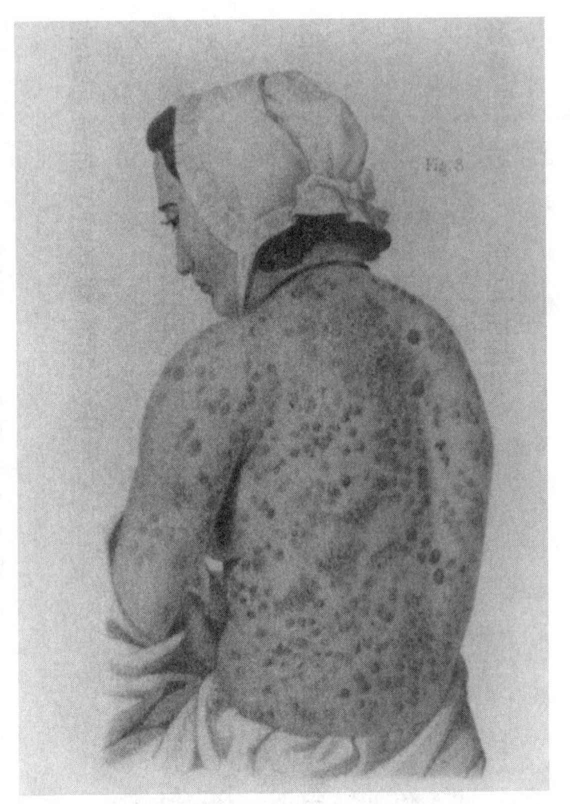

圖 6.1　第二期梅毒的臨床症狀，辜勒里爾（M. A. Cullerier）《性病圖解集》（Atlas of Venereal Diseases），1868〔紐約醫學院圖書館〕

沒注意；也可能佈滿全身，包括手掌與腳底。疹子爲銅色，不痛不癢，看起來像痲疹。在口腔喉嚨或是嘴唇上出現斑點，會分泌出黏液，充滿傳染性的螺旋原蟲。頭髮成束脫落的話，可能造成斑點狀禿頭（禿頭症）。

這時候，梅毒病患可能覺得骨頭與關節疼痛、沒有食慾、失眠、喉嚨痛、腸胃痛、頭痛，每天晚上同個時段發作，早上就消失。一隻眼睛出現虹膜炎，然後是另一隻眼睛，這是視力惡化的徵兆。赫奇遜指出，皮膚、眼睛、骨頭、關節和神經系統，同時受到影響，「實際上，身體的所有組織都會受到摧殘。」②第二期感染可能幾個星期，或者持續長達六個月。初期梅毒模仿其他發燒疾病，如瘧疾、斑疹傷寒或是傷寒。

第二期初期：隱藏的梅毒——侵入身體內部組織

全身感染之後幾年，在平靜無事的表面下正進行兩個過程。第一，宿主對於入侵的有機體變得敏銳或敏感。《哈里遜內科原理》提到「對於梅毒螺旋體出現一種非常誇大的延發過敏症反應。」③身體不再充滿螺旋原蟲，而是少量的螺旋原蟲產生破壞性的梅毒瘤，小至需要用顯微鏡觀察，大至長達數公分。除了頭髮、牙齒與指甲，梅毒瘤在全身各處都可能出現。第二，有機生物聚集之處發生慢性發炎，尤其是在神經系統與血管。

這時候經常完全診斷不出梅毒。本來身體健康的人，突然這裡疼痛，消退之後，另一個地方又疼痛，由於經常發作，只好臥病在床或是住院休養。這時會出現嚴重頭痛、嘔吐、腸胃痛，關節與肌肉也經常疼痛，還有虹膜炎、耳聾、癱瘓以及許多其他症狀。在此發炎階段，梅毒模仿好幾種症候。病患經常覺得中毒，四處尋訪名醫，診斷書堆積如山，還有神經衰弱症與憂鬱症。從解剖來看，沒有人會懷疑這些症狀的隱藏因素是梅毒。司脫克說，梅毒在這初期階段隱而不顯，但是症狀分散得很廣泛。

第二期中期：疾病發展的警告訊號

皮膚損害

出疹子或是潰瘍造成的皮膚損害，通常是後期梅毒的第一個症狀。後期復發的梅毒疹子，包含不均勻、局部與成群的斑點，有時候會發癢，與第二期初期的疹子相反。

麻痺性痴呆的警訊

麻痺性痴呆（paresis）〔以前叫 general paralysis of the insane 或 dementia paralytica〕在感染後幾年至幾十年內都可能發作。發作之前的徵兆或警訊，往往長達十年，家人、朋友可以明顯感受到。親友常覺得震驚與迷惑，因爲有時候行爲正常，但有時候行爲怪異不受約束，甚至出現犯罪行爲，並且違反以前嚴格遵守的道德價値觀。威廉・歐斯勒（William Osler）描述道：「性格改變……親友皆感訝異」，並且警告要注意「違反行爲準則道德墮落的重要跡象。」④

麻痺性痴呆發作之前的最後階段，人變得非常愉快，極強烈的興奮，創意不斷湧現，而且自大浮誇，時而又嚴重沮喪，往往想要自殺。狂妄的妄想症、偏執狂、狂喜、易怒、狂怒，以及荒謬反社會的行爲，都是要發瘋的歷程。病患可能突然開始賭博，狂飲作樂、揮霍無度，或是想像自己很有錢。冷靜的人變成情緒激動，愛乾淨的人變成邋遢，羞怯的人變成好鬥，往往被誤診爲受迫害偏執狂或是精神分裂症。

這時候，梅毒患者可能腦部感覺有電流、突然頭暈、耳中有嗡嗡或咻咻聲、暈眩、聽到天使唱歌的幻覺。此警告階段通常有一種爆發性的現象，覺得充滿精力，病患有能力去完成需要最精確控制的表達，所以不會懷疑有梅毒，因爲神智非常清楚，完全沒有痴呆。

身體出現的跡象與症狀，包括偶爾與持續性的麻痺（尤其是四肢）、頭痛、失眠、體重減輕、極度疲憊、顫抖，以及語言障礙。身體各部位可能覺得短暫的神經痛，或是風濕病的症狀。這時候病患運動會造成筋疲力盡感，變成不想動，往往連一小段路都不想走。身體變得僵硬，顯得迅速老化。腦部可能會感到抽痛，或者像癲癇發作與顫抖。筆跡很早就出現顫抖，特徵也改變：塗擦、重疊、漏字或是漏字母、在每行最後堆疊許多字、字母忽大忽小。

病患通常被誤診爲躁狂症或躁鬱症。司脫克寫道：「腦部神經系統梅毒造成躁狂沮喪，可能性有很多種……沮喪的狀態較難以區別，似乎沒有一種狀況足以讓我們區分麻痺性痴呆的沮喪與躁狂症的精神疾病……由於兩者可能發生完全相同的妄想症，因此在躁狂的階段也很難區別這兩種疾病。」⑤

脊髓癆的警訊

脊髓癆是最痛苦的梅毒症狀。在手腳或是眼睛突然劇烈的「電擊刺痛」，就是開始的警訊。腸胃出現極度痛苦，通常會持續多年，突然的劇痛會讓病患倒地抽筋啜泣，嘔吐不止導致虛弱與筋疲力竭。

心血管梅毒的警訊

心臟性梅毒是末期梅毒最危險的症狀之一。感染之初的幾個月，螺旋原蟲就表現出對於大動脈有特殊的喜好，開始造成緩慢發炎，數十年後血管封閉，血管壁因爲組織受損而變得薄弱。在盤尼西林發明之前，幾乎所有梅毒病患的心臟疾病，都是大動脈遭受梅毒感染。通常只有解剖才會發現，因爲大動脈會出現第二個聲音，造成音調明顯改變，但是以聽診器診斷往往沒注意到，即使發現音調改變，也以爲只是高血壓。「說起來很矛盾，第一個警訊可能就是猝死。」⑥心血管梅毒在感染五年後有徵兆，胸口出現疼痛，害怕會心臟衰竭，不過可能三十年在臨床上都沒有明顯的心臟症狀。

後期：第三期

麻痺性痴呆

麻痺性痴呆通常會出現引人注目的行爲，像是妄想症，言行浮誇；對於宗教、神話或是皇室人物產生認同；有時候有狂怒與暴力行爲。接下來數月數年，有時痴呆有時神智清楚，神智清楚時好像痊癒。逐漸發生麻痺，病患往往最後幾年住在精神病院。麻痺性痴呆造成人格扭曲、行爲異常、過度反應、眼神異常、感覺中樞改變、智能損傷，以及口齒不清。

脊髓癆

脊髓癆是因脊髓索狀組織的神經細胞受損，失去位置感，慢慢地，身體動作無法協調。脊髓癆患者經常有不正常的感覺能力，步伐僵硬蹣跚、走路東倒西歪，有時候拖著腳走，症狀包括解尿困難、性無能、視線模糊、手腳麻痺、對溫度變化感覺錯誤。瞳孔縮小不正常，對光線沒有反應，但對眼睛調節有反應，稱爲「阿吉爾—羅伯遜瞳孔」（Argyll-Robertson pupils），脊髓癆與麻痺性痴呆經常會出現此症狀。

脊髓癆與麻痺性痴呆一起出現時，叫作「脊髓癆麻痺性痴呆」（tabo-paresis）。在這種狀況下，尤其是女性，痲痺性痴呆比起脊髓癆輕微。

腦膜的或腦膜血管的梅毒

腦膜的梅毒會出現頭疼、噁心、嘔吐、腦神經痲痺、緊綳，以及個性改變。腦膜血管的梅毒一開始會頭痛、暈眩、失眠、心理異常，中風則很普遍。

以上僅略述梅毒的病徵與症候，說明各個階段臨床梅毒學家所面臨的挑戰。

註釋

①約翰・司脫克（John H. Stokes）《現代臨床梅毒學》第三版（*Modern Clinical Syphilology*, Philadelphia: Saunders, 1944），p.26。司脫克的八個階段其臨床症狀是：⑴病菌種入；⑵初期下疳；⑶第二期初期：皮膚損害〔第一與第二年〕；⑷第二期後期：發疹消失，但是有些症狀持續〔第二到第六年〕；⑸復發初期：在黏膜表面再度出現感染損害〔第二到第六年〕；⑹潛伏與復發後期：損傷較少，因爲產生過敏與血管變化，所以破壞性較嚴重〔第四到第八年〕；⑺末期或第三期：像腫瘤的硬塊；⑻退化後期階段：心臟血管與神經系統損害。

②約拿生・赫奇遜（Jonathan Hutchinson）《梅毒》（*Syphilis*, New York: Cassell, 1909），p.99。

③科特・伊塞巴赫（Kurt J. Isselbacher）等編，《哈里遜內科原理》（*Harrison's Principles of Internal Medicine*, New York: McGraw-Hill, 1998）Vol, I, p.731。

④威廉・歐斯勒（William Osler）《醫學原理與食務》第四版（*The Principles and Practice of Medicine*, New York: Appleton, 1902），pp.961-962。

⑤司脫克《現代臨床梅毒學》第三版，p.1017。
⑥司脫克《現代臨床梅毒學》第三版，p.905。

7 熱心偵查：追溯診斷的精細藝術
The Fragile Art of Retrospective Diagnosis

對於喜歡追根究柢的人而言，沒有其他疾病像梅毒那樣，令人又愛又恨。因為梅毒擅長模仿許多其他狀況，甚至解剖檢查都看不出來。

——伊凡．湯姆斯（Evan W. Thomas）

「梅毒」這個字眼在十九世紀是忌諱的。很少人會寫出來，無論是信函或印刷品，甚至很少說起，只有可憐的病患才會向最親密的朋友提起，而且都有一種默契，絕對不會再提起。要找可以信賴的醫生，才能保守秘密。醫生如果知道有散佈疾病的風險，經常要面對道德的心理衝突。亞普頓．辛克萊（Upton Sinclair）小說《損害》（*Damaged Goods*）中的小鎮醫生，就面臨這樣的困境。一位初期感染的年輕人找這位醫生診治，還打算結婚。醫生應該警告準新娘嗎？他沒有，結果新娘生下一位受感染的嬰兒。醫生再度面對嚴重衝突，因為這男人打算為這危險的嬰兒雇用奶媽。

很少有人在傳記中承認梅毒，有各種婉轉的說法，就像醫學上以其他症狀來代替，如麻痺性痴呆，有時候就以「癱瘓」取代末期梅毒。傳記作家忽視梅毒對人的影響，通常沒有理由懷疑寫作對象得過梅毒，或是文獻檔案無蛛絲馬跡。有時顧及還活著的家屬，因此故意隱瞞或是略而不提。有時發現與梅毒不相干。有些人以引用文章方式附帶說明，或是在註腳中提到，最多另闢短文，好像梅毒不過是感冒一樣，而非影響終生的重大事件。許多人認為，提到梅毒似乎太粗魯無禮，作者不願意指稱一位偉大人物感染梅毒這種可恥的疾病，以免作品和梅毒連上關係，甚至只因為稍微提及梅毒，全部作品遭到詆毀玷污。

醫學傳記作家經常成為「偉大的模仿者」的犧牲品，只看到梅毒模仿的疾病。死後的診斷往往發現梅毒的明顯線索，但因喜歡推翻前人結論，結果大家看著一大堆診斷書，搔破腦袋也沒有結果，其實唯有梅毒是最適當的解釋。專家認定某種疾病，就只專注於相關的病徵與症候以找尋證據，卻沒有退一步看看屍體或其一生，以獲取更完整的資料。如果有哪種疾病需要完整了解，才能做出推測與偵查，那就是梅毒。

赫奇遜於一八八七年出版《梅毒》（*Syphilis*）一書（在蕭定以顯微鏡發現螺旋原蟲之後，又修訂改版數次，直到一九〇九年），成為醫界確認與治療這種隱藏疾病的指導手冊。赫奇遜說明各種痛苦又難以理解的狀況，其實與梅毒有關。他一生觀察數千名病患，利用所收集的案例研究。他覺得很幸運，能看到自己以「藍色水銀小藥丸」治療的年輕人也爲人祖父。

對赫奇遜而言，梅毒在診斷上有其困難：看起來像是其他疾病，行爲也吻合其他疾病。「只要是叫得出名字的疾病，幾乎沒有不被梅毒模仿的，梅毒無法竄改的疾病少之又少。」①更令人困惑的是，無法以特殊的症狀來證實梅毒：「梅毒沒有獨屬的創傷或形式。」②他審視病患的病歷，並且仔細觀察臨床症狀，以確定診斷結果。

司脫克同意赫奇遜的兩個診斷挑戰：梅毒有特殊的技能「可以模仿任何醫學領域的每種疾病」③，梅毒從來不會只有一個診斷線索。他呼籲梅毒偵探發揮福爾摩斯探案的精神，隨時「注意身邊的線索，就像獵人悄悄追蹤危險的大型獵物。」④他認爲要確認梅毒，主要的障礙在於醫學專業人員對於這疾病的懷疑度太低，「因爲梅毒詭計多端，善於僞裝、欺騙、狠毒。」⑤這種疾病隱而不現，症狀又很分散，醫學偵探必須高度懷疑，像「雪貂一樣地追蹤線索」⑥，並且提高警覺，在看似毫無瑕疵的表面下搜索病理學的過程。

醫師如果懷疑有梅毒，通常必須依靠臨床訪視所獲得的資料做診斷。如果初期的潰瘍很小，而且發燒輕微，病患可能沒有注意，或者需要鼓勵才想得起來。梅毒專家最好一再審閱病患的病歷，要知道病患想保守秘密的話，多年來已經知道如何說謊隱瞞。詢問病患的家屬，看看有沒有異常甚至犯罪的跡象，因爲這是第三期梅毒可能出現的行爲。以聽診器聽大動脈清晰變化的音調，這是梅毒病患心臟病的警訊。如果疑似感染梅毒，看看有沒有關節痛、肌肉痛、頭痛、胃痛等繞著全身移轉，有沒有興奮與沮喪、緊張、神經失調、顯著的慮病症，有沒有出現病情危險、發作或是長期住院。不過最重要的是，累積各種線索與徵兆，建立梅毒的終生發展模式，才能確定是梅毒。

如果梅毒學家診斷活著的病人如此困難，怎麼可能對死亡已經一世紀以上的人建立追溯性的診斷？有些案例已經很明確，但有些案例尙有可疑之處，要如何處理呢？傳記作者比醫生有某些優勢，因爲醫生必須做困難的抉擇，是否根據幾次門診就以有毒的水銀治療。傳記作者以一生的觀點來判斷，包括死亡的狀況與解剖，還有大量的文獻資料，如日記、信函、朋友的日誌與信件、醫療記錄，再加上先前傳記作家與診斷者所累積的作品與洞察。十九世紀的人有記錄每件事情（除了梅毒）的習慣，而且經常信件往返，也產生大量的檔案。查詢資料來源，必須翻閱成千上萬的書籍與文章，再評估當時對這疾病了解多少，並且設想寫作當時可能有什麼因素造成偏見。

梅毒學家留下許多問卷，用來詢問疑似感染梅毒的病患。傳記作家修改問卷，這些是可用來挖掘文獻檔案的資料。首先要問的是，年輕時有沒有感染的模式，有沒有高風險的性行爲，尤其是嫖妓；有沒有承認得過梅毒，也許曾經小心翼翼地寫信給朋友或親密的家人；或是醫生的診斷，即使是死後才揭露。在可能感染期間，有沒有發高燒（斑疹傷寒、傷寒、瘧疾），伴隨著極度抑鬱？有沒有接受水銀或砷（後來改以碘化鉀）的治療？本來很健康，突然終生被神秘痛苦的疾病所苦？出人意料地宣誓禁慾？閉門謝客？突然厭世，價值觀改變，接受（或拋棄）宗教？

其次要問的是，接下來幾十年，此人是否為許多疾病纏身，不同部位輪流發作，疑似梅毒引起？有怪異不尋常的行為？在後期階段，個性改變，可能是神經系統梅毒的警訊，像是浮誇、亢奮、盛怒、暴力或犯罪行為、極度沮喪？有沒有激烈且神秘的疼痛、腸胃劇烈疼痛，或者步履不穩脊髓癆的警訊？

此人被診斷出有麻痺性痴呆而住進精神病院？有心臟病跡象，可能是梅毒所引起的？解剖報告的資料是否有用呢？最後，偉大的模仿者模仿一種接一種的疾病，是否引起診斷上很大的迷惑？司脫克進行診斷訪視，在病歷下方留三吋的空白，寫下他的評語。這位生物學的偵探保留大量文件，歸檔資料庫裡有許多寶貴素材。

研究疑似梅毒患者的傳記，通常可以發現以下的模式：

1. **保守秘密**。雖然私底下跟朋友與醫生說，但是終其一生不會公開承認得了梅毒。

2. **診斷出有梅毒**。第一本有關此人的醫學傳記，通常是由病患的醫生所寫，這位醫生有長期觀察未治療梅毒病人的經驗，根據此人心理與生理的狀況，以及朋友與醫生的說辭，認為此人染有梅毒。

3.**忽略**。後續的傳記作者不再討論梅毒，認為這問題太粗魯或不相干，於是遭擱置數十年。

4.**錯失**。檔案重新開放，掀起筆戰。沒有接受過如何辨認梅毒的專業醫師，經常對梅毒懷有錯誤的觀念，沒有以終生的觀點來分析各個線索，而相信醫學界一致認為此人沒有得過梅毒。

熱心收集線索，但也要注意反證，不要急著做出錯誤的判斷。梅毒的跡象必須逐一審視，並且注意生活中的反證。回溯診斷是很危險的遊戲，證人可能都不可靠，因爲不是每個嫖妓的人會染上梅毒，生殖器的潰瘍可能是淋病或軟性下疳，也不是每次發燒就是第二期梅毒。痛風、頭痛、關節炎、風濕病、虹膜炎的症狀，也不全然跟梅毒有關。水銀、砷與碘化鉀可能用來治療其他症狀。有毒的物質，尤其是水銀、鉛和飲用的苦艾酒（現在是非法的），可能引起神經與其他問題，看起來很像是梅毒的症狀。頭痛欲裂可能是癲癇症患者，狂躁、沮喪以及有時候瘋狂的行爲，可能是躁狂症、精神分裂或是偏執狂妄想症，或是其他心理學家診斷手册上所列出的各種精神錯亂。當然，沒有理由梅毒患者只得此一疾病。梅毒學家一再指出，必須觀察一輩子，單一線索不足爲取。

回溯診斷梅毒是根據檔案資料，無法以最可靠的科學證據來證實，在實驗室測試之前，任何診斷都有可能，即使目前先進的實驗室測試還是經常出錯。梅毒學家的診斷接近確定，但絕對無法完全肯定，經常還需要病患經過（有毒的）治療，病情好轉或傳染給愛人，或是死後解剖發現有梅毒性心臟病，才能確定診斷結果。

神經學家麥當勞・克利奇利（MacDonald Critchley）研究梅毒病患，他選擇「有名氣的神經系統梅毒病患」（illustrious neuro-luetics）（lues 是梅毒 syphilis 的別名），他的回溯診斷和臨床評估一樣確定。實際上，他所選擇的莫泊桑、龔固爾（Jules de Goncourt）、都德（Alphonse Daudet）、海涅（Heinrich Heine）或是諧星丹雷諾（Dan Leno），很少人會提出質疑。但是，哪些比較難確定的人呢？

未發掘的秘密、無意間被放棄的案例，以及引起激烈爭論的名人，最具有研究的樂趣。在傳記中，我們可以追隨早期梅毒學家的腳步，尋找最初可疑線索，拼湊出合理的假設，無論是贊成或反對。回溯診斷傳記要有探究的熱忱，小心謹愼，以及保持良好的懷疑精神。就像是精明的私家偵探追蹤出可疑的甚至聲名狼籍的證人，梅毒偵探必須了解，最好的資料有時候來自想不到的地方——如果某種疾病在臨床實務上不再爲人熟悉，同業經常閱讀的期刊卻充滿錯誤的假設。

梅毒的診斷端賴疾病模式的觀察，依其有力的證據（也許再加上一點靈感？），得出令人信服的結論。這就需要福爾摩斯協助醫學人士尋找難以理解的螺旋原蟲。

缺乏證據並不能證明沒有罹患

如果診斷無法證實得過梅毒，也無法因此證明沒有罹患。認為沒有罹患梅毒的意見，即使不是那麼令人信服也有其意義，應該給予同樣的重視。不能因為單一證據，像是瓦瑟曼檢測呈陰性反應、沒有痴呆、瞳孔正常，就認為沒有罹患梅毒。不能因為當事人從來沒有承認，就以為沒有；也不能因為此人地位高尚，認為不可能得此隱疾；或是因為先前的研究者沒有想到，或是作者不希望這是眞的就予以否定。許多醫學傳記作者因為這些錯誤的理由，而否認傳記人物罹患梅毒。想要證明沒有罹患梅毒的人，和想要證明罹患梅毒的人，立場都不夠穩固。他們頂多增加各種線索以及提供更多的證據，對於正反的可能性有加有減。

雖然在教科書裡，關於梅毒的醫學觀點已經記述很多，罹患梅毒經驗的記載卻很少，像是感染時內心的恐懼（對於新發生下疳的立即觀察，尤其有詳盡的記錄）、在禁慾與冒險傳染給愛人之間的選擇、決定要不要結婚、擔心隨時出現破裂的傷口洩漏得病的秘密。也許最糟的是，獨自守著這個秘密、肉體的痛苦、覺得被下毒、被宣告發瘋，以及無法持續一段時間工作。

這幾十年來，傳記文學關於如何處理性秘密與醜聞資料的慣例已經改變了。馬茲諾．

蒙提納利（Mazzino Montinari）提到有關一八八〇年尼采性行爲的謠言，他提出道歉說：「本人再度涉及此杜撰問題、疾病、性關係、貞節等等，這些問題應該沒有人還有興趣，在此祈求讀者諸君見諒。」⑦不過，我們有興趣，而且非常著迷。這種疾病影響日常生活各方面、自我認知、社交習慣、生涯、決定要不要結婚生小孩，甚至改變精神狀態與個性。傳記作家因爲尊敬傳記人物，而忽略疾病對他所造成的影響，怎麼可能仔細剖析他的生活？

後面的章節是從許多著名人物的生活，探討梅毒的問題。這些人影響西方文化甚鉅，他們都很有創造力，最後一位則很有破壞力。在我們探討罹患梅毒可能造成什麼樣的影響之前，必須問說如何確定診斷無誤。今天任何人如果翻閱文獻資料，應該不會反對舒伯特、波特萊爾、福樓拜、莫泊桑、布里森（Blixen）與舒曼，都曾經得過梅毒。大多數人也同意尼采得過，雖然還有些爭議。貝多芬、王爾德與喬哀思，則有很大的爭議空間。關於林肯夫婦瑪麗與亞伯拉罕，大多數人小心謹愼避談這問題；至於研究梵谷的人，從來就沒有認眞考慮過這問題。希特勒的生活中有許多梅毒的線索，這些線索散見希特勒大量的文獻中，資料豐富，卻從來沒有人收集完整，或是以診斷梅毒的角度來挑選過濾這些資料。

診斷的問題必須先處理。一旦認眞考慮到梅毒，就不可能不想到梅毒如何影響日常生活。唯有這樣，我們才可以問這個有趣又微妙的問題：梅毒對此人的作品有何影響？對這些名人而言，可能會造成失禮，因爲這等於將他們的作品貶為「只不過是梅毒的產品」。如果梅毒使其成爲社會邊緣人（在社會中淒慘生活，並且遭到仇視⑧），如何知道受感染的人沒有將這種心理反映在作品的主題上？如果末期的神經系統梅毒造成創意的狂喜、狂妄的自我意識，以及不受道德的約束，梅毒病患在最後崩潰的邊緣所完成的作品，往往也最具影響力，那麼我們怎能說和梅毒是不相干的呢？

註釋

①約拿生・赫奇遜（Jonathan Hutchinson），赫德遜於《密螺旋體疾病》（*Treponematosis*, New York: Oxford University Press, 1946）引用，p.26。

②赫奇遜《梅毒》（*Syphilis*, New York: Cassell, 1909），p.250。

③約翰・司脫克（John H. Stokes）《現代臨床梅毒學》第三版（*Modern Clinical Syphilology*, Philadelphia: Saunders, 1944），p.41。

④司脫克《現代臨床梅毒學》第三版，p.34。

⑤司脫克《現代臨床梅毒學》第三版，p.18。

⑥司脫克《現代臨床梅毒學》第三版，p.38。

⑦馬茲諾・蒙提納利（Mazzino Montinari）〈一百年前的尼采與華格納：一九八〇年補遺〉（Nietzsche and Wagner One Hundred Years Ago: 1980 Addendum），收錄於《尼采在義大利》（*Nietzsche in Italy*, Saratoga, Calif.: ANMA Libri, 1988），湯瑪斯・哈里遜（Thomas Harrison）編，p.117。

⑧班奈吉（N. K. Banerjee）《以順勢療法治療淋病與梅毒》（*Homeopathy in the Treatment of Gonorrhoea & Syphilis*, Delhi: B. Jain, 1995），p.212。

II | *POX：Genius, Madness, and the Mysteries of Syphilis*

十九世紀

The Nineteenth Century

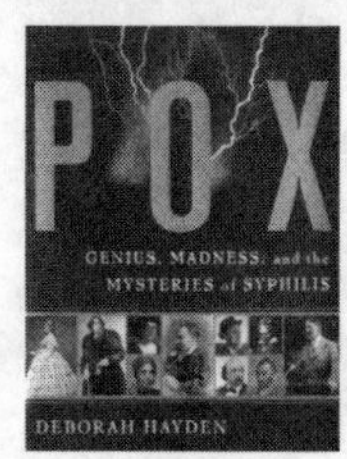

梅毒對天才的作品有什麼影響？
以下這些人影響西方文化甚鉅，
如果末期的神經系統梅毒造成創意的狂喜、
狂妄的自我意識，以及不受道德的約束，
那麼我們怎能說此隱疾與他們的創作不相干？

8 貝多芬
Ludwig van Beethoven, 1770-1827

那個綠眼魔鬼跟我開可惡的玩笑，我的健康糟透了。

——貝多芬（Ludwig van Beethoven）

一九九四年十二月一日，一個木質的橢圓形小黑盒，裡面有兩片玻璃壓著一綹貝多芬的頭髮，有棕色、灰色與白色（五八二縷），在蘇富比（Sotheby）拍賣會賣了七千三百美元。新的買主是亞利桑那州諾格勒斯（Nogales）的泌尿科醫生愛佛瑞多・切・桂瓦拉（Alfredo "Che" Guevara），以及布里安貝多芬中心（Ira F. Brilliant Beethoven Center）的伊拉・布里安（Ira Brilliant）。《紐約時報雜誌》認爲他們想從中找出水銀與砷，證明貝多芬得過梅毒或是被下毒。《紐約時報雜誌》發現新買主計劃檢測頭髮樣本，覺得這可以做成封面故事，標題爲「貝多芬的頭髮說明一切」。①

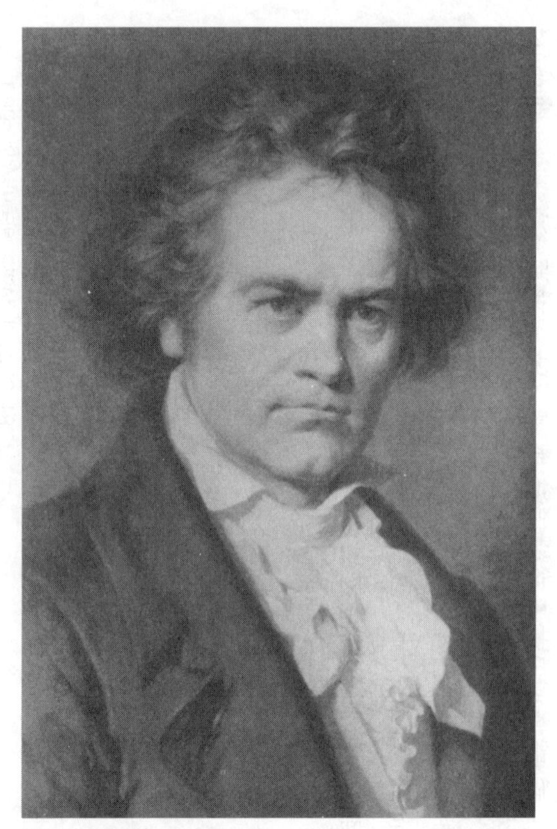

圖 8.1 貝多芬〔國會圖書館〕

我寫了一封富想像力的信給該雜誌編輯，他們也刊出來了。我說：「貝多芬的頭髮能夠『說明一切』嗎？十九世紀製作帽子的帽楦會用到水銀，因此有『瘋狂帽商』（Mad Hatter）一說；而砷早在一四九八年就用來治療梅毒。如果貝多芬的頭髮含有水銀與砷，就表示他得過梅毒嗎？還是他被下毒？或者只是因爲他戴帽子！」②何況水銀會隨著頭髮生長而排出體外，臨終前的頭髮根本無法斷定年輕時有沒有接受治療。頭髮檢測的結果被當成秘密小心保護，最後在羅素．馬丁（Russell Martin）的《貝多芬的頭髮》（*Beethoven's Hair*）一書中揭露。這本書還滿有趣的，以貝多芬的生活穿插頭髮樣本來敘述，關於水銀的問題，書上說：「貝多芬的頭髮所含水銀量過低，因此探測不到。」③這句話的邏輯似通不通，還是沒有交代清楚。

桂瓦拉與布里安對此科學探索很認眞，根據馬丁所言，兩人很不高興大報社說他們「一心想找出貝多芬得過梅毒」。因此，他們很高興在頭髮中發現鉛，而且含量不低，達百萬分之六十。鉛中毒可能引起貝多芬許多症狀，包括耳聾。作者推測，鉛可能來自盤子，或是葡萄酒用鉛錘測量、用鉛封蓋。大衆媒體報導這則消息，報紙、廣播、電視很快就宣佈這令人吃驚的新聞：**貝多芬畢竟沒有罹患梅毒**。但是，梅毒的問題沒有這麼容易解決。

貝多芬可能是鉛中毒且得了梅毒。

馬丁指出，三十多年來，「貝多芬樂迷」（Beethoven cognoscenti）深深懷疑貝多芬患過梅毒。聖荷西州立大學布里安貝多芬研究中心的網站告訴我們，因為這個緣故，所以沒有用頭髮做梅毒檢測。有趣的是，桂瓦拉不認為自己是「貝多芬樂迷」，因為菲力普・魏思（Philip Weiss）訪問他時，對於梅毒問題他表現得沒有偏見，說：「要知道，當時梅毒與淋病很猖獗，非常猖獗。重點是，我們知道貝多芬經常嫖妓。他一位拉大提琴的朋友有此記載。貝多芬是一位浪漫的人，他需要被愛……請記住，梅毒感染有許多不同的症狀。耳聾是其中之一。」④

自從一八七九年，喬治・格羅夫（George Grove）出版著名的《格羅夫音樂與音樂家辭典》（*Grove's Dictionary of Music and Musicians*）揭露這個診斷之後，關於貝多芬梅毒的問題便展開激烈的論戰。格羅夫的結論是，解剖貝多芬的聽覺系統，顯示聽覺不正常「最有可能是早期梅毒造成的結果」。⑤從此以後，支持這項發現的人跟反對者針鋒相對。喬治・馬瑞克（George Marek）寫道：「有十位權威人士說他得過梅毒，就有十位權威人士說他沒得過。」〔也許又有十位權威人士忍不住要出來說話。〕

在貝多芬生活的時代，就有許多人認為貝多芬得過梅毒，二十世紀盤尼西林發明之前的數十年，當時對梅毒的興趣正高，也有相同的贊成意見。站在認同這一邊的，還有安德烈・貝托里尼（Andreas Bertolini），他擔任貝多芬的醫生十年〔一八〇六年至一八一六年〕，也是貝多芬的朋友；貝多芬最有名的傳記作家，美國的年輕律師亞歷山大・惠洛・塞耶（Alexander Wheelock Thayer）；以及名醫與梅毒專家威廉・歐斯勒爵士（Sir William Osler）。格羅夫提到有兩張貝多芬名字的處方，有治療梅毒的水銀藥膏，這兩張處方本來是一位耳科醫生亞當・普利茲（Adam Politzer）的，他也是第一本《耳科史》（*History of Otology*）的作者。他的資料來自塞耶，塞耶則是貝托里尼告訴他的。貝托里尼是貝多芬的醫生，有可靠的第一手資料，而塞耶是以愛挑剔出名的傳記作家。塞耶寫貝多芬的生活到一八一七年，根據一些資料來源，當他聽到這消息時因憎惡而放棄。貝托里尼認爲貝多芬已經是末期症狀，他燒掉貝多芬所有的信件與筆記，還說絲毫不能落入他人之手。學者都感好奇，什麼樣的醫學資料有如此殺傷力？除非是有關梅毒。

一九一〇年，耳科專家李奧・雅各森（Leo Jacobssohn）認爲貝多芬得過梅毒，引起第八對腦神經受損而耳聾，以及肝臟疾病（一九二七年，他再度如此認爲）。一九一二年，專研貝多芬的學者與醫師希奧多・佛利莫（Theodor von Frimmel）寫道：「如果不是先前感染所造成，實際上是說不通的。貝多芬的耳聾是症狀，這疾病本身有另一個名字。」⑦佛利莫寫道：「關於這件事，還有些細節我可能無法完全保持沈默，許多年前塞耶給我一些資料，是關於貝多芬其他疾病明確的書面事實。」⑧塞耶也說，貝多芬的疾病許多人都知道，病名則羞於啓齒。⑨簡言之，許多早期的傳記作家都認爲貝多芬得過梅毒，而且是衆人皆知。

一七七〇年，貝多芬生於波昂一個貧苦家庭。他學習古鋼琴、鋼琴、中提琴與管風琴，很小的時候就能做鋼琴的即興表演，因而入選波昂的宮廷樂隊。傳說他曾經在莫札特面前演奏，莫札特說有一天全世界都會注意到他。貝多芬眼神明亮，皮膚有瘢點，有人說這是他小時候得過天花留下的。他穿著高雅，就像是宮廷樂師，海綠色的連衣裙外套、褲腳束緊長及膝部的綠褲帶有釦子、黑色絲質長襪、以金線刺繡的背心，還有打摺的帽子。爲了炫耀，銀製腰帶上掛著一把劍。二十二歲時，他得到一筆津貼，可以扶養母親與兩個弟弟，父親則因酒精中毒剛過世。他有了這筆錢，舉家搬到維也納。他向海頓學藝，還向其他人拜師。他卓越的鋼琴即興演奏，在維也納的王公貴族中享有盛名，也贏得贊助，包括皇帝的同父異母兄弟魯道夫大公（Archduke Rudolph），大公還拜貝多芬爲師。

除了有時腸胃痛之外，貝多芬年輕時相當健康，也有光明燦爛的前途。但是他在維也納的第一年，有一次發燒改變他的一生。亞羅斯・威生巴哈（Alois Weissenbach）是貝多芬的醫生，他提到一七九七年另一次發高燒：「他曾經罹患嚴重的斑疹傷寒，從此神經系統受傷，甚至可能損及聽覺，對他眞是一大災難。」⑩值得注意的是，這場發燒是他長期健康問題的跡象嗎？

貝托里尼診斷的資料，引出另一個問題：這幾次發高燒是否因爲第二期梅毒？有可能。一九〇七年，歐斯勒爵士提出假設，認爲貝多芬感染傷寒其實是因爲梅毒。⑪歐斯勒的意見值得好好思索，歐斯勒是二十世紀初最具影響力的醫師之一，也是英語世界最有名的醫師。他所寫的《醫學原理與實務》（*The Principles and Practice of Medicine*）數十年來廣爲採用，他建立醫師畢業後訓練制度至今仍然遵行。歐斯勒也是研究梅毒的優秀專家之一。

貝多芬一生的性關係不得而知，有些傳記作者曾經懷疑貝多芬終其一生是處男。今天，大多數人都同意貝多芬經常上妓院。梅納德・所羅門（Maynard Solomon）解讀貝多芬寫給朋友智梅斯卡（Zmeskall）的信件，其中提到 *Morsche Festungen*，字面上的意思是「發臭的堡壘」（rotten fortresses），其實就是指妓院與妓女。在好幾封信中，他提到「堡壘」都跟性、疾病、危險以及感傷有關。例如：「享受生命，但是不要太重視肉慾——形形色色發臭的堡壘，那些堡壘的攻擊比那些妥善防護的堡壘更要人命。」「要熱心防衛帝國的堡壘的經營者、主管!!!」「我不必再警告你，小心不要在附近的堡壘受傷。」「遠離那些壘，你也知道，他們早就失去童貞，已經遭受好幾次攻擊。」「我衷心感謝你，親愛的Z，謝謝你提供堡壘的資訊，我想你一定認爲我不希望停止到軟而濕的地方。」⑫但是，他渴望得更多：「只有肉體的歡愉，沒有靈魂的交流總是粗鄙的；之後，絲毫沒有高尚的感覺，只有遺憾悔恨。」⑬

梅毒專家深入審閱貝多芬的醫學記錄，發現有高危險的性活動，發高燒造成他健康急轉直下，有位醫生診斷出梅毒，許多醫生也都同意這個診斷，以及水銀藥膏治療的跡象。下一步驟就是查看接下來幾十年的病歷，是否有梅毒發病的跡象，像是健康時好時壞；許多無法解釋的疾病，而且沒有合理的診斷。若貝多芬如同歐斯勒所說，在一七九七年感染，那麼貝托里尼醫治他時，這疾病已經有十年了，他將發現梅毒難以根除。如果貝多芬用過水銀藥物，也無法知道他用多久。水銀可能造成他當時的一些症狀。

許多學者問道，如果貝多芬耳聾是梅毒造成的，但他其他的疾病大多被忽視，那麼「偉大的模仿者」潛伏在其他疾病背後所造成的症狀又如何。貝多芬的病歷包括：嚴重的腸胃痛（痛得要死的腹絞痛）、可怕的頭痛（他拔掉幾顆牙齒，希望能夠緩和頭痛）、有隻手指的指甲受感染必須動手術、下顎長膿瘡動手術、風濕病引起肺部嚴重發炎（一八一五年，此後他就沒有完全恢復健康）、風濕病痛經常復發中有一次「可怕的風濕發作」、「胸部因爲痛風引起關節炎」、黃疸病、食道與鼻子流血、眼睛痛了五個月（復發過一次）必須待在黑暗的房間戴上眼罩，以及心臟衰竭。他經常心律不整，還將此編寫入音樂（鋼琴奏鳴曲，作品81 a，《告別》（*Les adieux*））。晚年時顏面抽搐。這還只是部分症狀，安東・紐梅耶（Anton Neumayr）含蓄地寫道：「貝多芬晚年很可能有憂鬱症。」[14]

梅毒中期最大的特徵之一，就是虹膜與眼瞼內層的黏膜一再發炎。貝多芬爲紀念魯道夫大公譜成《莊嚴彌撒曲》（*Missa solemnis*），就是在這種狀況下完成的。他寫給辛德勒（Schindler）的信上說：「晚上我必須蓋住眼睛，我應該好好照顧雙眼，史麥塔納（Smetana）[15]寫信給我，叫我不應該寫這麼多筆記。」[16]紐梅耶發現眼睛的狀況「幾乎可確定是虹膜周圍發炎（iridocyclitis），包括虹膜與結膜（連結眼瞼與蓋住眼球的細緻黏膜）。」[17]

貝多芬自訴許多症狀也許只是健康不佳。不過，發高燒然後長期生病，包括風濕病、關節炎、痛風、眼睛發炎、頭痛、胃痛以及其他症狀，不禁令人懷疑是梅毒引起的。他到處訪求名醫，試過許多奇怪的療法。他不太相信醫生，說他們是「醫界之驢」（總共至少十五次）。他的信件充滿悲戚之情，因爲身體上受到折磨，每封信都在描述他的失望。寫給法蘭茲・布蘭塔諾（Franz Brentano）（一八二一年十二月十二日）的信中，他哀嘆說：「高貴的朋友！不要考慮我這個不體面或自私的天才——過去一年到現在，我都在生病；夏天得到黃疸病，持續到八月底。」⑱他對智梅斯卡吐露秘密說，明年他不會在倫敦，而是在墳墓裡，他說，感謝上帝，他的角色即將演完了。

貝多芬失去聽覺，造成他最大的沮喪。一八〇一年六月，他寫給魏吉勒（Franz Gerhard Wegeler）的信上說：「那個綠眼魔鬼跟我開可惡的玩笑，我的健康糟透了。過去三年，我的聽覺每況愈下。」⑲他在戲院裡聽不到樂器與歌手較高的音調，以甜杏油治療沒有幫助；葛郝・威林醫生（Dr. Gerhard von Vering）以某種樹皮治療也沒有效果，只是在他的兩臂造成痛苦的水泡，原本還以爲這樣可以減輕他的耳鳴（威林「對這種疾病其實沒有什麼興趣與耐心」⑳）；葛拉夫醫生（Dr. H. Graff）建議磨碎新鮮的辣根，以棉布包起來插入耳朵內也無效；約翰・施密特醫生（Dr. Johann Schmidt）則建議電療，直接以電流治療他的聽力。甚至在貝多芬死前七個月，他還滿懷希望提到說，有個治療耳聾的新方法——綠色核果仁的外皮泡在微溫的牛奶，然後滴幾滴入耳內。

他跟魏吉勒說，耳聾就像鬼一樣糾纏著他，想像他的生活是多麼空虛與悲哀。但是他經歷心境轉變，以及快樂與沮喪輪流交替：「運用與展現我的藝術，沒有什麼比這更快樂

……我要掌握生活，我很確定，我永遠不會被擊倒。——啊！生命是如此美麗，我要再活一千次。」㉑

一八〇一年七月一日，貝多芬寫信給卡爾・阿曼達（Karl Amenda）說：「告訴你，我最有價值的財產，也就是我的聽覺，已經嚴重損毀了。你跟我在一起的時候，我已經發覺有這個症狀；但是我什麼都沒說，現在已經變得更糟。我們必須等待，看看是否聽力可以恢復……**我所說的請你保密，不要告訴任何人**。」㉒

一八〇二年十月六日，貝多芬到維也納郊外一個村莊，寫下自殺遺書給弟弟（但是沒有寄出去），這就是著名的「海里金史塔特遺書」（Heiligenstadt Testament），將他的失望歸咎於失去聽覺：

你們認為我是壞心腸、頑固或不願與人來往的人，其實你們都錯怪了我。你們不知道是什麼原因造成我這樣。我從小內心與靈魂充滿善良，也一直想做一番大事業。但是想到這六年來，我遭受到無望的折磨，那些無情的醫生使我病情更嚴重，年復一年，騙我說有改善的希望，最後被迫面對**持續不斷的疾病**（治療需要多年，也許根本不可能治好）。雖然我天生熱情主動，甚至對社會上各種活動都很有興趣。但我很快就被迫自我退縮，孤獨過活。有時候我想要忘記所有一切，但是突然警覺到我失去聽覺，讓我備感哀傷……。有人站在我身邊，他能聽到遠處的笛聲，但我卻聽不到，或是有人聽到牧羊人在唱歌，而我還是聽不到，這是多麼羞辱的事情。這種事情幾乎令我感到絕望；再絕望下去我就要結束自己的生命——只有我的藝術能讓我活下去。啊！我似乎不可能離開這世界，除非我能帶走內心的一切。所以我苟延殘喘活下去，對於一個敏感的身體，這樣真是痛苦。我的身體可能突然之間從最好的狀態變成非常差……如果我在墳墓裡還能幫助你們，應該會很高興——所以就這樣吧。——我滿懷喜悅奔向死亡。㉓

四天後，他寫了一封遺書，痛苦地告別家人，放棄治療的希望，期盼純粹喜悅的一天；他的內心已經很久沒有眞正的喜悅。

貝多芬的病歷與他日常生活的細節，有什麼跡象說是梅毒造成耳聾？梅毒的教科書告訴我們，耳聾通常是在初次發燒第一年之後出現的症狀。這是因爲第八對腦神經受損所造成的。耳鳴發作時，老是聽到鈴聲、嗡嗡聲或嘶嘶聲；先是聽不到高音，然後所有的音域，包括說話的聲音。失去聽覺是漸進的，有時候會減輕，經常是在壓力之下失去聽覺。以梅毒造成耳聾的跡象爲起點，我們從貝多芬傳記中找出以下蛛絲馬跡，至少第一位耳科醫師的意見就足以證明，例如：

·第八對腦神經。紐梅耶寫道：「貝多芬耳聾最可能的原因，是內耳或迷路的

聽覺神經失調。」㉔

．**逐漸發作**。紐梅耶繼續寫道：「一開始幾乎沒有發覺，隨著內耳或是聽覺神經結構的病理變化，不知不覺中失去聽覺。」㉕拉金（Edward Larkin）說：「貝多芬的耳聾是漸進的，有一陣子還是停頓的。」㉖

．**耳鳴**。一八〇一年，貝多芬寫道，威林醫生給他胃藥與治療耳疾的茶，讓他覺得健康好轉，但是他的耳朵「不分日夜，不斷有呼呼聲與嗡嗡聲」，他寫道「如果魔鬼不要住在我的耳內，我會很高興。」㉗

．**意外事件造成聽力突然受損**。一八一〇年，貝多芬狂怒之下跌倒在地，他寫道：「我爬起來之後，發現自己耳聾，從此就一直失聰；醫生說神經已經受損了。」㉘

．貝多芬指出，一開始是**聽不見高音**。他在耳內放棉花以抑制低音，造成很大的痛苦。

赫奇遜曾寫道：「根據他所描述變成耳聾的模式，我不知道有沒有機會解剖他的耳朵。」㉙他不知道這個歷史上最有名的耳朵已經被解剖過。貝多芬的病理報告揭露，聽覺神經已經萎縮，缺乏正常的一層髓燐脂，而且左邊的聽覺神經比右邊細。㉚約翰．華格納（Johann Wagner）與卡爾．羅奇坦斯基（Karl Rokitansky）在貝多芬家中進行解剖，爲了更仔細檢查，華格納鋸開頭部兩邊的顳骨。這骨頭本來放在玻璃罐中，存放於維也納大學，後來失蹤了。謠傳是被系上的助教偷走，賣給國外的醫生。

一八六三年，貝多芬的遺體被挖掘出來，放在金屬棺材中保存，這次從頭蓋骨中拿出更多的骨頭。葛郝・布倫寧（Gerhard von Breuning）將貝多芬的頭蓋骨放在他的臥室九天，才拿去重新入葬。一八八八年，貝多芬再度被挖出來，這次頭蓋骨已經腐爛，無法製作內部表面的模子。掘屍報告說得很沒有禮貌：「貝多芬的頭蓋骨，實在很難讓我們聯想到美麗與悅耳。」㉛

解剖報告有檢查梅毒嗎？耳科醫師史恩・賽拉斯（Sean Sellars）認爲可能有，他說：「解剖發現腦幹周圍有變化，顯示有局部的腦膜反應，可能是梅毒引起的腦膜發炎。同時代的醫護人員診斷爲梅毒，也爲他進行治療。他當時的硬化也是同樣的疾病引起的。」㉜

貝多芬晚年，經常有人看到他在維也納大街上瘋狂跺腳，頭髮飛揚，邊走邊哭，或是哼著走調的曲子，似乎在與生命搏鬥。他走路時大聲怒吼，像是在趕牛。街上小孩愛作弄他，有一次被警察逮捕，因爲他窺視住家的窗戶，看起來像流浪漢。他已經不在乎自己的外表，朋友晚上潛入他的房間，將乾淨的衣服放在床邊，他似乎都沒發覺。

貝多芬可能精神失常了，傳言四處散佈。德國一位作曲家告訴歌德，說貝多芬精神錯亂。查洛特・布倫斯維克（Charlotte Brunsvik）寫道：「昨天獲悉貝多芬已經發瘋。」㉝他經常發脾氣。李斯特（Franz Lizst）也發現他的不平衡，因而寫道：「我公開表示佩服與喜愛的作品，大多是屬於……今天所謂的貝多芬『晚期風格』（不久之前，有人解釋說，這種風格是因爲貝多芬耳聾與精神失常造成的，這樣說太不尊敬了）。」㉞

愛德華・拉金（Edward Larkin）描繪出貝多芬的晚年情景：「健康一直很糟，情緒低落，精神很緊張、多疑、覺得受迫害，在壓力之下很不穩定，有時候狂躁，易衝動有攻擊性，要求完美，耳聾，易怒。」㉟貝多芬曾經將一鍋燉肉倒在侍者身上。梅納德・所羅門摘要說：「神經異常的徵兆——突然發怒、無法控制情緒狀態、對於金錢越來越著迷、覺得受迫害、無緣無故懷疑，持續到貝多芬過世。這都讓維也納人認爲，這位最偉大的作曲家，是個極端怪異的瘋子。」㊱這些症候與梅毒麻痺性痴呆階段的症狀吻合。

一八二七年，貝多芬罹患肺炎。經過長期病魔纏身，顯然生命已經走到盡頭。他寫下簡短的遺囑，姪兒卡爾是唯一的繼承人。手稿中糾結的字母、重複書寫以及歪曲的線條，都是麻痺性痴呆開始的徵兆。沃魯克醫生（Dr. Wawruch）向他的朋友提出警訊，說他來日不多，貝多芬要求請牧師來。朋友圍繞著他，他以拉丁文說：「**朋友們，鼓掌吧，戲已經演完了**（*Plaudite, amici, comoedia finita est.*）」㊲。四瓶葡萄酒送過來之後，貝多芬喃喃說出最後的話：「可惜，可惜，太遲了。」㊳他死於一八二七年三月二十六日。

過去三十年來，爲什麼潮流完全改變，不認爲貝多芬得過梅毒？要尋找這個答案，必須從醫學文獻去探索。許多專家都想推翻前人的結論，企圖找出不一樣的診斷，足以解釋貝多芬的許多症狀，結果往往只是梅毒這個「偉大的模仿者」中某種發炎的症候。愛德華．拉金於一九七〇年發表論文〈貝多芬的病歷〉（Beethoven's Medical History），這篇文章成為貝多芬診斷史的轉折點，其結論是：「貝多芬可能和其他人一樣得過淋病，但是沒有證據說他一生的病痛或耳聾是梅毒造成的，許多醫學作家則做出其他診斷。」㊴

拉金認為貝多芬得的是全身性紅斑狼瘡，此論點被庫巴（Kubba）與楊格（Young）駁斥為「不太可能」，該文發表於一九九六年的醫學刊物《刺胳針》（*Lancet*）。庫巴與楊格將之前許多醫學傳記作家的意見，以「解剖刀開腸剖肚」㊵，逐一列出反駁的意見，認為變形性骨炎、結核病、肉狀瘤、骨炎、惠爾普病（Whipple's disease）都不可能，有可能的是克羅恩氏病（Crohn's disease）〔結腸發炎〕。結果被《刺胳針》的讀者投書駁斥，列舉出貝多芬的解剖報告完全無法支持結腸炎的診斷。雖然梅毒最足以解釋為何貝多芬百病纏身，但是作者還是不列入考慮，只有在最後推測耳聾的原因時簡略提到。他們的結論是：「還是不知道為什麼他全身都是病。」羅素．馬丁在《貝多芬的頭髮》中低估梅毒的危害，他寫道：「梅毒顯然無法解釋貝多芬遭受疾病的荼毒。」㊶

拉金一九七〇年的論文，所包含的資料有貝多芬的梅毒診斷、水銀治療、早期傳記作家對於他得梅毒的意見，以及從病歷明顯可以看出梅毒的發展過程，一直到逐漸精神失常。簡言之，他的論文雖然否認梅毒，卻為我們重新開啓這個問題。同樣地，紐梅耶的貝多芬健康摘要，雖然強烈地否認梅毒，但所提供的病歷都指向梅毒。

貝多芬最後幾個月的症狀，顯然是麻痺性痴呆發作。這階段是警告梅毒的病程已經走到可怕的盡頭，個性與行為可能發生改變。不一定會痴呆，但是會出現狂喜與狂怒。麻痺性痴呆的警告期間可能持續好幾年，特色是狂喜、極端與甚至奇怪的狀態，而且要求最完美精準，貝多芬行為上的改變與第三期梅毒初期並不相符。因為沒有證據證明貝多芬是否罹患梅毒，這問題就被擱在一旁。偶爾有人寫文章駁斥一番，通常只是支離破碎考慮一些線索，因此沒有什麼新發現。不過，以十九世紀醫學的觀點來看，貝多芬曾經出現許多警訊的跡象，精明的臨床梅毒專家應該會懷疑他罹患此病而給予治療。

為什麼否認梅毒？概括而言，雖然貝多芬經常上妓院，但可能沒有感染梅毒，原先的診斷可能是淋病而非梅毒。早期關於感染的資料「根本是不實的耳聞」㊷；lues 可能是指其他性病；水銀藥膏可能是治療其他症狀（根據湯瑪斯・裴佛曼（Thomas G. Palferman）所言，他發現以治療 lues 的處方做為梅毒的證據，是「無知與惡意傷人」㊸）；發燒可能只是傷寒；年長之後的各種疾病可能不相干；個性的改變只是因為年老又失聰的作曲家變得任性古怪；萎縮的聽覺神經與腦膜發炎可能是其他疾病造成；最後，因為沒有發生痴呆現象，所以沒有神經系統梅毒。

沒有痴呆現象，這問題值得另外討論。裴佛曼發現，反對梅毒最有力的理由，是貝多芬一生沒有出現跟這疾病相符合的症狀。這不是先天性梅毒，不是腦膜炎（漠視解剖所發現的腦膜狀況），不是脊髓癆，也不是梅毒瘤。他同時宣稱這不是麻痺性痴呆，因為「麻痺性痴呆通常在三年內死亡」，而且貝多芬沒有痴呆。「有時候古怪瘋狂，但是沒有痴呆。」㊹大家都以爲麻痺性痴呆等於痴呆，忽略之間一段複雜且長的警告時期，這時候頭腦靈敏清晰，但是下一步就是痴呆。一旦轉成痴呆，麻痺性痴呆可能會在三年內致命，雖然經常不至於死亡，但這和貝多芬的案例是不相干的。

貝多芬認爲自己得梅毒嗎？如果他以水銀治療 lues，可能知道是爲什麼。當時還不知道發瘋與麻痺和梅毒有關，但是他可能知道，貝托里尼醫生也可能知道，他的長期健康惡化就是從感染開始的。一八一九年，在一本對話簿中他提到一本書，書名就叫《論各種性病的確認與治療之藝術》（*On the Art of Recognizing and Curing All Forms of Venereal Disease*），作者是樂古南（L. V. Legumman）。貝多芬提到他無法改變的疾病，這個病逐漸將他帶入死亡。㊺他在整封信中提到，他的「疾病」顯然與耳聾有關，但因爲耳聾不會引起死亡，因此致命的一定是其他疾病。

有三位值得信任的觀察者——貝托里尼、塞耶與格羅夫，他們都認爲貝多芬有梅毒，並且以水銀治療，還有好幾位醫生同意。貝多芬也在信中提到跟妓女有關的疾病。他年輕時發過高燒，從此沒有完全恢復健康。威廉·歐斯勒爵士認爲，這場高燒與梅毒有關。海里金史塔特遺書洩漏出自殺的沮喪，以及等待死亡的逼近。貝多芬的後半生，生理上有許多病痛，特色符合第二期梅毒。拉金將這些年的各種症狀做出摘要如下：「結腸炎、風濕病、風濕性發燒、皮膚異常、膿瘡、不斷感染、眼炎、動脈發炎退化」㊻，都是梅毒的症狀。第八對腦神經受損顯示梅毒惡化，造成耳聾。謠傳他晚年發瘋，同時代的人指出他個性改變、狂怒、行爲古怪、思想偏執，這些都是麻痺性痴呆發作的前兆。這時候貝多芬作曲的形式與表現達到最靈敏精緻。

十九世紀的醫學界都認爲，貝多芬得過梅毒。儘管如此，過去三十年來貝多芬的樂迷還是否認，安東・紐梅耶是反對最力的人之一。這位臨床醫師、音樂家與病理學家，於一九九四年斥責塞耶，說他將梅毒這「惡魔」帶入文學：「嚴肅討論貝多芬病情的醫學文獻要永久排除這論調。」㊼他還譴責雅各森醫生是「瘋狂贊同這論調的人」。紐梅耶抱怨說，有許多沒受過醫學訓練的人任意猜測，有時候也有著名的醫生加入，他發現布倫侯・斯普林格（Brunhold Springer）〔跟塞耶一樣是律師〕犯了大錯，將貝多芬也寫進他的《才華橫溢的梅毒病患》（*The Brilliant Syphilitics*）書中。斯普林格責備貝多芬的醫生使用過量的水銀。紐梅耶大聲斥責說：「這些非專業人士以治療方法與處方來推測，得出性病的結論，是令人困惑又不正確的。」㊽他直截了當地否定梅毒，因爲解剖並沒有發現腦部有軟斑塊，覆蓋腦部的黏膜沒有病變，也沒有梅毒瘤。〔但是還沒到梅毒第三期，這些症狀在腦部會呈現出來嗎？〕不過，紐梅耶也知道，解剖報告描述腦部底層有腫起的柔軟腦膜，這就足以讓其他人認爲是梅毒。

梅納德・所羅門在他的貝多芬傳記沒有提到梅毒，但是以附註方式指出「〔據說他可能得過輕微性病，經過治療效果卓著。〕」㊾這句話很引人注目，不只是因爲這性病輕微又成功治癒，而且是因爲在貝多芬的生活中，性病的重要性只是附加說明而已。馬瑞克說：「如果當時很難診斷活人，更不可能診斷已經死了一百年的人，無論是無心或有意，只會使事實更混亂。」他對於「許多醫師」出版貝多芬的回溯診斷，但沒有一致的結論，感到非常難過。㊿

爲什麼許多學者討論貝多芬有沒有得梅毒，只討論初期階段，卻沒有思及許多其他症狀和他晚年心理不平衡可能就是線索？以貝多芬爲例，可能是因爲他雄壯宏偉的作曲風格改變音樂的發展，爲了表示對他的尊敬而不敢造次。紐梅耶寫道：「他的不朽作品神聖不可侵犯，今天沒有人敢表示輕蔑的批評。貝多芬的音樂讓我們覺得好像進入聖殿，內心充滿景仰。」51

理查・華格納對大師的平靜沈著表示尊敬：「一位失聰的音樂家聽到內心的和諧，不受生活噪音的干擾，他從內心深處告訴世界，而世界對他已經無言奉告，現在他像是一位先知。……沒有任何藝術像A大調與F大調交響曲，帶給這世界如此平靜，所有的作品關係都很親密，作曲者是在完全耳聾的時期創作出來。」52海涅（他有梅毒）發現貝多芬的晚年生活有個不祥的預兆：「他內心的聲音不再只是記憶，而是幽靈的死亡聲音，他後來的作品都印上死亡的標記，令人聞之顫抖。」53

我們想要找出梅毒的證據，可是沒有。賽拉斯認爲，如果從維也納遺失的樣本罐找不到，就無法得出確實的結論。但是耳骨能否提供確實的證據，甚至都還有疑問。貝多芬後期的音樂是音樂史上重要的轉捩點，尤其是第九交響曲《快樂頌》，簡直是超越完美之作。有人問貝多芬關於鋼琴奏鳴曲，他說這不是爲現在而是爲將來創作。貝多芬有沒有得過梅毒，對我們有什麼影響？馬瑞克提出他的意見說：貝多芬的病痛是因爲螺旋體或是肉刺，無庸置疑，這會造成很大的區別，至少對音樂是如此。[54]

註釋

①菲力普・魏思（Philip Weiss）〈貝多芬的頭髮說明一切〉，《紐約時報雜誌》（*New York Times Magazine*），30 November 1998。

②黛博拉・海頓給《紐約時報雜誌》編輯的信（10 January 1999）。

③羅素・馬丁（Russell Martin）《貝多芬的頭髮》（*Beethoven's Hair*, New York: Broadway Books, 2000），p.227。

④魏思，pp.108-110。

⑤愛德華・拉金（Edward Larkin）〈貝多芬的病歷〉，收錄於馬丁・庫柏（Martin Cooper）《貝多芬最後十年》（*Beethoven: The Last Decade 1817-1827*, London: Oxford University Press, 1970），p.451。

⑥喬治・馬瑞克（George R. Marek）《貝多芬》（*Beethoven: Biography of a Genius*, New York: Funk & Wagnalls, 1969），p.312。

⑦馬瑞克，p.12。

⑧馬瑞克，p.312。

⑨伊莉莎白・普利格醫生（Dr. Elisabeth Prieger）住在波昂，也是貝多芬樂迷，她的結論是水銀處方「可以證明無

疑是這個疾病。這些處方在著名的耳科醫師普利茲手中。」普利茲的女婿向她保證，這些處方沒有問題。普利茲注意到這個疾病的初期會損害第八對神經，他因而出名。傳記作家紐曼（Ernest Newman）也沒有懷疑：「貝多芬疾病的事實，似乎已經沒有爭議了。」（拉金，p.450）

⑩拉金，p.449。

⑪馬瑞克，p.312：「早在一九〇七年，著名的醫生威廉・歐斯勒就認爲，貝多芬那些傷寒感染的症候，其實是性病感染。」

⑫梅納德・所羅門（Maynard Solomon）《貝多芬》（*Beethoven*, New York: Schirmer, 1977），p.220。

⑬安東・紐梅耶（Anton Neumayr）《音樂與醫學》（*Music and Medicine: Haydn, Mozart, Beethoven, Schubert*, Bloomington, Ill.: Medi-Ed, 1994）Vol. I，布魯斯・庫柏・克拉克（Bruce Cooper Clarke）譯，p.258。

⑭紐梅耶，Vol. I, p.232。

⑮卡爾・史麥塔納（Carl Smetana）醫師，不要與捷克作曲家史麥塔納（Bedrich Smetana）搞混了，史麥塔納因梅毒導致耳聾，最後死於布拉格的精神病院。音樂學家懷疑，史麥塔納一八七六年《弦樂四重奏》〔從我的生活（*From My Life*）〕的最後樂章，就是表現梅毒病患耳鳴的聲音。

⑯紐梅耶，Vol. I, p.274。

⑰紐梅耶，Vol. I, p.274。

⑱艾略特・傅比世（Elliot Forbes）編，《塞耶的貝多芬生活》（*Thayer's Life of Beethoven*, Princeton, N.J.: Princeton University Press, 1967）Vol. II, p.779。

⑲紐梅耶，Vol. I, p.240。

⑳紐梅耶，Vol. I, p.242。

㉑紐梅耶，Vol. I, p.244。

㉒馬瑞克，p.216。

㉓菲力浦・奧特克瑟（Philippe A. Autexier）《英雄作曲家貝多芬》（*Beethoven: The Composer as Hero*, New York: Abrams, 1992），pp.104-106。

㉔紐梅耶，Vol. I, p.320。

㉕紐梅耶，Vol. I, p.320。

㉖拉金，p.440。

㉗紐梅耶，Vol. I, p.312。

㉘紐梅耶，Vol. I, p.310。

㉙赫奇遜，《梅毒》（*Syphilis*, New York: Cassell, 1909），p.111。

㉚解剖報告：「臉部神經異常粗大，相對地，聽覺神經卻萎縮缺乏神經元；相鄰的動脈膨脹得比烏鴉羽毛管還粗大，而且軟骨化。左邊的聽覺神經很細，由三根非常細的灰色條紋連到第四腦室，右邊則是由一根白色較粗壯的條紋連到第四腦室。」庫巴（Adam K. Kubba）與楊格（Madelaine Young）指出，沒有出現 endarteritis obliterans 的症候，通常它會伴隨梅毒出現。〈貝多芬醫學傳記〉，《刺胳針》（*Lancet*）347, no. 8995（20 January1996）：167。

㉛紐梅耶，Vol. I, p.310。

㉜史恩・賽拉斯（Sean Sellars）〈貝多芬的耳聾〉，《南非醫學期刊》（*South Africa Medical Journal*）48（3 August 1974）：1585。

㉝所羅門，p.256。

㉞奧特克瑟，p.117。

㉟拉金，p.460。

㊱所羅門，p.262。

㊲紐梅耶，Vol. I, p.301。

㊳紐梅耶，Vol. I, p.301。

㊴拉金，p.453。

㊵庫巴與楊格，p.167。

㊶馬丁，p.227。

㊷湯瑪斯・裴佛曼（Thomas G. Palferman）〈貝多芬〉，《倫敦皇家醫學院期刊》（*Journal of the Royal College of Physicians of London*）26（1992）：112-114。

㊸裴佛曼，p.113。

㊹裴佛曼，p.114。

㊺馬瑞克，p.6。

㊻拉金，p.439。

㊼紐梅耶，Vol. I, p.238。

㊽紐梅耶，Vol. I, p.315。

㊾所羅門，p.263。

㊿馬瑞克，pp.313, 315。

51紐梅耶，Vol. I, p.225。

52奧特克瑟，p.111。

53奧特克瑟，p.79。

54馬瑞克，p.314。

9 舒伯特
Franz Schubert, 1797-1828

爛如污泥賤如土，
身心煎熬淚已枯，
一生飽受折磨苦，
末日已近歸塵土。

——法蘭茲．舒伯特（Franz Schubert）

貝多芬的頭髮樣本最後落在桂瓦拉與布里安的實驗室，不過根據《貝多芬的頭髮》一書的描述，這不是唯一的樣本。另外一綹大師的頭髮，可能是舒伯特的。安東．辛德勒（Anton Schindler）是舒伯特的朋友，也是第一位幫他寫傳記的人，在舒伯特死前拿了他的六十首歌曲給貝多芬。貝多芬好像說過，舒伯特內心有天才的火花。舒伯特經常在外套上別一朵白色的百合花，在維也納舉行的貝多芬葬禮上，他是持火炬者之一。

貝多芬耳聾之後，以書寫方式與朋友溝通，在這有名的對話簿中提到過舒伯特。一八二三年八月，貝多芬的姪子卡爾提及，雖然舒伯特名聲響亮，卻不愛曝光。舒伯特的確很隱蔽，因爲他怕社交時顯露出梅毒復發的跡象。最初他保密，但朋友逐漸都知道了，互相在信件中告知，當然，並沒有提到名字。流言可能是從喬瑟夫・本哈特醫生（Dr. Josef Bernhardt）告訴自己的女婿開始。他爲舒伯特與他的朋友法蘭茲・蕭伯（Franz von Schober）治療，這兩人似乎同時罹患梅毒。朋友都認爲舒伯特被蕭伯帶壞了。舒伯特曾將歌曲獻給本哈特，兩人成爲至交。

舒伯特死後幾十年，他的三位友人：喬瑟夫・坎納（Josef Kenner）於一八五八年、威廉・柴利（Wilhelm von Chezy）於一八六三年，以及法蘭茲・蕭伯於一八六八年陸續小心謹慎地說出舒伯特得過梅毒。坎納說：「認識舒伯特的人都知道他有兩種天性，而且差異很大，渴望歡愉的力量將他帶入道德墮落的深淵，」他的結語暗示「舒伯特的生活出現一段插曲，很有可能造成他的早熟與英年早逝。」①

一九〇七年之前，沒有任何刊物指出舒伯特得過梅毒，當時是奧圖・艾立克・多利奇（Otto Eric Deutsch）謹慎地在一篇文章中提出，舉證明確，從此沒有人再懷疑。儘管如此，大多數醫學權威還是假設舒伯特死於傷寒，直到一九八〇年，艾利克・山姆斯（Eric Sams）發表〈重驗舒伯特的疾病〉②，將原因做一摘要，大家才接受舒伯特死於梅毒。舒伯特在染病六年後死亡，享年三十一歲。

舒伯特出生於維也納一個天主教家庭，家中有十四個小孩，父親是老師。他在家學習小提琴與鋼琴，並且在教堂學習管風琴。他因爲甜美的少年歌聲而進入「皇家神學院」（Royal Seminary），唱詩班的老師是莫札特的對手安東尼・薩利耶里（Antonio Salieri）。舒伯特十六歲寫出第一首交響曲，到他死前總共創作一千多首曲子，包括六百首充滿悲傷與渴望的辛酸歌曲，以及浪漫的抒情曲。他的音樂首演大多在夜間的私人聚會，稱之爲「舒伯特晚會」（Schubertiads）。除了親密的朋友，他終生沒有得到賞識，日子過得很窮困。

大多數學者現在都認爲，舒伯特一八二二年十二月感染梅毒，當時二十五歲。他本來非常健康，從此就經常生病而且很沮喪，偶爾表面看起來健康，就這樣時好時壞。但沒有記錄顯示，舒伯特在一八二二年十二月參加過任何社交活動。一月七日，「舒伯特幾乎完全康復，本哈特一直都陪伴他。」③一月三十一日是他的生日宴會，興致高昂，接著是兩星期的齋戒。二月，許溫德（Schwind）告訴蕭伯，說舒伯特不再戴假髮，「第一次露出他的小鬈髮」。④一八二三年二月二十八日，他寫信給音樂出版商說：「我的身體狀況還是無法走出房子。」⑤這可能是指他的梅毒有傳染力，或是症狀很明顯。這個月他創作了A小調奏鳴曲，充滿悲哀、悔恨且鬱鬱寡歡。

三月初，他覺得好多了，「每件事情都不一樣」。本哈特限制他的飲食，開了一份特殊的菜單——麵包湯與小牛肉扇貝、大量的茶，而且要沐浴齋戒，典型治療初期梅毒的方法。但是，病情沒有持續改善。舒伯特說：「沒有人知道他人的痛苦。」⑥幾天後，他寫信給里奧波・庫貝威瑟（Leopold Kupelweiser），表示他對自己的狀況完全絕望：

一句話，我非常不快樂，是全世界最可憐的人。想像一個人的健康再也無法恢復，只會更糟，不可能改善；我說，想像一個人最光明燦爛的希望已經完全破滅，只剩下深沈的痛苦，他對美好事物的熱情（至少有些刺激）即將消逝，問問你自己，這不是一個最可憐、最不快樂的人嗎？——「我無法平靜，心情沈重，再也無法恢復往日情景。」這首歌我現在每天唱，每晚就寢時真希望就此長眠不起，每天早晨只讓我想起昨天的悲痛。⑦

他充滿深情地結束此信，送給朋友一千個吻。三月二十九日，他在筆記本上寫著：「痛苦與不悅，更加深理解，也加強理性。」

七月，庫貝威瑟向蕭伯報告，他聽說舒伯特生病，後來又報告「病得非常嚴重」。八月，舒伯特覺得好些了。他通知蕭伯說：「我忙著跟蕭佛（Schäffer）通信，現在身體還不錯。能否完全復原，我很懷疑。」⑧十一月十二日，他自己報告說「現在病得很重」。⑨十月或十一月，他在維也納總醫院接受幾個星期的治療。他非常沮喪，全心投入工作，譜出一整個系列的曲子。他寫給信蕭伯說：「我希望恢復健康，只要能康復，我就會忘記許多憂愁。」⑩

許溫德在耶誕夜寫信給蕭伯說：「舒伯特好些了，他因爲疹子必須將頭髮剪掉，不久就會再長出頭髮，他現在戴的假髮很舒適。」⑪梅毒第一次發燒與出疹子，通常伴隨著禿頭症或是局部掉髮，但是舒伯特十二月的狀況似乎是疹子復發，因爲許溫德的筆記提到，他的頭髮是剪掉而非脫落。

其次，他的左臂太痛而無法演奏鋼琴⑫，他訴說痛澈骨髓。口腔與喉嚨受傷，讓他無法唱歌，再也沒有「舒伯特晚會」了。他覺得好像中毒。不過，他可以作曲。他寫信給哥哥費迪南（Ferdinand）說：「確實，快樂時光一去不復返，當時每件東西對我們而言，似乎都閃耀著年輕的光輝，但是這段時間我體認到痛苦的眞實，我努力以想像力去美化（感謝上帝）……。我作了一首雄偉的奏鳴曲與變奏曲，以我自己爲主題，都是四手聯彈，我已經寫好了，可以證明我說的沒錯。」⑬舒伯特所說的就是《鋼琴二重奏》（*Grand Duo*），C大調奏鳴曲與降A大調變奏曲。

舒伯特的健康再度改善，一八二四年十一月，他覺得「又變年輕」。但是，沒多久又住院了。這一年的年中本來無恙，後來卻病重到無法參加新年宴會。在他健康狀況良好期間，許溫德說舒伯特「像雲一樣無憂無慮，而且很健康」，蕭伯對於朋友康復也表示欣喜。安東·歐騰華（Anton Ottenwalt）提到有一次復元後：「舒伯特看起來健康又有活力；他心情愉快，談話很友善，是那種發自內心眞正的愉悅。」⑭舒伯特很欣喜地寫信給父母說：「很高興每個人都健康，感謝上帝，這讓我自己覺得更健康。」⑮在這段康復期間，舒伯特爲英國詩人史考特（Scott）的抒情詩《湖上美女》（*Lady of the Lake*）譜曲，其中包括《聖母頌》（*Ave Maria*）。舒曼發現這時期的奏鳴曲「令人聞之落淚」。

一八二六年夏末，舒伯特又發病。他的朋友包恩菲德（Bauernfeld）在日記中寫道：「舒伯特病重，他應該吃『年輕的孔雀』，文藝復興時期喜歡自誇的金匠與雕刻師契里尼（Benvenuto Cellini），聲稱吃孔雀治好他的梅毒，有人推薦這個秘方給年輕人。」

這時候舒伯特正在譜寫甜美感傷的歌曲集《冬之旅》（*Die Winterreise*），他感到非常空虛沮喪。朋友史包恩（Spaun）寫道：「有時候舒伯特心情陰鬱，看起來筋疲力盡。我問他怎麼回事，他只是說：『你今天到施勒伯（Schrober）來，我唱一些感傷的歌曲給你聽。我想聽聽你的意見。這些歌曲比其他更令我感動。』他說得沒錯，我們很快就都傾心迷戀這些感傷的歌曲……目前沒有比這些更優美的德文歌曲。」⑰舒伯特以充滿感情的歌聲，爲朋友演唱完整的《冬之旅》。他們被這歌曲的陰鬱感動得說不出話，從許多朋友的記錄看出，他們發現舒伯特此後一直病得很嚴重。

一八二八年三月二十六日，舒伯特在朋友的要求下舉行獨唱演奏會，結果非常成功。這次演奏會是他作品最具創意時期的開端，包括他自己的安魂曲——降E大調彌撒曲。這時候他長期頭痛、頭昏眼花、血壓突然直衝腦門。他也酗酒，脾氣變得暴躁無法控制。柴利（Chézy）就指出：「他血液中的酒精增加之後，就躲到角落，很快就又出來大發脾氣，破壞一切東西，像是砸碎杯子盤子，這時候他齜牙咧嘴，眼睛緊閉。」⑱

一八二八年九月，舒伯特離開維也納，跟著哥哥搬到郊外一棟新房子。一天晚上他和費迪南吃晚餐，費迪南在回憶錄中提到：「十月最後一個晚上，他打算吃魚，吃了一口，突然扔下刀叉，說這食物讓他感到噁心，好像吃毒藥一樣。從這時候開始，舒伯特幾乎什麼都沒吃，只吃藥而已。」⑲舒伯特每天散步三小時，認爲運動有幫助，但是在十一月十二日，他寫信給蕭伯說：「我生病了，有十一天幾乎沒吃沒喝，我在椅子與床鋪之間步履蹣跚走來走去。林納（Rinna）爲我治療。即使我吃了東西，很快就吐出來。」⑳十一月十四日，舒伯特覺得很虛弱，繼續躺在床上工作，修改《冬之旅》。死前兩天，他說頭好像在燃燒。十一月十七日，開始精神錯亂，瘋狂地唱歌，很難待在床上。十一月十八日晚上，他想像自己在地底下，要求費迪南不要放他一個人在那裡。他死前對醫生說：「這裡，這裡就是我的終點。」

舒伯特最後所聽的音樂，是貝多芬升C小調弦樂四重奏，作品第一三一號，這是應他的要求在床前所做的私人演奏。他的葬身之處與貝多芬只隔三座墳墓，兩人都被挖出來再重新埋葬。他的頭被切割下來，並且拍照。

對外正式宣佈的死因是神經熱，這很曖昧。山姆斯指出，爲什麼用這個名詞而不是傷寒，畢竟大家已經接受傷寒一段時間了，顯然是因爲舒伯特死前的症狀與傷寒很不一樣。

九月時，舒伯特曾經因為暈眩以及腦部充血接受治療。當時他狀況很好，津津有味地閱讀詹姆斯．庫伯（James Fenimore Cooper）的書，還校對錯別字。他的朋友指出，他的狀況看來不嚴重，並且規劃好未來。山姆斯提出問題：「傷寒的症狀很明顯，而且症候大家都很熟悉，因此對於一個垂死的末期傷寒熱病患，這樣的論斷可以理解嗎？」㉑他進一步推測，舒伯特覺得被下毒以及暈眩、失眠、頭痛，可能是因為水銀中毒。舒伯特最後的醫生是喬瑟夫．威林（Josef von Vering），威林的父親在一八〇一年夏天為貝多芬治療，喬瑟夫寫了兩本有關梅毒的書，以及一本有關水銀的用法——《以汞劑治療梅毒》（*Concerning the Treatment of Syphilis by Applying a Mercuric Liniment*）。他第一次為舒伯特檢查，進一步做血液分析，發現舒伯特沒救了。

山姆斯奇怪的是，為什麼以前的醫學權威沒有推測舒伯特的死因是第三期梅毒。他指出，嚴重貧血是第三期梅毒的特徵，並且引用一九六三年坎納醫生的意見，末期的症狀還有大腦動脈閉塞，「這是腦部梅毒直接造成的結果。」㉒舒伯特自知得了梅毒，不僅在他的信中表明，在他充滿死亡哀思的浪漫音樂中更是清楚表達，這都是他最辛酸的證言，使我們更加了解梅毒患者的切身體驗。他作品的旋律，表現出一個年輕人面臨死亡的懼怕心境。他活得不夠長久，沒有體驗到末期梅毒在最後階段有時會出現的愉悅心情。他只知道梅毒初發階段的痛苦：「每天早晨只讓我想起昨天的悲痛。」

註釋

①布理安・紐博德（Brian Newbould）《舒伯特》（*Schubert: The Music and the Man*, Berkeley: University of California Press, 1997），p.178。

②艾利克・山姆斯（Eric Sams）〈重驗舒伯特的疾病〉（Schubert's Illness Re-examined），《醫學時代》（*The Musical Times*）112, no. 1643（January 1980）：15-22。

③安東・紐梅耶（Anton Neumayr）《音樂與醫學》（*Music and Medicine: Haydn, Mozart, Beethoven, Schubert*, Bloomington, Ill.: Medi-Ed, 1994）Vol. I，布魯斯・庫柏・克拉克（Bruce Cooper Clarke）譯，p.372。

④紐梅耶，Vol. I, p.372。

⑤奧圖・多利奇（Otto Erich Deutsch）《閱讀舒伯特》（*The Schubert Reader*, New York: Norton, 1974），Eric Blom 譯，p.270。

⑥紐梅耶，Vol. I, p.273。

⑦紐梅耶，Vol. I, p.373。

⑧多利奇，p.286。

⑨紐梅耶，Vol. I, p.370。

⑩多利奇，p.301。

⑪紐梅耶，Vol. I, p.372。

⑫紐梅耶肯定發現梅毒，但是他考慮到，手臂的疼痛是因為演奏鋼琴太多，頭痛是因為眼睛疲勞，因為他假設梅毒從一八二四年起就治癒。但是，梅毒在當時並沒有藥可醫。

⑬多利奇，p.363。

⑭紐梅耶，Vol. I, pp.377-378。

⑮紐梅耶，Vol. I, p.379。

⑯紐梅耶，Vol. I, p.382。

⑰紐梅耶，Vol. I, p.386。

⑱伊莉莎白・麥凱伊（Elizabeth Normal McKay）《舒伯特》（*Franz Schubert: A Biography*, Oxford: Clarendon Press, 1996），p.147。

⑲紐梅耶，Vol. I, p.391。

⑳紐梅耶，Vol. I, p.393。

㉑山姆斯〈重驗舒伯特的疾病〉，p.19。

㉒山姆斯〈重驗舒伯特的疾病〉，p.21。

10 舒曼
Robert Schumann, 1810-1856

一八三一年，我是梅毒病患，以砷治療。

——舒曼（Robert Schumann）

天使（對著舒曼）口述舒伯特所有作品的精神，這是舒曼突然發瘋之前一個星期的經歷。一八五四年二月十日星期五晚上，舒曼突然嚴重耳鳴，強烈而痛苦的聽覺混亂持續了一星期，直到變成音樂與「奇妙的」天使聲音，包括一組天使主題的五首變奏曲。舒曼在一八二八年的日記裡，祈望舒伯特能上天國。他聽到舒伯特死訊的晚上，徹夜哭泣：「舒伯特，你來自天國，太快就被召回去……你是天國的精神，春天的花朵是你的殮布。」①

這次發作之後，舒曼被送到波昂附近的精神病院，他的醫生法蘭茲·理察斯（Franz Richarz）每天記錄這位著名的病人，包括他的飲食、醫療、發怒、幻想。有時候舒曼發脾氣

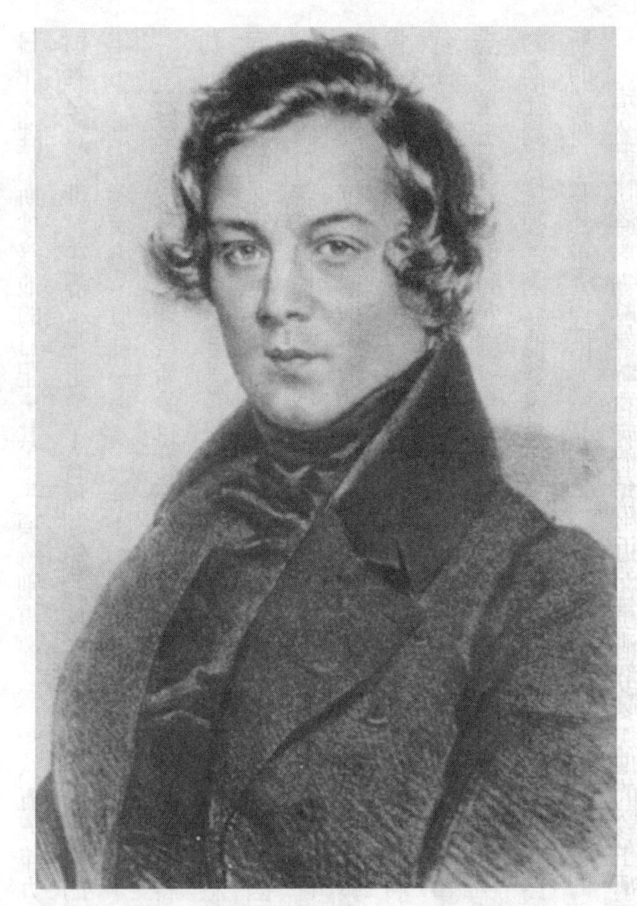

圖 10.1　羅伯特・舒曼〔國會圖書館〕

與妄想症病發，理察斯就記載：「不安、狂暴、喧囂；毆打護理員，說『每個東西都有毒』；晚上不斷興奮、咆哮、狂怒。」②其他時間平靜理智，彈奏鋼琴、作曲、寫信、寫日記。理察斯抄錄他的日記，其中一項特別重要：「一八五五年九月十二日，他忙著計算財務之後，非常平靜。最近寫下各種簡短的反省，以及內心憂鬱的內容，例如『一八三一年，我是梅毒病患，以砷治療。』」③

舒曼死後多年，理察斯的日誌都沒公開，理察斯姨媽的教子將日記傳給教子的姪兒艾利伯特・雷曼（Aribert Reimann），他在一九七三年繼承之後，按照叔叔的要求，遵守醫生與病患之間的保密約定，將日記放在家中。他爲此猶豫不決，經常因此失眠，最後在一九九一年，將日誌交給柏林的藝術學院檔案處。「即使著名的期刊」都曾報導，說克拉拉・舒曼爲了跟布拉姆斯繼續戀情，將丈夫硬塞到精神病院。醫學史家與病理學家法蘭茲・法蘭肯（Franz Hermann Franken）根據這日誌提出報告，平息此一謠言。他的結論是，傳說羅伯特・舒曼與克拉拉是對「怨偶」，根本就胡說八道，而且忽略了一件事實，舒曼的命運是日爾曼浪漫主義最淒慘的悲劇。④基於理察斯的記錄中，提及「動手攻擊醫師」、「將給他喝的酒吐到火爐裡，因爲他覺得是尿」以及「毆打護理員」，他認爲克拉拉將丈夫送到理察斯的診所，有其正當理由。

法蘭肯問道：「理察斯的病情報告現在澄清舒曼疾病的診斷嗎？這問題的答案已經很明確。理察斯描述大腦退化的特徵，與梅毒引起的進行性癱瘓顯然有關。」⑤法蘭肯列出理察斯報告中各種進行性癱瘓症狀，指出舒曼說話困難且較難理解、抽搐、人格退化，以及最重要的是瞳孔放大程度不同。解剖報告也指向梅毒：「他描述在大腦底部有黃色凝膠狀的團塊，我們在一九八一年就已懷疑很可能是梅毒瘤，兩者相符。」⑥在頭骨底部所發現的骨瘤，也令人起疑。還有心臟的狀況，彼得‧奧斯華德（Peter Ostwald）形容為「肥大、軟弱、所有的心室都太大」，他的評論是：「如果舒曼有梅毒，影響到心瓣膜或主動脈，可能引起心室擴大。」⑦理察斯診斷為不完全的癱瘓；法蘭肯認為這在今天是不證自明的，因為理察斯不知道舒曼之前得過梅毒，所以不曉得與進行性癱瘓之間的因果關係。

「一八三一年，我是梅毒病患，以砷治療。」這段話有明確的時間與治療方法，顯示舒曼知道自己感染梅毒。他可能隱藏這個秘密二十年以上，有告訴克拉拉嗎？克拉拉的傳記作家之一南希‧瑞琪（Nancy Reich）認為，她不知道丈夫感染，也和舒曼的醫生一樣，認為舒曼工作過度而精神出狀況。但也有可能他們共同保守這個秘密到最後。舒曼之前在日記中都沒有提到，為什麼最後說出這秘密？瀕臨死亡、害怕發瘋、由於理察斯認為外面的訪客可能會刺激舒曼不斷痴呆因此無法跟克拉拉見面，這些原因都可能使舒曼覺得，他的秘密不再那麼重要了。他可能私自匆匆寫下，不知道理察斯將日記仔細抄錄在他的醫生日誌中。

舒曼的父親打破家族耕種的傳統，成為書商與作家，他的母親是外科醫生的女兒，歌聲媲美歌劇的演唱家。舒曼從小很有藝術天份，作曲、寫詩、唱歌都行，還會演奏長笛、大提琴與鋼琴。他到萊比錫學法律，這並非他的興趣與所長。他向母親抱怨說：「我對乏味的法律學永遠不會有興趣，一開始冰冷的定義就讓我倒盡胃口。」⑧他活潑好動，喜歡劍術、騎馬、體育。他在一八三〇年七月三十日的日記寫道：「我整個生活就是在詩歌與散文，或者說音樂與法律之間，掙扎了二十年……現在我站在十字路口，心裡想著何去何從？」⑨最後，舒曼說服著名的鋼琴老師菲德烈．魏克（Friedrich Wieck）收他為學生，終於選定以音樂為職志。

舒曼第一次見到魏克的女兒克拉拉時，她才九歲。克拉拉是天才兒童，她舉行演奏會，在歐洲享有盛名，有一次在私人演奏會上，甚至連歌德也讚賞不已。雖然克拉拉是舒曼一生最鍾愛的人，也是舒曼小孩的母親，但是一八三一年，舒曼的感情放在一位名叫克麗絲特（Christel）的女人身上，日記中有時稱他為夏麗塔斯（Charitas）。就在這一年，舒曼因為感染被送進醫院。克麗絲特住在魏克家中，可能是女傭或學生。

他提到夏麗塔斯，顯然都和性慾有關，像是「夏麗塔斯完全達到高潮，還流血」、「充滿熱火般的熱情」、「克麗絲特興奮一分鐘」、「克麗絲特也沒有達到高潮」。一八三一年五月，他的日記提到在陰莖上有「創傷」，導致「刺痛與錐心之痛」，接著寫下一句箴言：「只有罪惡帶來復仇的女神（Nemesis）。」克麗絲特聽到這個狀況，臉色發白。

這對不幸的戀人分別向舒曼的朋友大提琴家克里斯汀・葛洛克（Christian Glock）請教。葛洛克剛從醫學院畢業，建議舒曼以水仙花的水浸泡膿瘡，這是從嘉倫（Galen，譯註：六世紀時希臘名醫）時代就使用的藥草療方。舒曼在日記上寫道：「包皮因為浸泡水仙花的水而感到刺痛。」⑩

這次發作之後不久，舒曼向母親說覺得自己得了霍亂或類似的疾病，他因為無法集中思緒，在房中待了六天，忍受胃痛、心痛與頭痛，再加上記憶喪失與覺得憤怒。看過葛洛克之後，他寫道：「但願我可以成為天才，將那些爛人都殺死，我要把他們裝入大砲裡射死。」⑪六月八日，他二十一歲，取得繼承權，並且有義務服兵役。

葛洛克規定要禁慾。六月十五日，舒曼再度與克麗絲特做愛，但是這次「心懷恐懼也沒有那麼享受」。他開始酗酒，並且在日記中透露想要自我毀滅的可怕傾向。「我又沈淪在爛泥中，難道沒有人從雲中伸手拉我一把？」⑫他提到「罪惡的日子，希望上帝與我的心靈可以原諒我。」⑬舒曼的病情轉變，他的心情也好不起來。九月二十一日，他寫信給哥哥朱利爾（Julius）：「我心情亂糟糟，真希望一槍射穿腦袋。」那一天，他吩咐母親，萬一他死掉，應該如何處理他的財物，包括他的鋼琴。

這個「創傷」是梅毒下疳嗎？症狀像是霍亂的發燒，還有伴隨而來的憂傷，是第一期梅毒的症狀嗎？初期下疳通常不會痛，但如果伴隨另一種性病的超級感染，就可能非常痛。散佈全身的病痛、失去記憶、發燒導致無法集中精神以及所造成的憂傷，都是第一期梅毒的症狀。

雖然一八三一年是最可能感染的時間，不過這只是因爲舒曼覺得他在這一年感染，事實上可能更早或更晚。一八二五年，舒曼的姊姊艾蜜莉（Emilie）因爲「日漸痴呆造成悲痛」而自殺，可能是溺斃或跳樓。當時艾蜜莉二十九歲，比舒曼大十四歲。艾蜜莉有慢性皮膚病，必須「將毒藥投入她身體上最寶貝的部位。」⑭光是看皮膚的狀況，可能是牛皮癬，但是生殖器也有感染，而且沮喪憂傷不斷加重，再加上「偶爾沈默的發瘋」，都是梅毒的症狀。奧斯華德認爲：「艾蜜莉當然可能是器官中毒引起的精神病，甚至是梅毒，才引起皮膚病。」⑮如果艾蜜莉有梅毒，她可能因爲共用杯子或是濕毛巾而傳染給舒曼。根據司脫克估計：「一個家庭如果有一人得梅毒，那麼其他家人有百分之二十到四十的機率也會感染。」⑯

山姆斯提出第三個假設，認爲舒曼是在學生時代感染。他曾經由法蘭茲・海特曼（Franz Hartmann）治療，海特曼是使用順勢療法的醫生，也是順勢療法創辦人山姆・海涅曼的學生。山姆斯追蹤海特曼診所的記錄，發現有位病人因爲梅毒造成指頭下疳求診。這個病人是舒曼嗎？雖然這個假設證據薄弱，不過跟舒曼日記上一句話有關。舒曼到萊比錫上學之前，曾經去度假，並且記載各地：「漂亮的女孩─旅館老闆可愛的妻子─羅珊童貞難保─渴望的吻持續不斷─微笑的女侍─手指在裙底撫弄。」⑰只要幾隻螺旋原蟲透過小擦傷的傷口，就可能進入皮膚，引起「梅毒下疳」。

舒曼右手的第三、四指僵痛，且「疼痛滲透到手臂」⑱。由於這時候他計劃成為鋼琴演奏家，手指僵硬是很嚴重的問題，因此他四處尋訪名醫。一八三二年六月，他寫信給母親，說朱利爾會告訴她，他遇到一件很不幸的事情。他（跟著魏克）到德勒斯登找醫生。八月時，他告訴母親，他的公寓看起來像一間藥房。他害怕開刀，因此拒絕看外科醫生。他使用一套機器強化手指的力量，魏克稱為「手指酷刑」。雖然認為手指無法治癒，舒曼還是尋求各種偏方。卡爾・庫勒（Karl August Kuhl）教授建議一種奇怪的療法，叫作「動物浴」。舒曼將生病的手插入一隻剛屠宰的動物腹部，直到動物屍體變冷。他發現這方法不好玩，但至少可以增加力量，不過他害怕牛的天性可能會跟他自己的天性混在一起。庫勒也叫他將手整天泡在溫過的白蘭地中，睡覺的時候以藥草將疼痛的手臂包起來。

舒曼去看奧圖醫生（Dr. Otto），他以電擊法治療，用直流電使生病的部位麻木沒有知覺。一八三二年十一月，他放棄鋼琴，告訴母親說，以後他將演奏大提琴，因為這樂器只需要用左手的手指控弦。一八三三年三月，他接受卡爾・波提爾斯（Karl J. Portius）的治療，此人宣稱以電磁設備可以讀出心靈的品質，舒曼向他母親保證，這個人「不是吹牛或騙子」。⑲一八三八年，舒曼寫給克拉拉說：「有時候我覺得很不快樂，尤其是我的手生病之後。我告訴你一個秘密，情況更糟了。……我只能將兩根手指綁起來演奏，因為一根手指會絆到另一根……。現在你成為我的右手。」⑳舒曼的朋友路特醫生（Dr. Reuter）為克拉拉與舒曼這對情侶傳信，他們因為克拉拉的父親阻撓而分開，他為舒曼寫兩封陳情書，讓舒曼免服兵役。路特醫生說因爲舒曼右手的食指與中指有時候半麻痺，因此無法使用來福槍。梅毒可能引起手的問題，或使本來的毛病更加嚴重。

一八三三年夏天，萊比錫一名非專業的開業醫生海特曼，也是公認以順勢療法治療梅毒的權威，他告訴舒曼，對症療法（allopath）的醫生無法治好他的病。海特曼承諾自己可以在三個月內治好舒曼的病，但不知道他說的是梅毒或手疾。雖然舒曼發現順勢療法效力「薄弱」，但是海特曼的保證帶給他信心。海特曼堅持嚴格控制飲食，不能喝咖啡與酒，只能喝點啤酒，他還開個藥方，是奇怪的「微量藥粉」㉑——可能就是砷，舒曼在精神病院還記得。兩年後梅毒第二期應該會復發，順勢療法經常用白色的砷（arsenic albicans）治療梅毒。

舒曼再度發燒而病倒，海特曼將他隔離十四天，認爲有傳染力。舒曼寫信給克拉拉說：「今天我將所有包紮傷口的繃帶取下，醫生不讓我寫信，我當著醫生的面跟他開玩笑。我甚至威脅要攻擊他，如果他不讓我做我想做的事，我就將疾病傳染給他。現在他肯讓我做了。」㉒如果繃帶蓋住的是第二期梅毒復發的傷口，海特曼這樣做是對的。

傳記作家與醫學作家都無異議接受摩比斯（第一位揭露尼采得梅毒的神經學家）的診斷，認爲舒曼是得了霍亂。奧斯華德則加上一個有趣的曲解，說霍亂是梅毒的現代療法。不過，紐梅耶認爲舒曼的症狀根本不是霍亂。順勢療法的醫生指出第二期梅毒與霍亂之間的相似：「可能都很輕微，或者忽輕忽重，但最重要的特點是週期性，看起來像是霍亂，

有時發高燒到華氏一〇五度（攝氏四〇・五度），持續好幾個月。」㉓

雖然舒曼發燒，他母親約翰娜（Johanna）還是叫他回家，因爲他哥哥朱利爾肺結核病危。從舒曼的回信可以看出他病得很嚴重：「你好像不了解我的病有多痛苦……每次呼吸都是一陣痛……每次去拿信，回來就直接躺到床上休息，累得好像再也爬不起來。」㉔朱利爾死了，舒曼的大姨子羅莎莉（Rosalie）也死了。關於羅莎莉的死，舒曼寫道：

一個人就這樣突然走了，想起來就覺得恐怖，最可怕的是因為「我失去理智」而被上天懲罰。我不斷想到這點，所有的安慰與祈禱都沒有用，反而像是輕蔑與嘲笑。我到哪裡都感到焦慮，一想到「如果再也不能思考，怎麼辦？」我的呼吸就會中斷……我恐懼萬分，求診時告訴醫生所有的事情，比如我經常好像失去感覺，由於太焦慮不知道哪裡要轉彎，無論我是否完全無能為力都無法給人家保證，我可能無法照料自己的生活。㉕

那一年，他又寫了一封信給母親：

我簡直像一尊雕像，不覺得冷，也不覺得熱。只有強迫自己去工作，才感覺生命一點一滴回來……一陣強烈的潮熱，說不出的害怕，無法呼吸，隨時可能會失

去意識，現在比前一陣子好多了。憂愁沮喪完全打亂我平靜的心，如果你能略知一二，就會原諒我沒有寫信給你。㉖

一八三四年，舒曼可能向一位名叫歐妮思汀（Ernestine）的女子求婚，雖然對方接受，但是舒曼改變心意：「以我目前的病痛，我很怕在我受詛咒的手指上戴上珍貴的珠寶。」㉗克拉拉的父親一直反對女兒與舒曼結婚，一八四〇年，舒曼經過長期法律訴訟之後，終於跟克拉拉結婚，之後有幾年過得很快樂。㉘舒曼娶克拉拉時，已經過了傳染期多年。

法蘭肯寫道：「在典型的潛伏期之後，舒曼最遲在一八五〇年就開始神經衰弱，這是進行性癱瘓的前兆。」㉙如同我們經常看到，對於梅毒病患的研究，總是注意初期感染與末期症狀，而跳過中間數十年「典型的潛伏期」，好像這段期間發生的事在醫學上無意義。但是，我們看舒曼這段期間的生活，一次又一次發作，而且大多是梅毒發展的症候。路特醫生診斷出舒曼有容易中風的體質：「腦部、心臟與大血管充血，引起頭昏眼花」，因此有中風的危險。他不斷抱怨健康狀況越來越差，「悲傷的憂鬱症」，以及急性腹痛，並且因為沮喪憂愁而施以水療與瀉鹽治療，但是更加沮喪。克拉拉發現他費好大的力氣，幾乎無法走過房間。他說工作之後有嚴重的抑鬱，有時候生病，有時候很有生產力。他的日記充滿這樣的評語：「晚上發病——整夜失眠」、「生病，半想像，半真實」。他自訴的病情有：「精神疾病」、「中午十分焦慮」、「病懨懨的」、「焦慮與沮喪」、「憂鬱症」、「虛脫」與「虛弱」。他描述自己「活在一個有妄想症的國家」，談的是「愚蠢的妄想症想法」。舒曼請教海涅曼學校另一位順勢療法的醫生沃夫岡．穆勒（Wolfgang Müller），穆勒認爲藥物的毒性使得許多病人病情加重，舒曼還請教骨相學家。他經常憂鬱、緊張、急躁，也表示很害怕會發瘋。

舒曼在一次「嚴重精神病發作」之後，與卡爾．卡魯斯醫生（Dr. Carl Gustav Carus）約診。他們討論他眼睛目前的問題，卡魯斯開給他一些藥。第二位醫生海樂比（Helbig）則施催眠術來治療，認爲舒曼在作曲時陷入病態。舒曼拒絕海樂比醫生的藥，但是接受他的建議，以海綿沾冷水洗澡。他的耳朵開始有問題，不斷聽到歌唱與急流的聲音，每個噪音都變成音調。他有不眠症，也抱怨腳有「可怕的風濕病」。

一八五二年三月，一場嚴重的精神病發作，舒曼的健康急轉直下。那年夏天再度發作，這次更嚴重，胃口盡失，而且整個人更加虛弱。有一次度假，走完一段費勁的山路，舒曼昏倒了。回到家之後，他去看穆勒醫生，穆勒認爲只是太過勞累，處方是跳入萊因河冷水中十八次。舒曼聽他的話。六月，他描述說：「還是很不舒服」[30]，幾次之後，他說：「體力更差，非常疲憊。」[31]

克拉拉說她的丈夫「神經會抽搐」[32]。八月，他說神經持續震動，九月「後腦勺有燒灼感」以及「神經性頭昏眼花」。指頭與背骨有刺痛的感覺，以水蛭放血，有一次頭昏眼花「聽覺被奇怪的聲音折磨」。他說話困難，並且會抽搐。

舒曼開始舉行降靈會，跟已死的作曲家溝通。他捶打桌子，奏出貝多芬第五號交響曲《命運》的開頭曲式。有一次到波昂，風濕病發作非常嚴重，向多明尼克・蓋特醫生（Dr. Domenicus Galt）求診。艾利歐・史烈特（Eliot Slater）認爲，這時候腦血管中風可能和梅毒有關：「腦充血加上臨床上非常短暫的中風，在痲痺性痴呆初期常見。」㉝他「說話的器官很奇怪地衰退」㉞，筆跡變得無法辨識，不過他的樂譜還是很整齊。舒曼指揮時開始掉指揮棒，他用繩子將指揮棒綁在手腕。有人告訴他，除了他自己的音樂以外，再也不可以指揮其他人的曲目，他回答說：「莽撞、放肆。」㉟克拉拉也附和說：「主事者太粗俗。」㊱十一月，這對夫妻到荷蘭演奏一個月。舒曼的聽覺問題更嚴重。

他第一次發瘋，一開始在星期五晚上他聽到天使跟他說話，到了第二天早上變成魔鬼的聲音。舒曼是罪人，要下烈焰地獄，土狼與老虎包圍著他。一八五三年二月二十四日星期日，他工作得「非常欣喜」，滿身大汗，他害怕自己會傷害克拉拉，堅持要去精神病院。他整理出要帶的東西，第二天，暴風雨中到屋外遊蕩，走向萊因河，因爲身上沒有錢，將絲質圍巾給橋上的收費員。他縱身跳入河中，但是被一位漁夫救起。

三月四日，舒曼終於被送到精神病院。克拉拉悲嘆道：「我好痛苦！……我的心都碎了，再也不知道他過得如何，他在做什麼，是否還能聽到聲音……他睡得好不好，白天在做什麼，他有沒有問起我呢？」㊲狂妄的症候消退之後，舒曼又平靜下來，但此後幾個星期，他脾氣暴躁，嚴重的精神病再次發作，出現幻覺且講話毫無條理。醫生對他的病歷所知不多，因為沒有請教克拉拉。布拉姆斯寫信給克拉拉說，舒曼問到她是不是死了，因為他很久沒有聽到她的音訊——她寄來的信被扣住了。

朱利爾．葛林（Julius Grimm）前來探視，他說他的朋友說話溫柔，似乎很和藹可親，看起來健康強壯，胖了一點。但是晚餐時，他將酒倒在地上，說這酒被人下了毒藥。他覺得院方拿其他病人的排泄物給他吃。布拉姆斯也來探視，他說舒曼狀況很好，頭腦清醒靈敏。醫生告訴布拉姆斯，舒曼有時錯亂有時清醒。舒曼也寫點東西，但是筆跡混亂難認，而且經常忘記一小時前做過什麼。

舒曼住院第三年過世，布拉姆斯前來探視時，他說話含糊不清沒有條理。克拉拉要養家，還要支付住院費用，一聽到他惡化的消息，就暫停旅行演奏來看他。她回想起他迎接她時，「他對著我笑，費盡力氣擁抱我，因為他無法控制四肢。我永遠不會忘記，全世界的財富都無法與我交換這個擁抱。」㊳第二天，她去看舒曼時，他四肢痙攣，說話狂暴。舒曼喝了一點她帶去的酒，她認為舒曼還認得她。隔天，一八五六年七月二十九日下午四點，舒曼過世，當時克拉拉與布拉姆斯已經到火車站。她的日記寫她回來後，「我站在他的遺體旁，我摯愛的丈夫已經安息了；我只想到上帝，感謝他終於解脫了。我跪在他的床前……似乎一個偉大的精神圍繞著我——啊，但願他能帶我走。」㊴布拉姆斯頌揚道：「回想起舒曼的往事，這對我是很神聖莊嚴的。我永遠以這位高貴純潔的藝術家做為我的

模範。」㊵

舒曼精神健全的最後四年有五十首作品，關於這些作品的價值意見分歧。山姆斯認爲在水準之下：「一八四九年的作品明顯變差，往後更是如此，先是急劇升降，然後有些急躁。」㊶約翰・達華利歐（John Davario）則不同意此觀點，他說任何人覺得舒曼後期的音樂成就衰退，是因爲沒有深入了解。舒曼最後的作品，有些克拉拉認爲沒有價值便銷毀了。

舒曼的遺體葬於波昂。他和舒伯特一樣，頭顱被切下來做科學研究。貝多芬的部分耳骨在解剖時被取下，最後不知下落，舒曼的頭骨也一樣。

如果理察斯的日誌能夠早日公佈，精神病學家可能早就將舒曼的精神問題歸之於梅毒。結果他們費了好大勁尋求適當的診斷，所列出的各種假設，看起來就像美國精神醫學會診斷標準手册的目錄。舒曼不同時期的精神狀態，綜合說來有精神病、精神分裂、躁狂症壓抑、優柔寡斷、自戀、緊張性精神分裂症、偏執狂、壓抑，以及強制性妄想症。

診斷的文獻可分成兩派，一派認爲舒曼是精神分裂症，另一派認爲舒曼得的是躁鬱症（bipolar disorder）。摩比斯認爲是精神分裂症，年輕的漢斯・古魯勒（Hans Gruhle）教授與摩比斯意見相左，認爲舒曼的病是「循環性精神病型態的躁狂症壓抑」。摩比斯反駁說，精神分裂（當時稱爲 daementia praecox）與躁狂症壓抑失調通常很難分辨，但是他堅持舒曼的狀況不是因爲外物入侵（如螺旋原蟲）造成的。

彼得・奥斯華德（他引起大家公開討論梅毒的問題）一直認爲舒曼是精神病，不認同精神分裂也不贊成躁狂症壓抑失調。安東・紐梅耶很委婉地反對同事奥斯華德，他提出一份很複雜的診斷：複合型精神病或週期性的緊張性精神分裂症，涉及大部分基本的精神疾病。他說：「精神分裂症有一種症候與週期性憂傷的症候很像。」

奥斯華德寫道：「天才與瘋子經常被認爲有某種關連。在舒曼的生活中，很難劃分天才與瘋子清楚的界線。多少傳記作家、音樂理論家與精神病學家，爲了分辨舒曼的創意與精神病行爲，而感到困惑不解。目前沒有一個診斷能夠解釋這些現象。」㊸梅毒能夠解釋所有的症狀嗎？舒曼的狀況有沒有不符合梅毒的症候？

山姆斯清楚地將舒曼梅毒的症狀摘要如下：經常全身不舒服、耳鳴、眩暈、不眠症、頭痛、抑鬱、發瘋的徵兆、麻木、痙攣、書寫困難、言語混亂、喪失記憶、中風、骨頭與關節疼痛、精神病，以及驗屍所發現的症狀。

雖然還有些爭議，目前學術界都傾向於是梅毒。紐梅耶說：「從一八五〇年起，舒曼腦部的器官病變已經很明顯，目前無可爭辯，都認爲這是梅毒引起的進行性癱瘓。」㊹約翰・達華利歐（John Davario）補充說明：「雖然一直懷疑舒曼早年得過梅毒，但我們現在可以合理地肯定，確實是梅毒。所有的疑問都得到解答。」㊺

舒曼雖然疾病纏身多年，但還是創作不輟。麻痺性痴呆被稱爲「浮士德式的交易」，因爲在發作之前幾個月雖然很痛苦，但會週期性出現心情愉快的欣喜做爲補償。舒曼顯然錯失這項獎品，除了在他崩潰的時候，短暫出現天使合唱的歌聲，以舒伯特的天國演奏會爲他祝福。另一方面，他與克拉拉婚姻美滿，和小孩關係穩定，許多梅毒病患則沒有這樣的家庭生活。

註釋

①安東・紐梅耶（Anton Neumayr）《音樂與醫學》（*Music and Medicine: Hummel, Weber, Mendelssohn, Schumann, Brahms, Bruckner*, Bloomington, Ill.: Medi-Ed, 1995）Vol. II, p.238。

②一九九四年，柏林藝術學院檔案基金會的一份文件中，有法蘭茲・理察斯（Franz Richarz）在日記中引用舒曼的話。在這份文件中包括雷曼（Aribert Reimann）撰寫的〈舒曼的晚年：疾病記錄〉（The Last Years of Robert Schumann's Life: Record of an Illness）以及法蘭肯（Franz Hermann Franken）的〈舒曼在恩登利奇精神療養院〉（Robert Schumann in the Mental Institution at Endenrich）。

③法蘭肯，p.11。

④法蘭肯，p.8。

⑤法蘭肯，p.7。

⑥法蘭肯，p.7。

⑦彼得・奧斯華德（Peter Ostwald）《舒曼：音樂天才的內心聲音》（*Schumann: The Inner Voices of a Musical Genius*, Boston: Northeastern University Press, 1985），p.298。

⑧紐梅耶，Vol. II, p.242。

⑨紐梅耶，Vol. II, p.252。

⑩紐梅耶，Vol. II, p.256。

⑪奧斯華德，p.76。

⑫奧斯華德，p.78。

⑬奧斯華德，p.78。

⑭奧斯華德，p.21。

⑮奧斯華德，p.21。

⑯約翰・司脫克（John H. Stokes）《現代臨床梅毒學》第三版（*Modern Clinical Syphilology*, Philadelphia: Saunders, 1944），p.1075。

⑰紐梅耶，Vol. II, p.241。

⑱紐梅耶，Vol. II, p.263。

⑲紐梅耶，Vol. II, p.264。

⑳約翰・達華利歐（John Davario）《舒曼》（*Robert Schumann: Herald of a "New Poetic Age"*, Oxford; Oxford University Press, 1997），p.79。

㉑奧斯華德，p.97。舒曼一八三三年六月二十八日給他母親的信。

㉒紐梅耶，Vol. II, p.266。

㉓班奈吉（N. K. Banerjee）《淋病與梅毒的順勢療法》（*Homeopathy in the Treatment of Gonorrhoea & Syphilis*, Delhi: B. Jain, 1995），p.175。

㉔奧斯華德，pp.99-100。

㉕奧斯華德，p.101。

㉖奧斯華德，p.103。

㉗奧斯華德，p.113。

㉘艾利歐・史列特（Eliot Slater）〈舒曼的病〉（Schumann's Illness），收錄於《舒曼》（*Robert Schumann: The Man and His Music*, London: Barrie& Jenkins, 1972），沃克（Alan Walker）編，p.409。

㉙法蘭肯，p.7。

㉚奧斯華德，p.249。

㉛奧斯華德，p.250。

㉜奧斯華德，p.248。

㉝史列特，p.410。

㉞奧斯華德，p.259。

㉟奧斯華德，p.270。

㊱奧斯華德，p.270。

㊲奧斯華德，p.278。

㊳奧斯華德，p.292。

㊴奧斯華德，p.294。

㊵達華利歐，p.489。

㊶山姆斯，〈重驗舒伯特的疾病〉，p.276。

㊷紐梅耶，Vol. II, p.362。

㊸奧斯華德，p.xi。

㊹紐梅耶，Vol. II, p.359。

㊺達華利歐，p.484。

11 波特萊爾
Charles Baudelaire, 1821-1867

我們血液裡都有共和的精神，就像我們骨頭裡都有梅毒。我們是民主的，也是梅毒的。

——夏爾．波特萊爾（Charles Baudelaire）

波特萊爾的詩集《惡之華》（*Les Fleurs du mal*），主題是美與墮落，震驚同時代的人，被指爲淫穢。其中有六首詩與女同性戀、吸血鬼有關，被法國內政部公共安全局查禁。福樓拜（Gustave Flaubert）寫了一封深表憤慨的信給這位年輕人，問說到底他冒犯了什麼？宗教？還是公共道德？福樓拜寫道，告發一本詩集，這實在很新鮮。波特萊爾告訴母親，《惡之華》見證了他對每件事情的憎惡與仇恨。詩人保羅．魏侖（Paul Verlaine）稱他爲「被詛咒的詩人」（*le poète maudit*）。

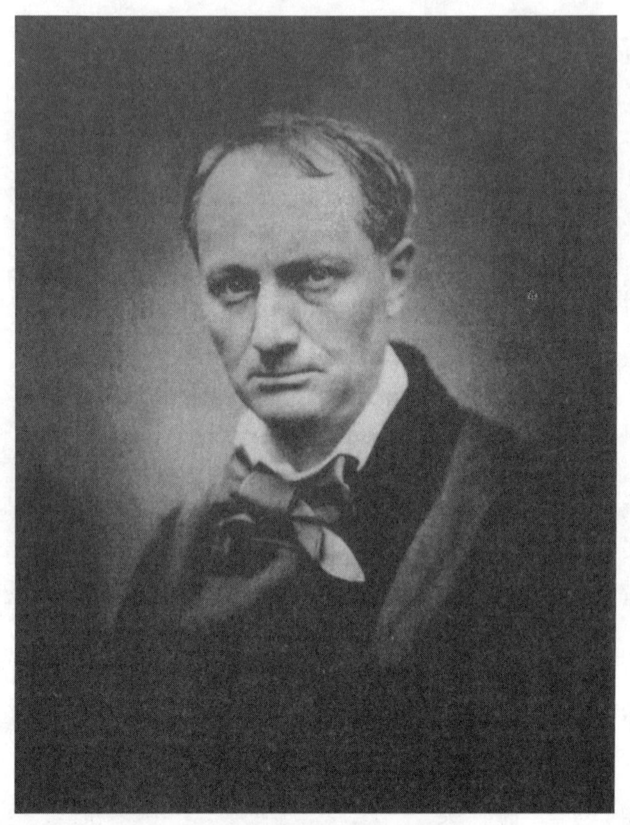

圖 11.1　波特萊爾〔堪薩斯大學史賓塞藝術館〕
（Spencer Museum of Art, University of Kansas）

波特萊爾的憎惡與仇恨，有多少是跟他知道自己得了梅毒有關呢？（*Mal* 指的是邪惡，也是疾病。）波特萊爾從來沒有公開提起他的疾病，不過在家書中有提到。一八六一年五月六日，他向母親承認道：「你知道我年輕時得了性病，後來我以爲完全治癒。一八四八年之後，在迪戎（Dijon）復發，又消退了。現在轉變成新的型態，皮膚留下瘡疤，所有的關節都很僵硬。你可以相信我，**我知道怎麼回事**。除了所遭受的悲慘狀況，更糟的是我內心非常懼怕。①這種悲傷和波特萊爾著名的狂放聲明：「作家第一次看到校對清樣時，像學童第一次出水痘一樣驕傲。」②形成強烈的對比。

傳記作家從波特萊爾與弟弟的來往信件中推斷，他感染的日期是一八三九年十一月或十二月，當時他十八歲，住在巴黎的拉丁區。他剛被軍校開除，因爲拒絕交出他寫給另一位同學的紙條，反而將紙條呑下肚。他自己準備考試，並且考試通過。他住在拉丁區兩年，從事寫作，直到一八四一年母親安排他去印度，希望他能因此放棄波希米亞式的生活。他提前回到巴黎，得到一筆巨額遺產之後，過得很奢華。一八四四年，他將遺產揮霍大半，家人向法院申訴，因此往後由法定監護人發放零用金給他。波特萊爾在巴黎寫評論、散文、詩歌，他對庫爾貝（Courbet）與德拉克洛瓦（Delacroix）的藝術批評，得到某些人的賞識。他也完成自傳體的小說《芳法羅》（*La fanfarlo*），翻譯愛倫坡（Edgar Allan Poe）（疑似梅毒病患）的書，稱愛倫坡是他的「靈魂雙胞胎」，並在刊物上發表詩。

二十年後，波特萊爾警告他的好友與出版商波列－馬拉希（Auguse Poulet-Malassis）要小心他的梅毒，因爲以他自己復發的經驗，外表沒事，不代表就治癒了。他覺得有可能治癒，他自己就很幸運治好了，他說：「你所說的症狀，我以前也有。不過，我敢說，得過梅毒完全康復之後，身體更健康強壯。」③但是，他後來沒有更健康強壯，因爲他的梅毒並沒有治癒。

波特萊爾的愛情生活是個謎。有些傳記作家認爲他和雅娜・杜瓦爾（Jeanne Duval，譯註：黑白混血女郎，或譯冉・莒娃兒）只是窺淫狂的關係，而波特萊爾是個處男。由於他得過性病，在他的筆記本發現可能是妓女的地址，因此這種論調很難讓人認同。納達（Nadar）研究波特萊爾，副書名就叫「處男詩人」（*le poète vierge*）。紀德（André Gide）在日記上（一九二一年）記載，普魯斯特（Proust）認爲波特萊爾是同性戀。紀德的日記寫道：「『你不會相信他曾經做過』……普魯斯特說：『什麼！他大叫說，我知道的正好跟你相反；你怎能懷疑他做過？他，波特萊爾！』」④

波特萊爾與杜瓦爾斷斷續續同居十九年，她是波特萊爾寫作《惡之華》中〈黑維納斯〉（Black Venus）的靈感。我們對她所知不多，她話少，也沒有留下文學作品。他們相遇時波特萊爾是個有錢人，雖然後來比較窮，還是設法時常接濟她——無論他們有沒有同居。她離開他時，他向母親吐露，她是他唯一的娛樂、唯一的樂趣、唯一的同志。他十天沒睡，經常嘔吐，而且還哭泣。

傳記作家可不像他一樣喜愛杜瓦爾。羅傑・威廉斯（Roger Williams）描述她是「邪惡與貪得無厭的妓女，淫蕩的動物，沈溺在各種性愛中。她無心無肝無血無淚，即使不是妓女，也有妓女的專業技能與天性。她很快就帶領波特萊爾墮落，而且知道如何操控他。」⑤其他人則說杜瓦爾是個愚蠢淫穢、骯髒邋遢、虛僞不實、吸毒酗酒的女人。波特萊爾自己描述她是「沒有感情冰冷的女神，冷酷無情、狡猾奸詐、性感卻又孤高，只能崇拜她冷漠的形象以及毀滅性的性感。」⑥杜瓦爾最後被人看見，是在一八七〇年，獨自撐著枴杖在巴黎街頭行走。

波特萊爾二十四歲時，曾經留下遺書以及自殺聲明給杜瓦爾，然後自己刺傷胸部（並無大礙）。「睡覺也累，起床也累，無法忍受下去。我要自殺，因爲我對其他人而言沒有用，**對我自己則很危險。**」⑦不過，他還要痛苦好幾年才會死。

波特萊爾後來自訴許多肉體上與心理上的病痛，都是梅毒復發的徵兆。「疾病使得智慧與意志乾枯，或是精神的怯懦使得身體疲憊？我不知道。我只覺得非常氣餒，無法忍受這孤寂，一直擔憂莫名的災害，對我的力量完全沒有信心，一點慾望也沒有。」⑧他在一次輕微癱瘓後，自訴有消化不良與神經方面的問題，但是他不知道這跟以前感染梅毒有關。一八五八年年初，他向母親抱怨說：「我想我生病了，我是個病人，即使這疾病是想像的，我還是個病人。我一直恐懼、心悸、喘不過氣，尤其是在睡覺時，這不是生病是什麼？」⑨

波特萊爾留下一段最有詩意的描述，暗示他精神錯亂：「我以欣喜與恐懼培養歇斯底里，我現在眩暈，今天，一八六二年一月二十三日，我體驗到一個不平常的警告：我覺得瘋狂翅膀的風吹拂過我。」⑩

一八六五年二月，他描述發作情形：

現在病情暫緩，趁機寫信給你。有時候激烈發作，今天早上我花了一小時才讀完你的信……你祝我身體健康。過去一星期，我簡直生不如死。感冒與神經痛或風濕病輪流發作，造成雙眼腫脹。你也知道，我的腸胃有問題已經四個月。八月與九月，這裡比較明亮溫暖，我才好過一點。但是過去兩個月，半夜總是會發燒。連續戰慄與發冷好幾個小時，最後天亮時我才筋疲力盡睡著，根本無法利用失眠的晚上寫作，醒來時嚇出一身冷汗，連睡覺也很疲憊。尤其是過去一星期，越來越痛苦。你也知道，痛苦之下沒有勇氣，除非是被動的勇氣。完全放棄意志力……既痛苦又無聊……我都沒有離開房間。⑪

他又說：「有好幾次我以爲康復了，結果第二天早上，沒有什麼明顯的因素卻又復發。」⑫他寫信給他的法定監護人安諧爾（Ancelle）說：「我的頭神經痛發作，已經持續兩星期。你知道這會讓人愚蠢與發瘋，今天爲了寫信給你和我母親，我必須用紗布包紮頭部，每個小時紗布都要拿去泡冷水。頭痛沒有去年嚴重，但是持續的時間更長。」⑬頭痛讓他感覺模糊不淸，他服用鴉片、洋地黃（digitalis）、莨菪（belladonna）以及奎寧。由於醫生不知道他過去已經服藥成癮，所以他服用鴉片的藥劑常是加倍或四倍。後來，他也服用鴉片酊，爲了治療暈眩還服用乙醚，以及自纈草根莖採製的鎭定劑（valerian）。

一八六六年一月，他在郵局爲了一件包裹，在雨中忍受寒冷等了四小時，引起嚴重偏頭痛。第二天他就病倒，在地上翻滾嘔吐。他的醫生可能不知道他得的是梅毒，認爲是歇斯底里。有位醫生警告他不要閱讀或作研究，好一個奇怪的處方，但波特萊爾也遵照醫囑。這個醫生眞是畜生，比起另一位強迫他戒酒的「血腥殘酷」醫生更糟。他自訴：「我又病了，病得很重。三天來不斷暈眩與嘔吐，只能躺在床上；因爲即使我蹲伏在地板上，還是會跌倒……我剛才想回到床上，費了一番手腳，因爲我很怕將扶靠的家具給推倒。」⑭波特萊爾告訴「畜生」馬克醫生（Dr. Marcq）詳細的病情：「我想你開出的忌口食譜完全沒有用，反正我都不會餓，我可以好幾天不吃東西。心情激動，心智朦朧，喘不過氣，頭痛欲裂，感覺鬱悶，充血，頭昏眼花。站著就跌倒，坐著也跌倒；都是很快就倒下來。每次一想到，我就不舒服。頭發高燒，冒冷汗。」⑮

一八六六年二月，波特萊爾寫信給朋友夏爾・阿謝利諾（Charles Asselineau），說他這二十個月以來幾乎都在生病。他描述說，頭部嚴重神經痛，風濕病產生激烈的刺痛感，跌倒，以及嘔出膽汁。有時候狀況很好，然後無緣無故感覺朦朧，接著頭痛得要死，出冷汗、嘔吐以及不省人事。他沒有想到這跟梅毒有關，問說：「你知道這種病嗎？以前有沒有看過？」⑯雨果的妻子經常探視波特萊爾這高貴稀有的靈魂，她告訴雨果：「他的心智逐漸失常，有神經方面的疾病，這些因素造成他憂鬱症。」⑰

波特萊爾在比利時的最後幾個月，喝了許多白蘭地，懷疑自己因爲洋地黃與莨菪而中毒。一八六六年三月，他麻痺性痴呆開始發作，文藝界傳言他酒精中毒與濫用藥物。他與攝影師涅特（Neyt）共進晚餐時，神情憂鬱，眼神迷惑，而且言語困難。皮耶・杜飛（Pierre Dufay）的記錄指出：「他茫然失神，不斷發抖，眼睛游移不定，好像被一陣恐懼點亮。」⑱晚餐後，波特萊爾到酒館喝白蘭地。涅特在酒館發現他，扶他回到旅館；早晨發現他半癱瘓。確實的日期不得而知，可能接近三月二十日，那天波特萊爾最後一次以自己的手寫信。〔「親愛的母親，我沒有生病，但也沒有很好。」⑲〕兩天後他就因爲右半身癱瘓，必須躺在床上。他第二次發作，但是復原不錯，還可以招呼雨果夫人。第二天雨果夫人告訴她先生：「波特萊爾完了……這疾病幾乎完全摧毀他的腦部，他們對病情感到絕望。……這實在很悲哀，因爲波特萊爾的精神是很稀罕的。」⑳四月，波列－馬拉希發現，雖然波特萊爾還能思考，但頭腦已不太清楚，他可以從朋友的臉上感受信息，但就像閃電一閃即逝。

波特萊爾癱瘓又無法說話，被送到慈惠姊妹會（Sisters of Charity）所開設的療養院。他從來不肯跟著修女在胸前劃十字，出口就是髒話，修女通知他母親。他母親先將這個褻瀆神明的兒子送到米諾（Grand Miroir）旅館，再安排送回法國。起初她計劃送他到布蘭琪醫生

（Dr. Esprit Blanche）在柏斯（Passy）開設的著名精神病院；布蘭琪醫生拜訪詩人內赫瓦（Gérard de Nerval）時曾經見過波特萊爾。不過，他母親最後在一八六六年七月將他送到另一家療養院。一八六七年八月三十一日，他面帶微笑死在母親的懷裡。死因是腦出血或中風。

羅傑．威廉斯認爲波特萊爾是在「潛伏期」，因此沒有出現症狀，他寫道：

「無論如何，波特萊爾認爲一八四八年與一八六一年的疾病，都與一八三九年的性病有關，我們必須推論後來的疾病與梅毒無關。」㉑因此威廉斯的結論是，波特萊爾對於疾病的聲明，有一種誇張的口氣。威廉斯認爲波特萊爾在巴黎街頭病情發作時，是因爲擔心金錢而引起的。

雖然衆所公認波特萊爾染有梅毒，但是筆跡專家分析從一八五八年起的手稿，發現心理失調的跡象明顯符合痳痺性痴呆，卻缺乏其他心理疾病（如誇大狂）的先兆，因此認爲他在腦梅毒發展初期就死了。

波特萊爾數十年來每天忍受梅毒的各種折磨：發燒、心悸、胃部緊張、腹瀉、疲憊、風濕痛、神經痛、腸胃抽痛、偏頭痛、喘不過氣、腸疾、暈眩、癱瘓、嚴重沮喪，以及害怕發瘋。在他的詩中，很清楚自己將是自己心靈的吸血鬼，被人拋棄，永遠沒有歡笑。如果他在詩中表達這種厄運（「一步一步，我們走進地獄／歡樂欣喜，經過黑如瀝青的刺鼻蒸氣」），他也能寫出許多快樂的喜悅。如果他在腐爛的肉體中看到高雅，他還是守著這身臭皮囊，穿著像個潔淨的花花公子，拿著頂端鑲金的枴杖，穿戴著粉紅色的手套、精緻的白襯衫、長背心與長褲。

註釋

①艾利克・鍾吉（Alex de Jonge）《波特萊爾》（*Baudelaire: Prince of Clouds*, New York: Paddington, 1938），p.55。

②羅傑・威廉斯（Roger L. Williams）《恐怖的生活》（*The Horror of Life*, Chicago: University of Chicago Press, 1980），p.5。

③發信日期一八六〇年二月十日，威廉斯，p.48。

④麥可・路希（Michael Lucey）《*Gide's Bent: Sexuality, Politics, Writing*》（New York: Oxford University Press, 1995），p.9。

⑤威廉斯，p.43。

⑥鍾吉，p.58。

⑦威廉斯，p.10。

⑧鍾吉，p.180。

⑨威廉斯，p.30。

⑩威廉斯，p.52。

⑪喬安娜・理察生（Joanna Richardson）《波特萊爾傳》（*Baudelaire: A Biography*, New York: St. Martin's Press, 1994），p.415。理察生認爲波特萊爾一直爲梅毒所苦，只有少數的傳記作家認爲波特萊爾久病纏身和梅毒有關，理察生是其中之一。

⑫理察生，p.417。

⑬理察生，p.432。
⑭理察生，p.434。
⑮理察生，p.434。
⑯理察生，p.437。
⑰理察生，p.443。
⑱理察生，p.446。
⑲理察生，p.446。
⑳理察生，p.452。
㉑威廉斯，p.49。

12 瑪麗・塔德與亞伯拉罕・林肯
Mary Todd（1818-1882）and Abraham Lincoln（1809-1865）

我現在是最悲慘的人，如果我的感受能夠平均分給每個家庭，全世界沒有一個人臉上會露出欣喜。

——亞伯拉罕・林肯（Abraham Lincoln）

瑪麗・塔德（Mary Todd）出身肯德基州名門世家，一八三九年，她遇見亞伯拉罕・林肯，當時林肯是自學而成的律師與州議員。經過長期追求與一次取消婚約之後，兩人於一八四二年結婚。他們生了四個小孩，只有羅伯特（Robert）長大成人。一八六〇年，林肯當選美國第十六任總統，瑪麗成爲第一夫人。林肯一上任，南方十一個州就宣佈獨立。

內戰接踵而至，打了五年，估計造成六十二萬九千人死亡，有些人認爲，其中有一半是死於疾病。一八六四年，林肯競選連任。一八六五年四月十四日，林肯在福特戲院

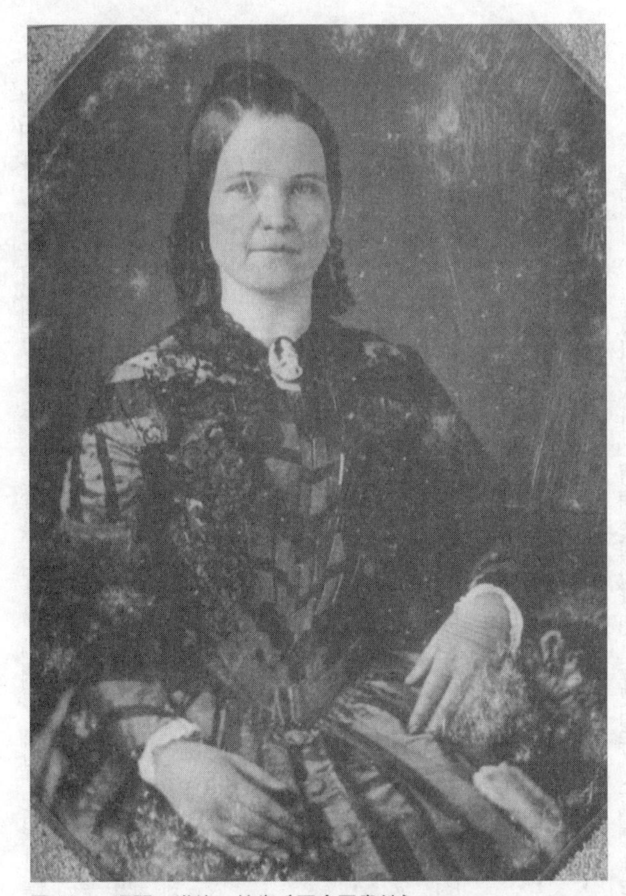

圖 12.1 瑪麗·塔德·林肯〔國會圖書館〕

（Ford's Theater）被約翰・布斯（John Wilkes Booth）槍殺，第二天去世，瑪麗成爲寡婦。林肯死後，瑪麗前往歐洲旅行，最後搬到芝加哥。

芝加哥的人發現她很古怪，穿著黑色寡婦縐綢，將現金與可轉讓的債券別在襯衣裡，漫遊街頭。她瘋狂購物，不知節制，沒有房子可以裝潢，卻買了許多窗簾布。林肯資產的管理者大衛・戴維斯（David Davis）認爲她不到一個月內購買八十四雙小孩的手套，根本是瘋了。一八七五年，她和兒子羅伯特住在太平洋大飯店（Grand Pacific Hotel）時，誤以爲電梯是浴室，服裝不整就走進去。旅館員工幫羅伯特帶她回房間，她大叫兒子要殺害她。旅館員工報告說，她很緊張容易受刺激。有一名侍者聽到她不斷說：「我害怕，我害怕。」

羅伯特失望之餘，只好申請拘捕令，以保障她與社區的安全。接受庭訊時，全由男性組成的陪審團只花十分鐘，就判決她因爲發瘋適合住在州立醫院，也等於說她不適合在其他地方生活。芝加哥一位順勢療法的醫生威利斯・丹佛斯（Willis Danforth）作證指出瑪麗「精神錯亂」與「腦袋發燒」。她幻想有個印地安的鬼靈，從她的眼睛拉出線，取出她的頰骨以及下顎骨的彈簧，掀開她的頭皮然後再把頭皮放回去。

山謬・布雷克醫生（Dr. Samuel Blake）補充說，她的腦部退化，也就是痴呆，情況越來越嚴重。她認爲有個窮兇惡極的男人跟蹤她，這並非完全是幻想，因爲羅伯特僱用平克頓（Pinkerton，譯註：私人警衛偵探公司）的偵探跟蹤她。羅伯特的證詞確定她必須被拘押，他說：「我不懷疑母親已經發瘋，她一直造成我很大的焦慮。」瑪麗嘆息道：「**啊！羅伯特，**

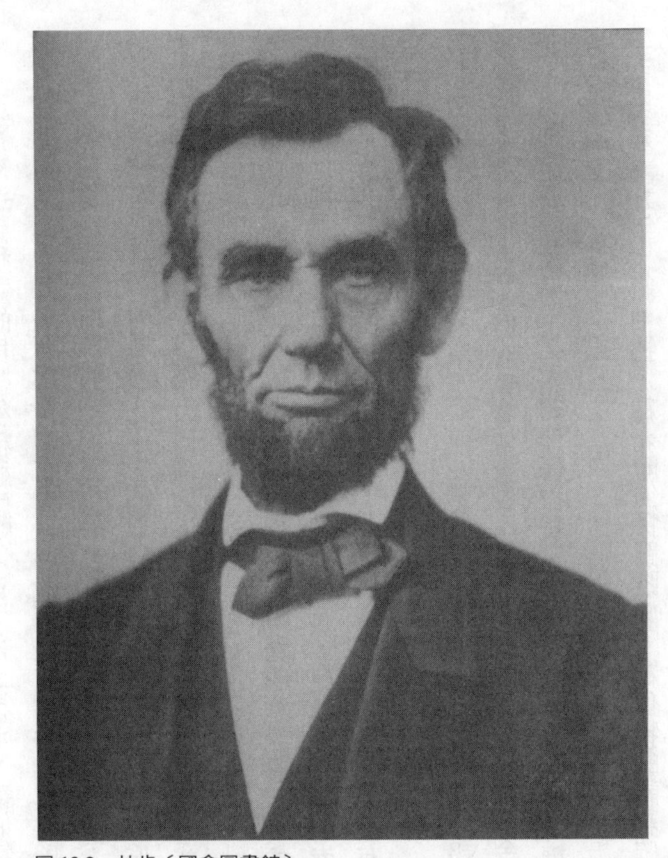

圖 12.2　林肯〔國會圖書館〕

想想我兒子竟然這樣對我。」有家報紙的標題是：「精神錯亂寡婦，悲慘生命又一章。」

瑪麗被送到私立的貝勒魯精神病院（Bellevue Place），羅伯特・佩特森（Robert Patterson）醫生在此照料二十五名有教養的女士。〔他拒絕已知的梅毒病人。〕他的診斷獨創一格：瑪麗・塔德是「道德精神病」，產生一種強制力，無視於「對女性而言很重要」的道德天性①，降靈師召開降靈會時，太多的血液集中在腦部造成這種疾病。瑪麗說她與死去的丈夫和三個兒子，經常以這種方式溝通。佩特森醫生說，這就造成精神失常。瑪麗住在貝勒魯精神病院不到四個月，法院就決定撤銷拘留她的理由。

一八八二年一月一日，四位醫生提出一份醫學意見書，要求國會提高瑪麗・塔德的寡婦撫恤金。他們向國會報告，瑪麗有各種症狀，包括「脊髓的索狀組織失常，虹膜反射作用癱瘓。」②脊髓的症狀是漸進的，最後會造成四肢癱瘓。沒有輔助工具，她無法安全行走，視力也退化到正常視力的十分之一。

其中一位醫生路易斯・沙伊（Lewis A. Sayre）告訴《紐約時報》說，林肯夫人因爲在巴黎從椅子上跌下來，造成脊髓重傷。國會大表同情，將撫恤金由三千美元提高爲五千美元，另外撥發一萬五千美元背部醫療費。她還沒拿到一毛錢，就在一八八二年七月十五日死於中風。

一九九九年，諾伯特・赫希洪（Norbert Hirschhorn）與羅伯特・費德曼（Robert Feldman）審閱四位醫生關於瑪麗進行性脊髓疾病的報告，他們發表一篇文章，從瑪麗・塔德的病歷判斷她得的是梅毒。③赫希洪與費德曼發現這是很明顯的脊髓癆病例，相信當時的醫生都很清楚脊髓癆大多是梅毒引起的，很可能爲了她的名譽（也爲了保護利益，以免被喜歡吹毛求疵的國會扣留津貼），就說她在法國從椅子上跌倒，脊髓受傷造成脊髓癆。「一八八一年底，關於脊髓癆的醫學知識已經很普遍，應該想到最可能的原因（梅毒），但是這四位醫生無可避免選擇最沒有貶抑的診斷，在先進的醫學中找出最可以接受的說辭。」④赫奇遜的結論是，眾所公認脊髓癆「幾乎只」發生在以前得過梅毒的病患身上。摩比斯更進一步指出：「我越是深入思索，越肯定沒有得過梅毒就不會有脊髓癆。」⑤赫希洪與費德曼指出，脊髓癆也可能因糖尿病引起，當時的醫生並不知道。由於瑪麗．塔德也可能有糖尿病，他們選擇最無傷大雅的診斷，不過也不排除梅毒的可能性。⑥

脊髓癆的診斷對於瑪麗．塔德的監禁，給了一個新的解釋：「在庭訊時歸因於精神病的症狀，顯然是脊髓癆所造成的。」⑦赫希洪與費德曼指出，脊髓癆閃電般的極端痛楚，患者可生動地描述出，像是眼睛被拉出線，或如同瑪麗自訴的，被人用刀碎屍萬段、背部有銳利燒灼的**痛楚**，或是覺得像身受火刑。

但是，脊髓癆只能解釋與肉體痛苦有關的精神症狀，佩特森醫生所描述的「道德精神病」，以及赫希洪與費德曼所提到的其他古怪與缺乏判斷力的行爲，又要如何解釋呢？赫希洪與費德曼提到的行爲，實在不像第一夫人所爲，根本就是罪犯：「瑪麗．林肯被公然指責收賄、暗中偵察、敲詐、浪費與偷竊，唯一沒有被指控的只剩下通姦。」⑧

赫希洪與費德曼指出，許多跡象暗示也有通姦的可能：「當時許多人傳言她有通姦行爲。」⑨例如，伊利諾州共和黨參議員李察・葉慈（Richard Yates），謹愼小心地對參議院說：「女人應該對丈夫忠實……我不該說得太詳細。我很珍惜林肯先生身後的名聲，願上帝保佑亞伯拉罕・林肯的聲譽名望。」威廉・亨敦（William Herndon）不喜歡瑪麗・林肯，他寫信給傑西・魏克（Jesse Weik）說：「你知道有人說林肯夫人淫蕩不貞之類的話。」⑩

瑪麗・塔德至死都還相當敏銳機智，沒有出現言語模糊或其他麻痺性痴呆的跡象，所以沒有發展到麻痺性痴呆的成熟期，但還是有初期的症狀，可能持續許多年，而且有異乎尋常甚至犯罪的行爲，也就是舊教科書上所說的「道德失檢」。強迫性購物狂也是症候之一。⑪瑪麗・塔德以前筆跡工整，後來有明顯的退化。一八八二年寫給諾依思・麥那（Noyes W. Miner）的信，顯示出神經性梅毒的警訊，每行最後的字母又大又擠，信紙的右邊亂成一團。

瑪麗・林肯可能有脊髓癆性麻痺（taboparesis）的警訊，這是後期梅毒常見的症狀，生理與心理上的病徵都符合。⑫由於女性患腦梅毒者屬於非典型，發病過程比男性長但較溫和，精神病的特徵也不是很明顯，瑪麗・塔德行爲的改變經過許多年，有漸進性癱瘓、瞳孔固定以及急劇的病痛，因此推論她一八八二年死亡時可能有出現梅毒跡象的警訊。

威廉・亨敦是林肯的朋友，爲林肯作傳，兩人合夥律師事務十八年。根據亨敦所言，林肯曾經告訴他，一八三五或三六年，林肯在鬍子鎮（Beardstown）感染梅毒。一八九一年一月，亨敦寫信給合著者「友人魏克」（Friend Weik），希望他不要將這個秘密寫進去：

> 一八八七年，我在綠堡（Greencastle）跟你提過，林肯還是小男孩時就得了梅毒，我一直沒有詳細說明，現在且讓我道其原委。大約在一八三五或三六年，林肯在鬍子鎮和一位女孩有一段邪惡的激情，並且染上惡疾。林肯告訴我這件事，我記在心裡，後來一時愚蠢寫在我的小記事本上，又將記事本借給拉蒙（Lamon），卻忘了將這件事擦掉。一八三六到三七年，林肯搬到春田市與〔約書亞（Joshua）〕史必德（Speed）住在一起，兩人相當親近。我想這時候他開始發病，寫了一封信給德瑞克醫生（Dr. Drake）〔可別指望相信我們的醫生〕，信的後半部他沒有給史必德看，不希望他知道這件事。史必德告訴我，林肯這封信有一部分不讓他看。史必德寫信給我說，他認為林肯給德瑞克醫生的信有提到他、林肯對於安．魯瑞吉（Ann Rutledge）的瘋狂迷戀等等，以及她的死亡。你可以在我們寫的《林肯的一生》（*Life of Lincoln*）中找到史必德寫給我的信。給德瑞克醫生的信，一部分是關於他的疾病，並沒有史必德以為的瘋狂著迷情事。我記事本上所寫的是一件荒淫的事，不該讓世人看到。多年來，我一直希望將那筆記塗掉或燒掉。我寫信給你，唯恐當年的荒淫往事將被揭露與誤解。戴維斯法官說林肯不只對許多女人有

強烈的熱情，據我所知，這是很明確的事實；他對於結婚多年的妻子很冷酷，這也是事實。我寫這封信給你詳細解釋，以備未來之需。我非常後悔對這件事情的所作所為。⑬

亨敦在信末附言又提到，戴爾夫人（Mrs. Dale）看到這筆記，並且抄錄下來，他很怕因此洩漏出去。

亨敦說，林肯於一八三六到三七年搬到春田市跟史必德住在一起，根據這封信所言，「**我想這時候他開始發病**，寫了一封信給德瑞克醫生（可別指望相信我們的醫生）。」但是，在《林肯的一生》書中，有一封史必德寫給亨敦的信，兩者有奇怪的差異。史必德說寫信給德瑞克，是好幾年後的事情：

林肯寫了一封信給辛辛那提的德瑞克醫生，描述他的病情，此信很長，他還唸給我聽，發信日期是一八四〇年十二月，或者一八四一年一月初。我想他一定也告訴德瑞克醫生他對魯瑞吉小姐的愛慕，這一部分他沒有唸給我聽……我記得德瑞克醫生的回信，說他沒有親自看診無法為他開藥方。⑭

第一份資料說，與德瑞克醫生聯絡是一八三六至三七年，應該在鬍子鎮初次感染的一兩年內，這時是有高度傳染力的階段。第二份資料，則是一八四〇年十二月到四一年一月，這將是鬍子鎮之後的四到五年，已經進入中期。赫希洪、費德曼與葛里夫（Ian A. Greaves）認爲，與德瑞克醫生聯繫應該是較後期。⑮

一八四〇年十二月到四一年一月，林肯發生不平常的事情，因此跟醫生約診治療，是不是就是爲了梅毒感染發作？林肯跟瑪麗・塔德解除婚約時，提到「那要命的四一年一月一日」。根據亨敦所言，他在新年那天留下她在聖壇：「新娘穿著白紗禮服，披著面紗，坐在隔壁的房間裡，緊張兮兮地玩弄頭上的插花。」⑯這個故事尚有爭議。林肯曾經發生嚴重的症候，他稱之爲「慮病症」（hypochondriaism），整個議會會期只去了一星期。他非常沮喪，朋友不得不將他的刮鬍刀收起來。這些事情與他秘密約診德瑞克醫生治療梅毒有關嗎？

對於不小心讓鬍子鎮的事情洩漏出去，亨敦在信中深表後悔。戈爾・維達（Gore Vidal）認爲，林肯「高山仰止」（Mount Rushmore）的形象，使得大家不願意接受亨敦的供述，而維達認爲亨敦的話是最可信賴的。「因爲亨敦沒有理由說謊，我認爲我們應該同意這事實。但是，因爲沒有聖人曾經得過梅毒，所以大家認爲亨敦說謊，一致反對他的說法。」⑰

亨敦認爲瑪麗・塔德與亞伯拉罕都染患梅毒，因爲林肯有三個小孩夭折。「可憐的小孩，他們現在都死了。我想**知道**的是：這些小孩的死因是什麼？我有我的看法，可是不能跟任何人說。」⑱當時認爲梅毒有遺傳性，亨敦會這樣想也不足爲奇。

維達在NBC《今日》（*Today*）節目，以及在拉瑞・金（Larry King）的節目，都提到瑪麗・塔德有第三期梅毒或是麻痺性痴呆，這引起林肯愛戴者的憤慨。維達推測瑪麗是被林肯傳染的，令林肯愛戴者更加憤怒。維達根據多年前芝加哥一位醫生朋友告訴他的資料，而斷定瑪麗的精神狀態。這位醫生說：「對林肯夫人進行解剖（但是只解剖頭部，這在當時是很奇怪的程序），發現腦部有生理退化現象，因此不只是神經官能症，以前都認爲她的行爲異常是因爲神經官能症。」⑲維達不知道曾進行驗屍解剖，懷疑羅伯特・林肯可能銷毀驗屍報告，華特里德（Walter Reed，譯註：美國陸軍醫療中心）收集大量的總統資料，或許還能在那裡找到驗屍報告，可能和亞伯拉罕・林肯的驗屍報告與他的七根骨頭放在一起。（解剖一事源自巴頓（W. E. Barton）《林肯的生活》（*The Life of Abraham Lincoln*）⑳）

專研林肯的歷史學家李察・卡倫（Richard N. Current）反應非常激烈，他說如果維達「稍微關心事實眞相」，翻閱《默克全科醫療手册》（*The Merck Manual of Diagnosis and Therapy*）就應該知道，林肯夫人的症候完全不符合腦梅毒病患。維達在《紐約時報書評》寫了一篇文章辯護，同樣引用默克醫療手册反駁卡倫，還給卡倫取個綽號，說他是歷史系的「脫線先生」（Mr. Magoo），出其不意讓卡倫顏面盡失。麻痺性痴呆一開始是沒知覺的，其特徵是行爲改變、無法做正確判斷、頭痛、失眠等，這些都符合當時人所看到林肯夫人的行爲。他說：「我要感謝卡倫交給我這個罪證確鑿的證據。」㉑他們可能都沒有錯：瑪麗・塔德沒有麻痺性痴呆，因爲還未發作。默克手册描述其開始是不知不覺的。

赫希洪與費德曼，再加上葛里夫㉒，他們發表有關瑪麗・塔德脊髓癆的文章之後，接著又在亨敦所寫的信上發現：「林肯先生大概每星期服用一次藍色藥物，以促進排泄。」㉓他們發現水銀是藍色藥物或藍色藥丸的重要成分，林肯長期服用這種藥。他們甚至依照一八七九年的配方，在實驗室重製藍色藥丸，其中包含歐亞甘草根、玫瑰香水、蜂蜜、糖，再加上水銀與枯萎的玫瑰花瓣。作者認爲林肯可能被認爲是憂鬱症，以藍色藥丸治療。由於梅毒病患也有沮喪與許多神秘的疾病，往往自認爲是憂鬱症，可能是因爲他「梅毒開始發作」，同時有憂鬱症，因此開給他藍色藥丸。

赫希洪、費德曼與葛里夫在〈林肯的藍色藥丸〉一文中，發現林肯對於藥物治療一事遮遮掩掩，他們的解釋是：「對一個要競選公職的人，診斷出有慮病症，等於是貼上恥辱的標籤。」㉔如果是梅毒的話那更要愼重，最好是向外地的醫生求診。他們認爲林肯是因爲水銀中毒造成神經系統行爲的問題，像是狂怒。亨敦回想起林肯在脾氣無法控制時有如魔王（Lucifer），他曾經猛烈搖晃一個人，直到那個人牙齒格格作響。㉕他看起來鬱鬱寡歡沈默不語，但是也有人看過他自言自語「狂亂而且沒有條理」。他失眠、頭痛，擔心簽名會顫抖。一八六三年，有個人注意到林肯「顯然日漸衰弱。我看他寫張紙條，手不停顫抖，以前從沒見過他這樣，他看起來疲乏憔悴。」㉖林肯也有預感自己活不久，而且擔心會發瘋。林肯可能早就服用藍色藥丸，直到一八六一年就職典禮之後幾個月，他還在服用。瑪麗・塔德於一八六九年十二月開始嘗試，她很快出現嚴重的藥物反應，立即停止服用。

林肯被票選爲美國歷任最受歡迎的總統，瑪麗・塔德的悲傷遭遇也一直令人憐憫。詹・莫理斯（Jan Morris）在《一個外國人的探索》（*A Foreigner's Quest*）中提到：「所有的美國人對於第十六任總統的愛戴，幾乎已經到精神錯亂了。」㉗林肯自己對亨敦說曾經得過梅毒，這段供述一直遭到漠視實在很奇怪。赫希洪與費德曼的文章認爲瑪麗・塔德確實罹患脊髓癆。後來他們又與葛里夫發表一篇文章，指出林肯向德瑞克醫生求診治療糾纏他的梅毒之後，就開始服用藍色水銀小藥丸，這更可以證實林肯夫婦都得了梅毒。果眞如此，林肯的「慮病症」與憂鬱症，以及瑪麗・塔德晚年的怪異行爲，都可以得到解釋。

華盛頓特區的國家健康醫療博物館，是軍方病理研究所（Armed Forces Institute of Pathology）的附屬單位，展有林肯頭骨的碎片、他死後的幾綹頭髮，以及他被暗殺後參與急救的一位醫生襯衫袖口沾染的林肯血跡。一九九○年代，有人提出以林肯的這些遺物做ＤＮＡ測試，看看是否有「馬凡氏症候群」（Marfan's syndrome），這是一種基因疾病，其特點是手指特長、指節嶙峋，腳很大，臉部憔悴枯瘦。還曾爲此召開委員會，討論這種檢測的道德問題。約翰霍普金斯大學醫學院的維克多・麥庫西克（Victor A. McKusick），也是專門小組的發言人，他說在法律與道德上可行，但是檢測可能會損毀這些脆弱的樣本。也許有一天，軍方病理研究所會宣佈骨頭檢測結果，以平息此一問題。林肯描述自己是最悲慘的人，他的一生除了梅毒，當然還有許多淒涼的事情，但是如果我們相信亨敦的供述，林肯自己說年輕時得過梅毒，那麼我們就不能漠視該病也是他日後生活經驗的一部分。赫希洪與兩位同事所寫的兩篇文章，將林肯夫婦有關梅毒的歷史與醫療資訊摘要整理出來。他們不像維達，沒有說林肯夫婦染患梅毒，但是他們小心翼翼開啓這問題，找出其關連，甚至相符之處，以新的方法與更嚴謹的態度來討論。

註釋

①珍・貝克（Jean H. Baker）《瑪麗・塔德・林肯》（*Mary Todd Lincoln*, New York, 1987），p.330。

②《國會記錄》（*Congresstional Record*），47th Cong., 1st sess., App. 430; No. 77; House 578, pp.652-653。

③諾伯特・赫希洪（Norbert Hirschhorn）與羅伯特・費德曼（Robert G. Feldman）〈瑪麗・林肯最後的疾病〉（Mary Lincoln's Final Illness: A Medical and Historical Reappraisal），發表於《醫學史期刊》（*Journal of the History of Medicine*）54（October 1999）：315-332。

④赫希洪與費德曼〈瑪麗・林肯最後的疾病〉，p.535。

⑤哈維（A. McGehee Harvey）與麥克庫希（Victor A. McKusick）編，《再訪歐斯勒的教科書》（*Osler's Textbook Revisited*, New York: Meredith, 1967），p.342。摘自《醫學原理與實務》，一八九二初版。

⑥赫希洪與費德曼引用普萊斯（T. D. Pryce）〈糖尿病的運動失調〉（Diabetes with Ataxia），《英國醫學期刊》（*British Medical Journal*）1887, I, 883。關於此假設詳見五三五—五三六頁他們的論文。

⑦赫希洪〈瑪麗・林肯最後的疾病〉，p.525。

⑧赫希洪〈瑪麗・林肯最後的疾病〉，p.513。

⑨赫希洪〈瑪麗・林肯最後的疾病〉，p.513。

⑩伊曼紐・赫茲（Emanuel Hertz）《林肯秘聞》（*The Hidden Lincoln: From the Letters and Papers of William H. Herndon*, New York: Viking, 1938），p.220。

⑪藍道夫・邱吉爾（Randolph Churchill）在麻痺性痴呆警訊階段也是一名強迫性購物狂，他與妻子珍妮（Jenny）最後一次在歐洲旅行時，帶回他所購買的大量物品。

⑫約翰・司脫克發現，百分之四十八的神經系統梅毒患者有脊髓癆，百分之十八點五有麻痺性痴呆，百分之七點四有脊髓癆性麻痺。司脫克《現代臨床梅毒學》第三版（Philadelphia: Saunders, 1944），p.976。

⑬赫茲，p.259。道格拉斯・威爾遜（Douglas L. Wilson）引用這封一八九一年一月的信，說：「以前都沒提過，現在我向大家完整解釋這件事情。大約是一八三五或三六年，林肯在鬍子鎮和一位女孩有一段邪惡的激情，並且染上惡疾。」《榮耀之聲》（*Honor's Voice*, New York: Alfred A. Knopf, 1998），p.127。接受布里安・藍姆（Brian Lamb）電視訪問時〔一九九八年三月二十九日〕，威爾遜說：「如果我們相信亨敦的話，林肯告訴過他，認為自己曾經得過梅毒。」

⑭威廉・亨敦（William H. Herndon）與傑西・魏克（Jesse W. Weik）《林肯的一生》（*Herndon's Life of Lincoln*, New York: De Capo Press, 1983, 173 n10）。

⑮赫希洪、費德曼、葛里夫（Ian A. Greaves）〈林肯的藍色藥丸〉（Abraham Lincoln's Blue Pills），《生物學與醫學展望》（*Perspectives in Biology and Medicine*）44, no.3（Summer 2001）: 323。

⑯亨敦與魏克，p.169。

⑰戈爾・維達（Gore Vidal）《1952-1992 美國散文》（*United States Essays: 1952-1992*, New York: Random House,

1993），p.693。

⑱維達，p.667。

⑲維達，p.692。

⑳詳見赫希洪與費德曼〈瑪麗・林肯最後的疾病〉，p.532。

㉑維達，p.693。

㉒赫希洪、費德曼、葛里夫〈林肯的藍色藥丸〉，pp.315-332。

㉓赫茲，p.199。

㉔赫希洪、費德曼、葛里夫〈林肯的藍色藥丸〉，p.328。

㉕赫希洪、費德曼、葛里夫〈林肯的藍色藥丸〉，p.318。

㉖赫希洪、費德曼、葛里夫〈林肯的藍色藥丸〉，p.319。

㉗詹・莫理斯（Jan Morris）《一個外國人的探索》（*A Foreigner's Quest*, New York: DeCapo, 2000），p.12。

13 福樓拜
Gustave Flaubert, 1821-1880

沒有人一出生就開始墮落。

——居斯塔夫・福樓拜（Gustave Flaubert）

福樓拜染患梅毒之前，就知道有梅毒這東西。一八三六年，福樓拜十五歲，和母親的一位女傭初試雲雨，他寫道：「快樂就像梅毒，太快就得到，並且損害你的身體。」①他果眞染患梅毒，可能是在巴黎求學時，梅毒也損害了他的身體。他在巴黎時穿著黑色衣服，配上白領結與白手套，即使是大清早上課也是如此。金黃色的長髮飄逸，海藍色的眼珠，身材魁梧，相當引人注目。他的穿著高雅，但是行爲輕狂。他告訴一位朋友說，除夕夜在妓院與那裡最醜的妓女性交，朋友在旁觀賞，他說這話時嘴巴還叼根雪茄以示蔑視。有位妓女可能傳染梅毒給他，算是報復吧。他本來性生活很活躍，一八四二年突然宣誓禁慾。根據各種資料來源，包括艾德蒙・龔固爾（Edmund de Goncourt）的《日記》（*Journal*），他眞的禁慾好幾年，不過一八四三年的信件也透露，他再度尋花問柳。

一八四九年福樓拜寫信給朋友夏瓦利（Ernest Chevalier），其中一段顯示他知道自己多年前感染梅毒，而且會一再復發，這段話一直遭到查禁。最初的感染症狀似乎很輕微，因為他回想道：「你要知道，你的朋友似乎得了某種梅毒，身體逐漸損壞，什麼時候得的無從查考。雖然症狀已經治癒，但是經常復發。我有神經系統的症狀，現在還會間歇地發作，以我目前居住的環境是無法治癒的，可能沒有其他因素。」②

「神經系統的症狀」開始於一八四四年一月一日，福樓拜第一次神經痛發作時正駕著雙駒馬車，他痛得跌在馬車的地板上，看起來好像死了，有十分鐘之久。哥哥立即幫他放血，他父親是盧昂著名的外科醫生，接手照顧他，並且經常為他放血，當時認為這種症狀是因為體內血液過多造成的。福樓拜在兩星期內又發作四次，二月他自訴：「我被灌腸又放血，他們用水蛭治療，不能碰美酒佳餚，我是個死人。」③

都坎普（Maxime du Camp）知道福樓拜得過梅毒，他目睹福樓拜多次發作，並且做過描述，所以對他而言不是秘密。他問說：「你的神經狀況好嗎？你的梅毒，你很自傲的可愛梅毒好嗎？」④福樓拜從父親的藏書中尋找有關神經疾病的資料來看，並且告訴夏瓦利他腦部充血，稱之為「輕微中風」。他說他的神經像小提琴的弦在震動，他的胃、肩膀、膝蓋像是樹葉在抖動。痙攣發作時，一開始左眼感覺好像火在燒，然後是右眼。他躺在床上抽搐，然後睡著。後來他寫信給情人露易絲・科萊（Louise Colet）說，他覺得自己在一場火焰洪流中被沖走。瞬間湧現出成千上萬的影像，就像煙火一樣。「神經系統出血」時，他的靈魂好像從身體裡被揪出來。

都坎普「暗示福樓拜知道自己疾病的眞相，因爲感到羞恥想要隱瞞。」⑤不過都坎普沒有說清楚是梅毒還是癲癎，或兩者都有。福樓拜說神經痛可能與梅毒有關，顯示他認爲梅毒和癲癎是一樣的。他可能是對的，因爲梅毒性癲癎在感染梅毒第一年後是種相當嚴重而複雜的病。羅伯特・赫藍・蔡斯（Robert Howland Chase）說：「癲癎型態的發作是最嚴重的充血，一聲慘叫之後，突然失去知覺，臉色蒼白然後發紅，口吐白沫，並且抽搐。」⑥都坎普指出福樓拜醫生「羞辱、絕望、有一種屈服上帝聽天由命的心態。」⑦他不願談論兒子的疾病，而且他從來沒有做診斷。

一八四四年初，福樓拜塗抹水銀藥膏。他皮膚出現傷口，自己推測是梅毒引起的。雖然夏天病情比較不嚴重，但是他回到巴黎去法學院註册，卻幾乎每天復發，只好放棄學業回到家中。都坎普仔細追蹤朋友的病情，發現福樓拜的狀況是他一生的轉捩點。福樓拜後來告訴露易絲・科萊，他的青春期因爲持續兩年的神經痛而匆匆結束。父親福樓拜醫生在盧昂自宅附近買棟房子給他隱居寫作，稱爲「克魯瓦塞隱士」（the Hermit of Croisset）。疾病與隱遁孤寂的生活，成爲福樓拜日後寫作經常出現的主題。

遮遮掩掩、宣誓禁慾、水銀藥膏、福樓拜認爲與梅毒有關的皮膚出疹，尤其是都坎普提到「你很自傲的可愛梅毒」，都說明當時福樓拜得的是梅毒。醫學文獻對於這幾次發作還有許多爭議，許多人提出各種假設，包括顳葉癲癇、歇斯底里、中風，甚至包括因爲對學習法律感到仇視。一八四九年五月，福樓拜去看巴黎一位醫生，他的診斷是「長期慢性梅毒」引起神經失調。後來的學者作家相信福樓拜得的是癲癇，因此批評這位醫生誤診神經系統的症狀。

羅傑・威廉斯（Roger L. Williams）認爲福樓拜不是重癲癇病發作，而是局部性，或是癲癇型態的發作，這種病在一八六三年被稱爲「傑克生氏癲癇」（Jacksonian epilepsy），以紀念修林斯・傑克生醫生（Dr. Hughlings Jackson）。⑧這並非排除梅毒。約翰・司脫克在〈早期神經系統梅毒的病理學與臨床症狀學〉一章中，描述梅毒病患的癲癇，其特色是有癲癇型態的抽搐，指出臨床的跡象：「可能出現傑克生氏癲癇或是在其他受感染區域有局部的症狀，沒有後遺症。」⑨他也指出「傑克生氏癲癇的特性與梅毒沒有清楚的區分，因此必須從血清以及其他可靠的臨床證據來確認。眞正的癲癇與梅毒患者癲癇型態的抽搐，在臨床上很相似，有些案例難以辨別。」⑩

福樓拜離開巴黎成爲作家而不是律師，「克魯瓦塞隱士」寫出《包法利夫人》（*Madame Bovary*）而不是訴訟狀，也許就是因爲梅毒。他推動寫實主義小說的發展，宣告浪漫主義小說的結束。小說《包法利夫人》描寫一位浪漫的少婦，嫁給平庸無趣的小鎮醫生之後，追求幸福愛情的故事。這部小說原本遭到查禁，最後提起訴訟翻案成功（波特萊爾對此大為讚揚」。

一八四九年秋天，福樓拜走出隱居生活，開始一年半的旅行，接著與都坎普到埃及、敘利亞、土耳其、希臘與義大利。他母親認為旅行應該有益健康，因此同意他外出。福樓拜與都坎普在埃及住了兩個月，然後搭乘雙帆的藍色小船溯尼羅河而上。

一八五○年三月十三日，福樓拜告訴路易・布勒（Louis Bouilhet），他與名交際花庫恰・哈涅（Kuchuk Hanem）共度春宵的情形：「我狂熱地吸吮著她，她的身上滿是汗水，跳舞之後很疲憊，身體發冷。我幫她蓋上毛皮大氅，她就睡著了，她的手指和我的緊緊相扣。我幾乎沒有闔眼，整夜都在無邊無際地幻想……妓女都不錯——第三個特別有勁，最後一個很溫柔。」⑪他〔浪漫地〕想著，不知道她會不會記住他。如果不會的話，其他人應該會。他的家書是很棒的旅行報導，但是寫給路易・布勒卻是性愛旅行日誌，以及散播性病的報導。一八五○年十一月十四日，福樓拜從君士坦丁堡寫信給布勒：

親愛的先生，我告訴你，我在貝魯特時出現七個下疳〔我最早注意到是在龍之地羅德（Rhodes）〕，最後合併成兩個，然後成一個。我在這種情況下，騎著馬從瑪瑪里斯（Marmaris）到土每拿（Smyrna）。每天早晚，都要為這承受痛苦的器官包紮敷藥。最後它自己好了，兩三天內傷疤將會癒合。我現在很小心照料，我懷疑是瑪洛尼（Maronite）那個女人給我這個禮物，或者是一個土耳其小女人。是土耳其人還是基督徒？哪一個？真麻煩！⑫

他繼續說道：「上星期都坎普發現有兩處傷口，雖然他已經有六個星期沒有性交，我看很像是雙頭下疳。如果是的話，這是我們出發以來他第三次感染梅毒。這根本不像是爲了健康而旅行」⑬──該怪自己還是別人！

三個月之後，他告訴布勒（一八五一年二月十日，在派特斯（Patras））：「至於我呢，我可怕的下疳終於癒合，硬塊還是很硬，但似乎逐漸消失。還有其他的東西也在消失，而且更快，那就是我的頭髮。」⑭整趟旅行福樓拜都很虛弱疲憊，不斷發燒，下腹部出現小紅斑。抵達羅馬時，已經病了六個月。一粒睪丸有問題，臉部神經痛非常難過。

由於梅毒再度感染並不會出現下疳或紅疹，福樓拜在埃及感染的可能是類似軟性下疳的其他性病。菲力普・利可的名言是：你不會得兩次梅毒。不過，現在知道，由於後來的感染不會產生慣常的初期傷害，這種「沈默的再感染」可能診斷不出來。《默克全科醫療手冊》上說：「感染接受過治療，並不能因此免除下次再感染。」福樓拜下腹部的小紅斑是局部的，並不像是第二次感染的全面性紅疹。

福樓拜和他的朋友聽說埃及男妓很普遍。由於他們旅遊是要增廣見聞，而且肩負政府交代的任務，因此認爲有責任測試這種「射出模式」（mode déjaculation）。福樓拜對朋友說，他在土耳其浴室裡和一個纏頭巾有痘疤的年輕男子做得很成功。他承諾說，這個實驗一定要繼續做。他們在開羅參觀一家醫院，在院內感染梅毒的奴隸脫掉褲子，掰開屁股露出他們的下疳。在回家的歸途中，他們順道前去義大利與希臘。無論是因爲梅毒或是其他新感染的性病，福樓拜以水銀按摩全身，但頭髮仍迅速脫落。班哲明·巴特（Benjamin Bart）指出，福樓拜繼續以「水銀甚至更多的水銀」⑮治療自己許多年。

這兩位好友在貝魯特拜訪一處法國人聚居地，福樓拜自稱在午飯前享用三名年輕女子，吃過甜點後又一位；他在這些女子面前清洗生殖器，讓她們感到震驚。都坎普雖然於埃及出現下疳，還是在這次午餐有過一次性交。他們在君士坦丁堡都感染性病，都坎普是第三次。福樓拜一天兩次用水銀敷藥處理下疳，他認爲在貝魯特那次午餐狂歡會就開始出現。他到男妓區參觀，但是因爲病痛在身，只是看看而已。

朱利安·邦尼（Julian Barnes）在《福樓拜的鸚鵡》（*Flaubert's Parrot*）一書中，說福樓拜是個好人「除了他在埃及那件事情之外，他身染梅毒還想跟妓女上床。我承認這有點虛僞自私。」⑯這妓女發現他有膿瘡，於是將他趕走。洛特曼（Herbert Lottman）發現，「現代的讀者應該會注意到，當時沒有預防疾病的觀念，甚至不在乎傳染給他人。」⑰

第二年，福樓拜經常思考他的許多疾病，一直不確定自己出了什麼毛病。他寫給喬治桑說：「我的體內一直出現不正常的現象，一定有隱秘的原因造成我沮喪。我覺得蒼老、疲憊、厭惡一切……可能是工作讓我生病，因爲寫這本書簡直要讓人精神錯亂。」⑱他給嘉涅特夫人（Mme. Roger des Genettes）的信上，很擔心地說：「至於我則**更糟**，不知道怎麼回事，其他人也都不知道，『神經官能病』這名詞代表許多不同的現象，也說明醫師的無知……從我每天晚上睡十至十二個小時來判斷，可能是腦部受損。我很想知道，腦部是不是開始軟化了？」⑲他繼續說道：「我喜怒無常，黑色看起來像粉紅色。」他感到很迷惑：「尤其是過去六個月，我不知道怎麼回事，一直感覺病得很嚴重，但是無法說得更明確。」⑳去瑞士旅行之前，他說自己非常疲倦，很虛弱，而且很愚昧，覺得行將就木。他的神經像是綁緊的銅線，拿起筆來好像沈重的槳。

福樓拜自訴的症狀包括胃痙攣、腸子不舒服、極度緊張、風濕病（服用溴化鉀鎮靜劑）、皮膚病讓他覺得像是痲瘋病、不斷咳嗽、背部和頭部嚴重疼痛、失眠、慢性頭痛與腰痛。

一八五四年八月，福樓拜告訴布勒，打算向名醫利可求診，但顯然沒去。他以水銀與碘化物治療梅毒腫瘤，曾批注說「可怕的水銀流涎症」，說明他採用強烈的水銀療法；就這種療法而言，流出三品脫的唾液也是很可觀的。福樓拜描述他的治療方式，相當生動：

瀉藥、通便、水蛭、發燒、絞痛、三個晚上失眠，許多麻煩的事情，這個星期我就是這樣過的，敬愛的先生。從星期六晚上起，我就沒吃東西，而且我到現在才能開始說話。簡單說，星期六晚上舌頭突然開始腫大，我以為要變成牛舌了。舌頭從我嘴巴裡突出，我必須將下顎拉開。我可以告訴你，實在很難受。不過，多虧水蛭與冰塊，從昨天起覺得好多了。……整整病了一星期，可怕的水銀流涎症，我敬愛的先生；我無法說話或吃東西——發高燒等等。多虧通便、水蛭、灌腸劑（!!!），以及我「強壯的體格」，終於擺脫折磨。如果我的腫瘤與發炎消失，我也不會感到驚訝；畢竟已經消除一半了……六個星期內我不會去找偉大的利可醫生。同時我要經常服用碘化物。㉑

一八八〇年五月八日，福樓拜準備好行李要去巴黎，洗過熱水澡之後覺得暈眩。他召喚女傭去請醫生，醫生到達時發現他倒在土耳其沙發床上，心臟還在跳動，壁爐架上他的煙斗仍有餘溫，裡面還有許多煙草。他脖子皮膚的表面可以看到「黑色項圈」。莫泊桑趕去克魯瓦塞（Croisset），他回憶說：「在漸漸微弱的光線下，我看到他癱在沙發床上，龐大的身軀，脖子腫脹，喉嚨發紅，像是一個被擊倒的巨人，看起來好可怕。」㉒他花三天的時間處理屍體，並協助醫生為福樓拜穿上壽衣。他寫信給屠格涅夫（Turgenev）談到「黑色項圈」。多年來關於福樓拜的死因有許多說法，除了梅毒性心臟病之外㉓，還包括中風與癲癇。最廣為接受的說法，是艾德蒙・勒都（Edmond Ledoux）所提出的，福樓拜是自己在浴室上吊。朱利安・邦尼說這聽起來似乎有點道理，但其實就像在說他以安眠藥使自己觸電致死一樣不可能。

有三百人參加福樓拜的葬禮，他長眠於盧昂。墓地太小，挖掘墳地的工人無法將棺材放進去。龔固爾全程參與，他在《日記》裡記載此事：「啊！可憐的福樓拜，在你遺體周圍的種種人情世故，你可以用來寫成小說。」㉔

註釋

①朱利安・邦尼（Julian Barnes）《福樓拜的鸚鵡》（*Flaubert's Parrot*, New York: Vintage Random House, 1990），p. 24。

②艾尼德・史塔基（Enid Starkie）《福樓拜》（*Flaubert: The Making of the Master*, New York: Atheneum, 1967）Vol. I，p.91。

③赫柏・洛特曼（Herbert Lottman）《福樓拜》（*Flaubert: A Biography*, Boston: Little, Brown, 1989），p.57。

④洛特曼，p.57。

⑤羅傑・威廉斯（Roger L. Williams）《恐怖的生活》（*The Horror of Life*, Chicago: University of Chicago Press, 1980），p.127。

⑥羅伯特・赫藍・蔡斯（Robert Howland Chase）《痲痺性痴呆》（*General Paresis: Practical and Clinical*, Philadelphia: P. Blakiston's, 1902），p.133；赫奇遜《梅毒》（*Syphilis*, New York: Cassell, 1909）：「一般典型癲癇與因為神經末梢受到刺激〔如梅毒〕而發作的癲癇，傑克生辨別出兩者之間的差異。傑克生癲癇通常只有一隻手或腳開始痙攣，在病人失去知覺之前，有間隔暫停」；卡爾・布朗寧（Carl H. Browning）與艾維・麥肯辛（Ivy Mackenziem）《梅毒診斷與治療的新方法》（*Recent Methods in the Diagnosis and Treatment of Syphilis*, London: Constable, 1924）：「癲癇性或癲癇型態的抽搐在梅毒各階段可能發生。梅毒第二期滲出性腦膜炎的前兆可能就是癲癇性發

作。梅毒瘤和腫瘤一樣，可能引起局部性現象的傑克生癲癇。」

⑦洛特曼，p.57。

⑧關於福樓拜發病的各種假設，尤其是有關贊成與反對癲癇症，請參見威廉斯，pp.204-212。診斷文獻一直都忽視梅毒，因爲有些人認爲福樓拜後來才感染，有些人則不熟悉梅毒性癲癇。威廉斯認爲「也許福樓拜一八四九年前沒有罹患梅毒，之後才疑似感染」（p.154）。朱利安・邦尼也認爲是以後才感染的：「一八五〇年，福樓拜在埃及感染梅毒」，p.29。

⑨約翰・司脫克《現代臨床梅毒學》第三版（*Modern Clinical Syphilology*, Philadelphia: Saunders, 1944），p.614。

⑩約翰・司脫克《現代臨床梅毒學》第一版（Philadelphia: Saunders, 1926），p.945。

⑪法蘭西斯・斯第瑪勒（Francis Steegmuller）編譯，《福樓拜書信集 1830-1857》（*The Letters of Gustave Flaubert 1830-1857*, Cambridge:Harvard University Press, 1980），p.117。

⑫斯第瑪勒，p.129。

⑬斯第瑪勒，p.129。

⑭斯第瑪勒，p.135。

⑮班哲明・巴特（Benjamin Bart）《福樓拜》（*Flaubert*, Syracuse: Syracuse University Press, 1967），p.221。

⑯邦尼，p.134。

⑰洛特曼，p.94。

⑱亨利・特洛亞（Henri Troyat）《福樓拜》（*Flaubert*, New York: Viking Penguin, 1992），喬安・平克漢（Joan Pinkham）譯，p.283。

⑲特洛亞，p.282。

⑳特洛亞，p.282。

㉑斯第瑪勒，pp.239-240。

㉒特洛亞，p.338。

㉓雷諾（M. Renault）於《醫學文集》（*Le Concours Médical*, 22 January1939），認爲梅毒是福樓拜的死因。讓－茂理恩（Jean-Maurienne）認爲福樓拜大動脈的動脈瘤破裂，因此造成黑色項圈，由於大動脈瘤通常是梅毒造成的，因此他被指控破壞福樓拜的聲譽。

㉔史塔基，p.305。

14 莫泊桑
Guy de Maupassant, 1850-1893

我得了梅毒！終於！真的是梅毒！

——居・莫泊桑（Guy de Maupassant）

埃米爾・左拉（Emile Zola）在福樓拜家中的午餐會認識莫泊桑，左拉描述莫泊桑：「中等身材、虎背熊腰、肌肉結實、臉色紅潤。他是一個令人敬畏（令人欽佩？）的划船手，喜歡在塞納河上一天划上五十哩。」①這位年輕人最初是很害羞的，後來卻很喜歡吹噓他的愛情生活，和福樓拜一樣成爲大笑話。莫泊桑宣稱他可以連續二十次高潮。據說他有一次在證人面前，一小時之內與六名妓女性交。他以收集愛人著名，就跟他人收集鳥蛋或郵票一樣出名。莫泊桑的傳記作家羅伯特・薛瑞德（Robert Sherard）卻認爲有關他的年少輕狂故事都是假的；唉，可憐的莫泊桑最後還是成了風流鬼。

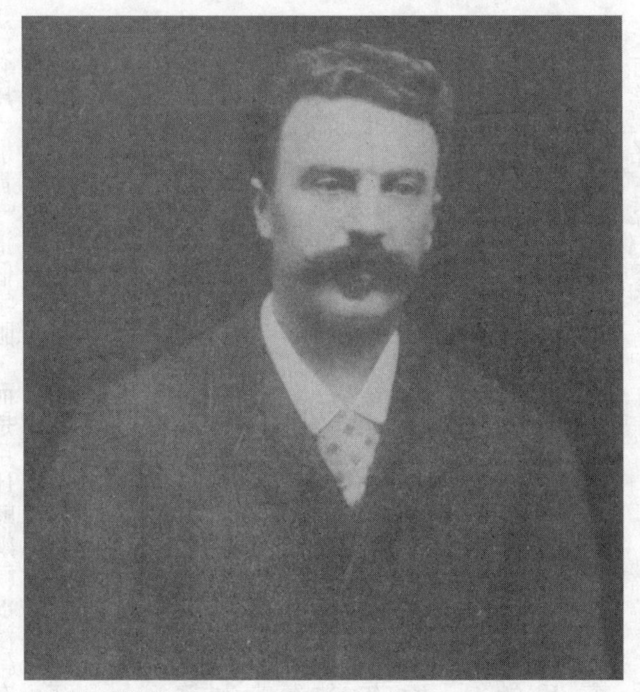

圖 14.1　莫泊桑〔Bettmann / Corbis〕

莫泊桑許多朋友都知道他得了梅毒。薛瑞德敘述這對他生活與作品的影響，但是從來沒有用「梅毒」這個字眼，而是用比較婉轉浪漫帶有詩意的說法，像是「無限小的妖怪，卻帶來喜馬拉雅山一樣龐大的痛苦」②，「那不勒斯的魔鬼」以及「從哥倫布時代以來，人生中可能遭遇最殘酷危險的東西，已經侵襲世界上最聰明最有才華的人」，正「偷偷摸摸展開其殘暴的行爲」。他最喜歡用的同義字是「大悲」（Great Distress），毫無疑問他指的是梅毒，因爲他在前言中說莫泊桑的疾病開始被了解，是因爲一九〇五年發現螺旋體，接著發現「蒼白螺旋體」和精神錯亂的癱瘓有關。〔薛瑞德的王爾德傳記也是以婉轉的說法提及梅毒。〕

莫泊桑說他二十歲時被一位迷人的划船同伴傳染梅毒，但是他當時不知道，也不曉得和他日後的疾病有關，直到後來才知道。一八七七年三月二日，他寫給盧昂一位市立圖書館管理員羅伯特・平昌（Robert Pinchon）的信上說：「你絕對猜不到醫生剛剛在我身上所發現的……因爲我的體毛都掉光了，也沒有再長回去，我的父親大驚小怪，母親放聲慟哭，從埃特塔爾（Etretat）都可以聽到，我抓住醫生的衣領，告訴他說：『找出我得什麼病，你這笨蛋，否則有你好看的。』」在莫泊桑的威脅之下，終於得知眞相，醫生告訴他：「梅毒。」後來莫泊桑在十九世紀文學上，留下對梅毒感染最坦白不諱的承認，並且表現得狂妄危險，實在令人震驚：

我告訴你，我從來沒有想到；我很生氣，但是最後我說：「有什麼治療方法？」他回答說：「水銀與碘化鉀。」我去看另一位外科醫生，診斷結果也一樣，還說這是「老梅毒，六、七年前感染的。」……簡而言之，這五個星期我每天吃四克的水銀以及三十克的碘化鉀，覺得好多了。很快地，水銀成為我的主食。我的毛髮開始生長……屁股上的毛正在長。……我得了梅毒！終於！真的是梅毒！不是不屑一顧的淋病、菜花之類的，是梅毒，法蘭西斯一世就是死於梅毒。雄偉的梅毒，純粹簡單；優美的梅毒……我得了梅毒……我覺得很驕傲，去他的布爾喬亞。哈利路亞，我得了梅毒，所以我再也不必擔心被他人傳染，和街上的妓女與蕩婦幹過之後，我跟她們說：「我得了梅毒。」她們恐懼莫名，我則是大笑。③

如果是六、七年前感染的，那麼就是在一八六九或七〇年，他大約二十歲。他開始的病灶很輕微，因此沒有注意或覺得不重要，多年之後卻死於嚴重的麻痺性痴呆。這證實有關梅毒的傳說，初期感染輕微的話，死的時候會更加難受。

他如此目空一切地傳染給別人，成爲他後來小說中的主題。莫泊桑短篇小說〈二十九號病床〉（Bed Number 29）中的艾匹文上尉，英俊瀟灑、雙腿修長、體格健碩、留著小鬍子〔自己形象的美化？〕，令女人神魂顛倒，在盧昂與美麗的艾瑪譜出戀曲。他被徵召參加普法戰爭，這對愛侶共度良宵依依話別，留下傾倒的家具，凌亂的衣服散置地毯上。戰後他獲頒勳章光榮返鄉，卻發現艾瑪消瘦委靡，躺在梅毒病房的二十九號病床上。她要求他吻她，克制內心的厭惡，他將嘴唇放在她蒼白的額頭上。「走廊塞滿得了這種可恥惡疾的女孩，他聞到肉體腐爛流膿的味道。」④她解釋說，她是被入侵的普魯士士兵傳染的，但是她設法傳染給許多士兵做為報復。艾匹文指責她跟敵人通姦，她驕傲地說她殺死的敵軍比他多；她盡可能地毒殺敵人。第二天，她就死了。

在龔固爾的《日記》中，一八九一年二月一日這一篇記載莫泊桑傳染給其他人的故事。他在陰莖上畫出下疳，在女人面前炫耀，然後強迫受到驚嚇的女伴跟他性交。

一八五〇年，莫泊桑出生於法國的迪埃普（Dieppe）。他在諾曼地省成長，這也是他許多小說的背景。十一歲時，父母離異。他放棄在巴黎攻讀法律，自願加入普法戰爭。戰後復員的他加入左拉、屠格涅夫、亨利・詹姆斯（Henry James）與福樓拜的文藝圈。福樓拜不僅是他的朋友，也是他的良師。〔曾經有傳言說福樓拜是莫泊桑母親的情人，也是莫泊桑的生父。〕一八七八年七月十五日，福樓拜寫信給這位年輕的朋友，提出成為大師的建議：「你**必須**——有沒有聽我在說，年輕人？——你**必須**比現在更努力。我開始懷疑你有點懶惰。」減少划船，減少運動；文明人不需要「像醫生說的那麼多運動。你天生應該寫詩的。」⑤

薛瑞德說，「大悲」（也就是梅毒）使得莫泊桑在一八七六年左右開始感到悲傷與絕望，雖然他假裝活得興高采烈，不讓任何人看到「啃嚙他內心的毒蛇」。薛瑞德在此引用海涅的話，可能不知道海涅也有梅毒。莫泊桑沒有好好遵守「隱藏你的生活」的信條，雖然他沒有寫日記，信件也很少來往，但是字裡行間常洩漏他的疾病，也許是因爲他早期不是很慎重，像是他寫給羅伯特·平昌的信就提到過。

莫泊桑喜愛塞納河，他下班後就跑去玩水。他在〈蒼蠅〉（Mouche）的前言中寫道：「啊！這美麗、寧靜、發出惡臭、滿是污物的河流。我好喜愛，我想是因爲此河就像我，給我一種有生命的感覺。」⑥在政府部門的同事回想起莫泊桑，說他整天只是想著星期天划船競賽。每天早上天剛破曉他就起床，清洗他的船、槳與帆，等到最後一分鐘才趕火車去上班。他酒量很好，睡得好，一個人的食量比得上四個人。

他在教育部工作八年，雖然工作時經常找時間寫作，還是覺得非常無聊。平常他上班時間是每天上午九點到下午六點半，一星期上六天班。他的健康變得如同薛瑞德所說的「非常非常糟糕」，從此他有理由一星期請三天假。最後他申請三個月的假（有薪），到瑞士水療以「治療神經的疾病」。他在文壇上小有成就之後，就離開公職專心寫作，不過他還是以留職停薪的方式保留公職多年，萬一文藝生涯不順或是健康不佳，還有條退路。事實上，他不需要回去每天被束縛，他的作家生涯進展順利，福樓拜也不再擔心他的年輕朋友偷懶。他在發瘋之前，十年內總共出版二十七本書，包括短篇小說三百多篇、六部長篇小說、三部劇本，還有遊記與詩集。

莫泊桑主要的健康問題是眼睛；他害怕失去視力，一八八〇年他的右眼幾乎全瞎。眼科醫師阿巴迪（Abadie）發現他的右眼已經無法調節。龔固爾的《日記》記載莫泊桑請教眼科醫生艾德蒙・藍多特（Edmund Landolt），發現「禍根就在眼睛」。薛瑞德指出，引起精神病癱瘓的病因，也使得眼睛的視神經萎縮。⑦莫泊桑的瞳孔放大，藍多特後來回憶說：「這個小毛病不是很明顯，儘管如此，我還是可以預見，由於會引起各種機能的問題，這位目前活力充沛的年輕作家，日後〔十年後〕將會有悲慘的健康問題等著他。」⑧葛拉茲醫生（Dr. Gratz）描述一八九一年的莫泊桑「即將全身癱瘓」。⑨薛瑞德解釋說，他所求診的許多醫生都警告過他，要小心皮膚的小斑點、眼睛疲勞、短暫的聽覺喪失或是輕微的頭痛，都可能是「致命禍根」的徵兆。

薛瑞德以華麗的詞藻表達他對梅毒的知識。他寫道，這種惡疾的可怕特性之一，就是在表面下殘酷無情地進行破壞，「無數的螺旋狀細菌在骨髓、細胞與腦部中來回衝撞」造成組織極大的損傷。他思索一件奇怪的事，莫泊桑在一八七六年文筆平庸，突然文思泉湧，〈脂肪球〉（Boule-de-Suif）使他成爲短篇小說大師，是一八八〇年巴黎最會說故事的作家。薛瑞德認爲，這可能與腦細胞受到這種疾病的重大刺激有關。他提出一個想法，認爲梅毒病患的腦部，在梅毒後期階段有時候「有不平凡的創造能力，比他們沒有感染時更有能力。」⑩薛瑞德一再重複這個觀念，認爲雖然大多數情況下梅毒直接造成腦力衰退，但也可能使天才更上一層樓。

雖然莫泊桑夫人認爲，她在一八八八年的短篇小說〈水上〉（Sur l'eau）看到兒子發瘋的第一個跡象，不過許多朋友在往後幾年也注意到改變，說他講話開始變得很狂暴。龔固爾看到他在火車上，臉色赭紅，表情呆滯，龔固爾說：「他好像沒有看到我的存在。」⑪盧昂的福樓拜紀念館舉行落成典禮時，是個下雨的星期天，龔固爾看見憔悴的莫泊桑在發抖，龔固爾說：「只要我還活著，就會看到那張臉，在雨中發抖，一雙大眼絕望地閃爍垂死的光芒，好像對這邪惡的命運表示抗議。」⑫莫泊桑自己感到瘋狂的跡象逼近，他拜訪《新雜誌》（*La Nouvelle Revue*）的編輯茱麗葉・亞當（Juliette Adam）時非常激動，她說他說話像個瘋子，他回答說：「我那哥哥已經發瘋，是的，發瘋了。你不知道他已經不在安蒂貝（Antibes），而是住在私人精神病院裡嗎？什麼時候會輪到我呢？」⑬龔固爾在六月的日記中寫道，莫泊桑經常恐懼死亡，爲了逃避這個念頭，不斷在陸地與海上之間跑來跑去。

莫泊桑向巴黎名醫大衛・葛拉碧（David Gruby）求診，葛拉碧多年研究之後（包括梅毒）開始執業行醫，病患包括梵谷、都德、海涅、蕭邦與喬治桑。葛拉碧開給莫泊桑特別的食療處方：每天吃三次煮馬鈴薯，盡可能多吃雞蛋，一天兩夸特（約一公升）的牛奶，每餐海水魚，以及大量的肉類與禽類。禁止吃綠色蔬菜、野味與葡萄酒。薛瑞德推測莫泊桑貧血，而且因爲服用大量的水銀，對冷特別敏感。名醫傅立葉就曾經描述水銀是「氣壓計糖漿」。他非常怕冷、神經痛、對於噪音敏感、失眠，而且四肢疼痛。他嘗試蒸汽浴，但是害怕會中風；七月他到艾克斯雷邦（Aix-les-Bains）做水療。

莫泊桑的創意卓越，他經常長時間構思小說，然後揮筆立就。七月他寫了一篇短篇小說，他從來沒有以這個方式描寫，但是「就在我心裡完整地出現」⑭。他寫了四天，大約一萬四千字，一字也沒改。他將稿件謄寫一遍，以保留原稿。

一八九一年是莫泊桑頭腦清楚的最後一年，也是忙亂的一年。他搬來搬去，以逃避巴黎的空氣與噪音，他說噪音引起他可怕的頭痛。「可怕的疼痛沒有任何酷刑可以比擬，頭殼像是被砸碎，好像要發瘋，腦筋一片糊塗，記憶像是被風吹散的灰塵消失無蹤。頭痛糾纏著我，只能躺在床上，鼻孔下面放著一瓶乙醚。」⑮羅傑・威廉斯不完全相信是梅毒，他認為頭痛是恨意的表現，由於對家庭的仇視造成神經官能症。⑯

莫泊桑對於嗥叫的狗感同身受：「他們的嗥叫是一種哀傷的泣訴，不對任何人，不為任何事，不說任何話。」⑰同時他也覺得狀況甚佳，計劃寫一本《天使》（*L'angélus*），認為那將是他最好的作品：「我感覺極好，非常適合寫這本書，它完全在我的腦海中，以一種驚人的能力構思而成。這將是我文藝生涯的扛鼎之作。」⑱但是他害怕發瘋，經常提到要自殺。法蘭克・哈里斯（Frank Harris）說：

莫泊桑死前三或四年，知道早年的沈溺放縱直接造成他發瘋與短命……先是縱慾使得他眼睛半瞎，然後是嚴重的神經痛，以及經常失眠，他的著作顯示出非常害怕……然後是絕望與長期抑鬱，但有時候會欣喜萬分興奮莫名……總是有無法形容的心理悲痛，他稱之為**無可言喻的抑鬱**（*indicible malaise*）。⑲

莫泊桑騎腳踏車的時候昏倒，肋骨瘀傷。他寫信告訴母親，瘀傷很痛，但是宣稱他的健康突然變得很好；他計劃在巴黎過時髦的生活三個星期，準備做更多工作。不過，一到巴黎他就感到沮喪。一八九二年十一月，他從坎城報告說：「我整天覺得好像要瞎了，腦筋像被掏空，只是人還活著……我想到的構想都是以前沒有做過的。我忘記每樣東西的名字，我的幻覺以及痛苦將我撕成一片片。」⑳他認爲以前用鹽清洗鼻孔，使得他的腦部產生一種有鹽味的發酵，腦漿被溶解流到鼻孔。他在巴黎宣稱已經被封爲伯爵，堅持別人要這樣稱呼他。龔固爾的《日記》記載說，文藝圈都認爲莫泊桑精神不正常。

耶誕夜，莫泊桑帶著兩名女子駕駛帆船，似乎一切正常，但是他說剛才看見鬼。新年那天是轉捩點，凌晨兩點十五分，僕人發現他的喉嚨被割破。「你看我做的好事，法蘭秀斯，我將自己的喉嚨割破了，眞的是瘋了。」㉑他還想舉槍自殺，但是傷得不太嚴重。醫生幫他縫好傷口，給他穿上束縛衣。昏睡一整天之後，他醒來說已經宣戰，他必須上前線。朋友帶他去看他的船，希望能引導他回來。一八九三年一月六日，莫泊桑穿著束縛衣到巴黎，送進布蘭琪醫生在柏斯著名的精神病院。

後來幾個月他有時候恢復理智，以可笑的故事取樂訪客；有時候他有幻覺，會出現暴力，必須束縛起來。從四月起，身體加速衰敗，醫生每天做記錄。莫泊桑最後的信件提到大筆的金塊與寶藏，他想像自己是聖母瑪麗（Virgin Mary）富有的小兒子。他在花園種植嫩枝，希望發芽長成小莫泊桑。他舔自己囚室內的牆壁，保留自己的尿，認爲這是以鑽石與珠寶做成的。他像狗一樣嗥叫，讓人想起他曾經羨慕狗可以用嗥叫表達苦惱。他的腦袋似乎不再有思維，焦慮地到處尋找思維（「你有沒有在哪兒看到我的思維，有沒有？」），他以爲他的思維變成蝴蝶，黑色的代表悲傷，粉紅色的代表歡樂，紫色的代表通姦，他看到蝴蝶就很高興。蝴蝶輕快地飛過時，他會想要去抓住他的想像。

他在死前變得很暴力，必須以機械設施將他束縛。他死於一八九三年七月七日，護理人員說他就像油盡燈滅一樣去世。他最後的遺言據說是「**黑暗，黑暗**」。

莫泊桑感染梅毒之事，在他生前並未公開，但已有傳言。薛瑞德說，一八九二年年底，王爾德寫給桃樂絲・納維爾夫人（Lady Dorothy Nevill）的信中就提及，他擔心可憐的莫泊桑活不久了，莫泊桑的一位「朋友」剛剛跟他說，在大街上遇到莫泊桑的醫生。這位朋友其實就是薛瑞德本人，他自己在後來所寫的王爾德傳記中，無意中透露這件事情。

薛瑞德批評哈里斯說，莫泊桑算是他的朋友，但是莫泊桑在「我的朋友布蘭琪醫生的精神病院」期間，哈里斯都沒有來探望問好，薛瑞德又說：「他很清楚莫泊桑的狀況，因爲我跟布蘭琪醫生談過之後告訴王爾德，他又立刻將這消息告訴納維爾夫人，納維爾一定會轉告哈里斯。」㉒莫泊桑的狀況當然是精神性全身癱瘓，只是整個消息傳播途徑沒有人說出來而已。

註釋

①羅伯特・薛瑞德（Robert Sherard）《莫泊桑的生活，作品與厄運》（*The Life, Work and Evil Fate of Guy de Maupassant*, New York: Brentano's, n. d.），p.189。

②薛瑞德《莫泊桑的生活，作品與厄運》，p.ix。

③克勞德・揆特（Claude Quétel）《梅毒史》（*History of Syphilis*, Baltimore: Johns Hopkins University Press, 1990），pp.128-129。令人想起波特萊爾也有相同的誇大：「作家第一次看到校對清樣時，像學童第一次出水痘一樣驕傲。」

④莫泊桑〈二十九號病床〉，《莫泊桑短篇小說全集》（*The Complete Short Stories of Guy de Maupassant*, Garden City, N.Y.: Doubleday, 1955），p.574。

⑤薛瑞德《莫泊桑的生活，作品與厄運》，p.153。

⑥薛瑞德《莫泊桑的生活，作品與厄運》，p.159。

⑦薛瑞德《莫泊桑的生活，作品與厄運》，p.203。

⑧薛瑞德《莫泊桑的生活，作品與厄運》，p.208。他以「私人信件」引用。

⑨薛瑞德《莫泊桑的生活，作品與厄運》，p.206。

⑩薛瑞德《莫泊桑的生活，作品與厄運》，p.235。

⑪薛瑞德《莫泊桑的生活，作品與厄運》，p.365。

⑫薛瑞德《莫泊桑的生活，作品與厄運》，p.368。

⑬薛瑞德《莫泊桑的生活，作品與厄運》，p.353。

⑭薛瑞德《莫泊桑的生活，作品與厄運》，p.360。

⑮羅傑・威廉斯（Roger L. Williams）《恐怖的生活》（*The Horror of Life*, Chicago: University of Chicago Press, 1980），p.258。

⑯威廉斯，p.230。

⑰薛瑞德《莫泊桑的生活，作品與厄運》，p.372。

⑱薛瑞德《莫泊桑的生活，作品與厄運》，p.375。

⑲克利奇利（MacDonald Critchley）《腦部的天才盛宴》（*The Divine Banquet of the Brain*, New York: Raven, 1979），p.213。

⑳薛瑞德《莫泊桑的生活，作品與厄運》，p.378。

㉑薛瑞德《莫泊桑的生活，作品與厄運》，p.382。

㉒薛瑞德《蕭伯納、哈里斯與王爾德》（*Bernard Shaw, Frank Harris,and Oscar Wilde*, New York: Greystone, 1937），p.259。

15 梵谷
Vincent van Gogh, 1853-1890

一個充滿電的人。

——梵谷（van Gogh）

《荷蘭先鋒報》（*Holland Herald*）指派記者肯・威爾基（Ken Wilkie）寫一篇梵谷的特別報導，他開始追尋梵谷一個世紀之前的腳步，訪問親戚朋友的後人。文章刊出之後，威爾基還是被一個沒有解答的問題困擾。從一八八五年十一月開始，梵谷從安特衛普（Antwerp）寫信給弟弟西奧（Theo），爲什麼都表示他害怕發瘋與死亡？爲什麼死亡突然成爲他藝術的主題？恐怖猙獰的《叼著香煙的骷髏》（*Skull with Cigarette*），明顯和以前的主題不同，還有《吊在衣櫥裡的骸骨》（*Skeleton Hanging in a Closet*），一隻黑貓凝視著碎裂的骸骨。威爾基好奇的是：梵谷健康逐漸惡化與他在藝術上的改變有沒有關係？

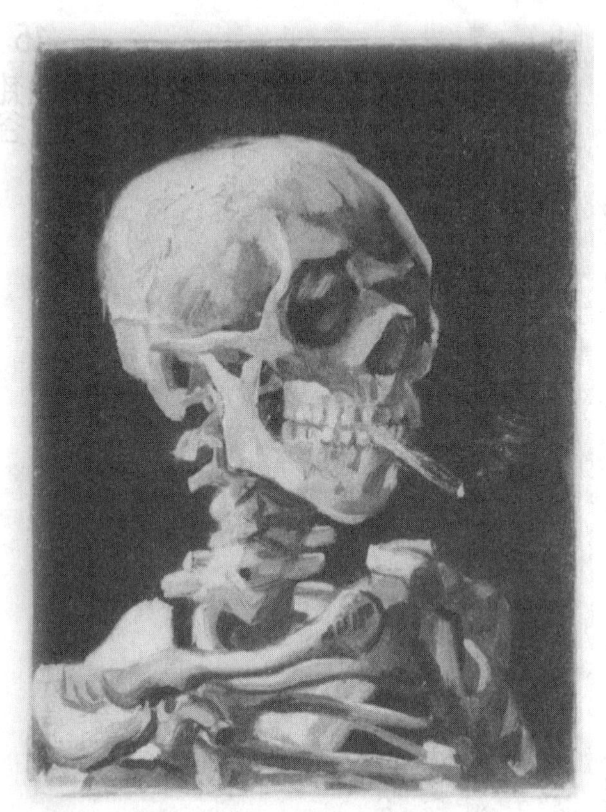

圖 15.1　叼著香煙的骷髏（安特衛普，1886 年 1 月初）
〔阿姆斯特丹，梵谷基金會〕

威爾基不知如何著手，他想起傳記作家特拉包特醫生（Dr. Marc Edo Tralbaut）告訴過他，在梵谷一本素描簿背後發現寫著 Cavenaile 的名字，還註明看診的時間。他從這裡開始探索，首先，他查安特衛普的電話號碼簿，很訝異地發現有Cavenaille 這個名字。（特拉包特說，他已經證實這個家族姓氏的正確拼法有兩個l。）更令他訝異的是，他打電話過去，阿瑪迪斯．卡芬涅爾醫生（Dr. Amadeus Cavenaille）接聽他的電話，他正是修伯士斯．阿瑪迪斯．卡芬涅爾醫生（Dr. Hubertus Amadeus Cavenaille）的孫子。他們見面時，醫生請威爾基坐在他祖父看診時病患所坐的椅子，梵谷很可能也坐過這張椅子。卡芬涅爾告訴威爾基：「我祖父一八八五年時爲梵谷治療過許多次。」

威爾基問道：「你祖父有沒有告訴過你，梵谷自訴的症狀爲何？」他的回答令威爾基大爲震驚。他說：「祖父說他爲梵谷治療梅毒，他開水銀的藥方，送梵谷到史圖溫堡（Stuyvenberg）醫院做臀部蒸汽浴。」①梵谷要求說明詳情，醫生告訴他這個病可能影響他的腦，也可能致死。這次看診是在傅立葉發現梅毒導致麻痺性痴呆之後沒幾年，顯示當時普遍認知到，梅毒病人會有精神疾病，而且這消息通常會告知病患。從那時候開始，梵谷有理由害怕，也知道自己可能因第三期梅毒而發瘋。梵谷以一張畫像當看診費，這張畫已經遺失了。

威爾基再仔細看特拉包特寫的傳記，發現他對此事也很淸楚：「此外，梵谷得了梅毒。」特拉包特提到一項事實，「可能是在安特衛普，這當然對他生理與心理的狀態都有影響。」②梵谷從安特衛普寫的信透露出許多健康不佳的症狀，經常發燒與虛弱，以及腸胃方面的問題。他久咳不止，痰呈灰色。③威爾基有一本特拉包特寫的書，「梅毒」這字眼被圈起來，在旁邊空白處寫上一個很大的「不」字，署名「W.V. v G.」代表Vincent Willem van Gogh，是畫家梵谷的姪子。威爾基訪問這位姪子時，他強烈否認梅毒的可能性。

學者對於梵谷有沒有罹患梅毒，很難獲得一致的結論。《紐約時報》（一九九〇年十一月）曾經統計過，對於梵谷身後的診斷，值得注意的共有一百五十二件，可能是梅毒模仿其他疾病的新紀錄。在這些身後的診斷中，梅毒的可能性無法輕易排除，因爲有梵谷在素描簿上寫醫生的名字以及約診的時間、卡芬涅爾的診斷、威爾基發現他突然對於死亡非常關注，以及卡芬涅爾孫子（也是一位有聲望的醫生）的供述。一位梅毒專家有上述的資料，將會提出以下的基本問題：有沒有在高危險的性經驗之後出現發高燒的症狀？本來很健康的人，突然終生被梅毒相關的疾病所糾纏？最後，個性有沒有改變，顯示出有麻痺性痴呆的跡象？由於這些問題的答案是肯定的，梵谷罹患梅毒的可性很高，因此值得我們繼續探索。

文生・梵谷和弟弟西奧書信往來頻繁，深入探討疾病對於個人生活工作的影響，其數量之龐大，大概只有尼采的書信可相比擬。梵谷的信共有八百七十四封信，將近八十五萬字。在這些信中，看不出來他們苦惱的因素是梅毒，但是西奧有梅毒，哥哥也知道，如果

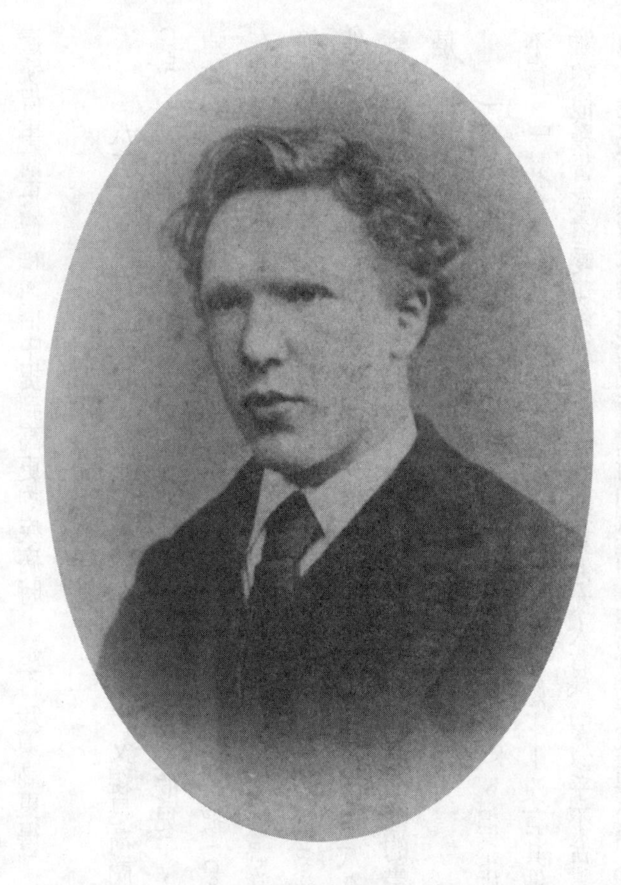

圖 15.2　年輕時的文生・梵谷〔阿姆斯特丹，梵谷基金會〕

卡芬涅爾醫生診斷出梵谷也有梅毒，他告訴弟弟這個消息，那麼或許可以從這些信件的字裡行間找出互相告知的訊息。保羅‧高更和梵谷兄弟也有通信，他毫無疑問感染過梅毒，這使得事情更複雜。信中提到高更的疾病時，是否知道高更得了梅毒呢？

一八五三年三月三十日，文生‧梵谷生於荷蘭，父親是荷蘭歸正教會（Dutch Reformed Church）的牧師，母親說這位藍眼珠、紅頭髮、長滿雀斑的兒子，是她六個存活小孩中最強壯的。二十歲時，梵谷嘗試各種行業：在巴黎與倫敦的谷披（Goupil's）公司做藝術經紀、在萊姆斯蓋特（Ramsgate）當老師，以及在書店當職員。他考慮過當牧師，但是覺得自己不適合學校的訓練過程，所以教會安排他到比利時的波林納茲（Borinage）煤礦區當傳道士。他跟礦工過著貧苦的生活，開始描繪當地艱苦的生活情景。一八八〇年，他決定終生奉獻藝術，這股熱情直到他自殺身亡，總共只有十年的時間。他的畫作沒有賣出去；可悲的是，他從來不期望被賞識。

一八八一年，梵谷愛上孀居的表姊琪佛絲（Kee Vos），但是她拒絕梵谷：「不！絕對不行。」梵谷寫給西奧的信上說：「西奧，我愛她——沒有其他人——永遠愛她。」④雖然他發誓永遠愛琪佛絲之後，還對其他女人有慾望似乎不合常理，但是如果她不能愛他，他也不可能永遠活在沒有愛情的生活。他說：「我需要女人，我無法，我不能，我不要一個人活著。我是男人，一個熱情的男人；我必須找個女人，否則我會冰凍起來或變成石頭——或者簡單說，我受不了。……我認爲沒有愛的生活是罪惡與不道德的。」⑤在琪佛絲之後，他的求愛倒是很成功。那個女人是個妓女，不年輕也不貌美，但是她略帶滄桑的風韻對他有一種魅力。他不是搖籃裡的嬰兒，這也不是他第一次無法抗拒對女人的感情〔與愛情〕，對講道的牧師而言，喜愛女人是不應該的。

梵谷以大哥的語氣教誨說，偶爾應該去找妓女，不要猶豫，找個可以相信和感覺一種被需要的女人，這樣才能保持身心健全。但是，如果這妓女傳染梅毒給他，結果反而是造成精神不正常與長期生病。特拉包特從梵谷與卡芬涅爾醫生約診推測，梵谷是一八八五年在安特衛普感染的，但也可能醫生已經治療他的梅毒好幾年了。一八八二年一月，梵谷發高燒，他寫信給弟弟說：「今天早晨我覺得很痛苦，所以又上床，我頭痛，由於擔心而發燒，我很怕這個星期，不知道如何熬過去。然後我起床，但是又回去床上；現在我覺得好些了。」⑥下一封信他寫道：

我現在很氣我自己，因為我不能做我喜歡做的事情，感覺就像是手腳被綁住，躺在又深又黑的井中，完全無能為力。現在我已經好多了，所以昨天晚上起床仔細整理東西。今天早上模特兒自己跑來，雖然我沒有很盼望她來，我還是在毛維（Mauve）的協助之下，讓她擺出正確的姿勢，然後畫了一會兒；但是我做不下去，整個晚上覺得很痛苦又虛弱。⑦

梵谷說他以前很健康，從來不需要一整天躺在床上；現在似乎健康出了問題。「過去兩個星期我都很虛弱，覺得很不舒服；我還沒有退讓，繼續做我的工作。但是，我有好幾個晚上無法睡覺，發高燒而且很緊張。我強迫自己繼續工作，因爲已經沒有時間生病。我必須繼續。」⑧由於梵谷從這時候開始健康惡化，十二月那個妓女可能是梅毒感染源，接著又發燒以及出現第二期梅毒的症狀。

大約在他發燒的時候，梵谷寫信給西奧說，他發現有個家庭願意讓他畫：一個女人、她母親和她女兒。「這個年輕女人不好看，還有天花痘，但是身材很好，對他有一種魅力。而且她們穿著很好，黑色麥利諾呢絨、女帽式樣甚佳，以及漂亮的圍巾等等。」⑨這女人名叫克拉希娜・胡妮克（Clasina Hoornik），又叫希恩（Sien），她也願意當裸體模特兒。

梵谷的書信詳細描述希恩，揭露許多十九世紀妓女的艱辛生活。這些女人通常很快就被感染，在具有傳染力的期間傳播，往後幾年復發，一輩子不斷與疾病奮鬥。從發燒的時間以及希恩可能不再有傳染力來看，應該是十二月那個妓女而不是希恩傳染給梵谷。雖然都是當洗衣女工，而且都有一個女兒，但十二月這個女人「強壯且健康」，不像可憐的希恩，因此比較可能是剛得病的帶原者。

希恩因爲懷孕被一個地位較高的男人拋棄，在街上遊蕩，不久就病倒被送到醫院。她遇到梵谷時又再度懷孕，梵谷收容她和她女兒。梵谷寫信給畫家安東·拉帕德（Anton van Rappard）說：「我跟一個女人交往，我遇到她時，她已經一腳踩進墳墓裡，她的神經緊張，情緒不穩。」⑩

一八八二年，對梵谷與希恩來說，是徘徊在疾病與貧窮的一年，也是徘徊在愛情與感情的一年。他打算娶她，即使降低自己的社會地位也無所謂。他告訴西奧，對琪佛絲失去的愛情相對於現在新發現的愛情：「去年我寫給你許多信，都是在談論愛情。現在我不再談論，因爲我忙著要付諸實行。」⑪他堅持自己不要打破對婚姻的誓言，並非完全是利他主義：「我們都渴望家庭生活，親密生活在一起；我們工作上每天彼此需要，我們每天都在一起。」⑫

一八八二年六月，梵谷有新的病情而住進海牙市立醫院。他告訴西奧，過去三個星期排尿很痛，簡單說，就是得了淋病——「不過，只是輕微症狀。」⑬他告誡弟弟，不要忽略這些毛病而加重病情，他也要求保密。梵谷接受奎寧治療，尿道以明礬溶液清洗，必須張開尿道，痛苦不堪：「他們用的探條逐漸加大，每一次插入的東西將尿道越撐越大。」⑭膀胱插入導尿管，讓他覺得好虛弱。繪畫使得全身發熱，於是他看書。「但願我能夠再度康復！」⑮六月二十二日，梵谷寫信說他沒有如醫生預期那麼快康復，因此還要繼續住院兩星期。他問醫生是不是有併發症？醫生說沒有。

有位傳記作家寫道：「梵谷必須住院治療淋病，他是被希恩傳染的。」⑯不過這也不太可能，希恩幾個星期前才生小孩，應該很高興不必再去街上出賣皮肉。她認為他有其他女人⑰，這讓他很失望且迷惑。梵谷寫給西奧的信上說，每個愛之中都有許多愛。「所謂原則就是要堅持不懈，想要多變化的人應該忠誠，想要認識許多女人就必須與一個女人固定來往。」⑱琪佛絲仍然在他心中：「我沒有忘記另一個令我心動的女人，但是她已經遠離，拒絕見我；這個在冬天街上遊蕩的女人，又病又餓又懷孕——我不禁心生憐憫。」⑲

梵谷住院時，希恩生下一個瘦弱又有黃疸病的男嬰。在她坐月子期間，有位醫生說她幾年內就可以恢復健康，前提是要有穩定簡單的生活；與她一起生活的這個男人，可以託付終生嗎？她對醫生說，現在這個男人值得信任。梵谷寫信告訴西奧，他和希恩在一起很自在；他們發展出互相需求的情感。西奧前去拜訪，看到的確實像個家庭，有個男孩還在搖籃裡。

梵谷出院不久又住院，在再度住院的前一晚，他寫信給西奧說他對希恩的感情：

這是一種內心深刻的感受，必須認真對待，她跟我都有一段陰鬱的過去，當然會在內心形成陰影，我已經寫信說過了——就像是有邪惡的東西威脅，我們必須終生不斷奮戰……女人戀愛時，就會改變；沒有人關心她，她就失去靈魂……女人要的，就是永遠跟著一個男人……所以她現在和去年冬天相比，簡直是脫胎換骨的另一個人，眼睛看起來不一樣；她的眼神平靜祥和，臉上洋溢著幸福。⑳

如果有人要拆散他們，他們就一起離開這個國家。「沒有錢身體又不好，雖然難以生存，但我們寧死也不願分開……我不會離開希恩；沒有她，我就一文不名，我的工作與一切也就毀了，……希恩愛我，我也愛希恩，……**她和我之間有愛情，有互相信任的承諾**……現在我已經復元，身心都在康復中，希恩也是，如果我們被迫分開，可能會要我們的命。」梵谷與希恩都對健康抱持希望：「康復的感覺讓她感到激動，想到回去工作以及全神貫注在工作，就讓我覺得興奮……我渴望她與我能完全康復，渴望平靜祥和，特別渴望你的一點同情。」㉑

希恩辛苦生下兒子之後非常虛弱。梵谷寫信告訴西奧：「我發現她看起來好像枯萎，真的就像樹木被又冷又乾的疾風吹襲，嫩芽都乾枯了；這小男孩看起來也像枯萎了一樣……我很明確地向她保證，絕對不會**離開**她——不過，我所能做的實在有限，只能給她口頭保證。儘管如此，她內心還是懷疑不安——但是只要我再三保證，很快就疑慮盡消。」㉒他又說：「我不希望她又墮入我發現她時的悲慘狀況，我將她從貧病交迫下救回來。這是我做的事情，我必須繼續做下去。我不要讓她再度覺得被拋棄與孤寂。」㉓

但是可憐的希恩對於梵谷的承諾不放心，並非沒有道理。一八八三年九月十一日，梵谷前往南德蘭特（Drenthe）的沼澤地，結束他在海牙的時期，總共在此創作三百多幅素描、水彩、版畫與油畫。希恩和兩個小孩到車站跟他揮手道別，他只有再回來看她一次，而且是回來拿他的東西。梵谷很怕希恩回去當妓女，但是她沒有，而是當洗衣工。由於無法養活小孩，她只好將小孩交給家人撫養。一九〇一年，她嫁給鹿特丹一位男士，三年後跳水自殺，正如她經常威脅的。

雖然梵谷說希恩很可憐，希望跟她結婚，並且說沒有她，自己就一文不名，傳記作家對於希恩卻很奇怪地刻薄，總是說她邋遢、沒教養、詭計多端、悲哀、醜陋、鄙視、未老先衰、酗酒。大衛．司魏特曼（David Sweetman）在所寫的梵谷傳裡說得很中肯：「她曾經墮落，梵谷願意拯救她，但是如同她抽煙那張畫所顯示，她的個性只顧自己，對他人漠不關心，讓人不禁認爲她是那種自甘墮落的女人。」㉔雖然希恩的醫生與梵谷都很確定，阻街的生涯將會害死她，司魏特曼談到「因爲賣淫容易討生活。」素描《憂傷》（*Sorrow*）畫的就是希恩，是梵谷最喜愛的一張，也是以辛苦可憐女人爲主題一系列素描的第一張。有位傳記作家說，這是藝術史上最醜陋、最無法令人感動的女人。

在德蘭特住了兩個月之後，梵谷搬回去和父母同住，憂鬱陰沈的《吃馬鈴薯的人》（*Potato Eaters*）就是這時候畫的。然後他搬到安特衛普（他在這裡看卡芬涅爾醫生）住了幾個月，在碼頭畫水手與妓女，再搬到巴黎住了兩年。他先是投靠西奧，造成兩人關係緊張；西奧後來說，他自己的病使得他無法忍受哥哥。梵谷學習印象派繪畫，並且認識莫內、雷諾瓦、竇加、秀拉、羅特列克與高更等畫家，其中高更成爲他的好友。一八八八年二月，梵谷聽從羅特列克的建議，搬到南方的阿爾（Arles），羅特列克鼓勵他到南方追求

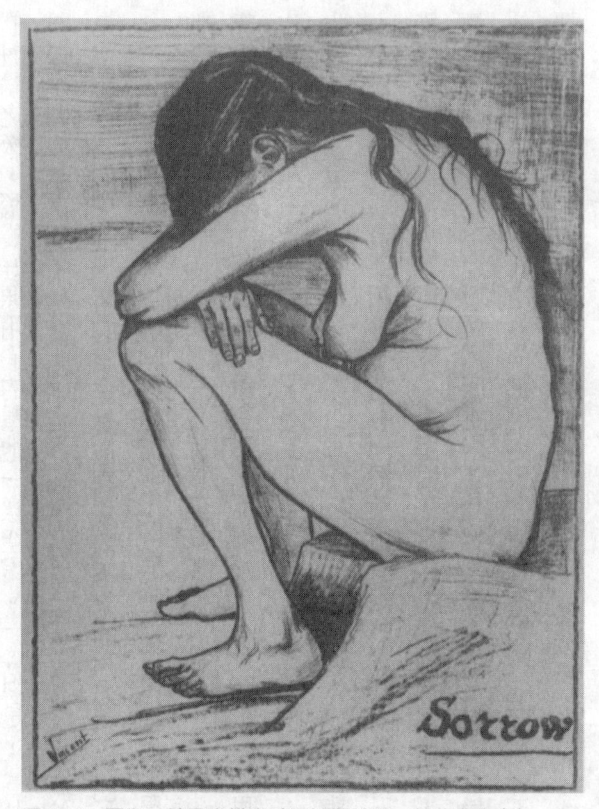

圖 15.3　憂傷：希恩素描畫〔阿姆斯特丹，梵谷基金會〕

豐富的色彩，還介紹他服用苦艾酒。梵谷邀請高更一起住在他的黃色小屋，兩位畫家一起煮飯、畫圖，並且「詳細討論德拉克洛瓦與林布蘭特等人。我們的討論非常激烈，有時我們討論之後，腦袋好像用過的電池一樣空虛。」㉕但是，一八八八年十二月二十三日，梵谷以剃刀攻擊高更，然後割下自己的部分耳垂，送給當地妓院一位妓女——至少大家都是這麼傳說的，不過新的說法是被高更割下來的。西奧從巴黎趕去，照顧哥哥。

梵谷被送進醫院，出院後遵照醫生的建議，申請住進聖雷米（Saint-Rémy）的精神病院，他在聖雷米住了一年，畫了戶外風景與許多複製品。一八九〇年五月，他搬到巴黎北邊，靠近西奧一家人。西奧一家還有妻子喬安娜，以及剛出生的男嬰，西奧以兄長之名將嬰兒也命名爲文生。嘉塞醫生（Dr. Paul-Ferdinand Gachet）照顧梵谷，他是使用順勢療法的醫生，也是業餘畫家。一八九〇年七月二十三日，他寫道：「這種悲慘永遠不會結束。」七月二十七日，他帶著畫架和畫，還有一把手槍，走到野外對著自己的心臟開槍。子彈偏斜射入橫隔膜，他搖搖晃晃走回家。嘉塞醫生趕來，他請西奧過來，西奧趕到哥哥身邊，在他抽煙斗時跟他說話，西奧爬到床邊抱著梵谷。梵谷最後的遺言是：「我希望就這樣走了。」他死於七月二十九日凌晨一點半。天主教會拒絕讓他安葬，不過附近的小鎮接納他。棺材覆蓋他最喜愛的黃花：向日葵與大理花。

阿諾德（Wilfred Niels Arnold）在《梵谷：化學藥品、危機與創造力》（*Vincent van Gogh: Chemicals, Crises, and Creativity*）一書中，整理出一百零一種死後的解剖診斷，比《紐約時報》

一百五十二種診斷還少。其中有十幾種值得參考，他發現最重要的有癲癇、躁鬱症、精神分裂症、梅尼爾氏病（Ménière's disease），以及鉛與苦艾中毒。其他還有松脂中毒、中暑、創造力引起的高度緊張。阿爾醫院院長烏帕醫生（Dr. Urpar）認爲是「急性狂躁症與全身性精神錯亂」。㉖阿諾德認爲是急性間歇發作的噗瑳症（porphyria），這是一種先天性新陳代謝異常疾病，影響神經系統，會引起妄想症、癲癇發作、偏執狂。梵谷逝世一百週年時，《美國醫學協會期刊》（*Journal of the American Medical Association*）宣稱確定是梅尼爾氏病，推翻以前所認定的癲癇症。阿諾德認爲這兩種說法都錯了，因爲沒有梅尼爾氏病的症候，而癲癇早就被否定。一九九二年，凱．傑米森（Kay Redfield Jamison）在《英國醫學期刊》（*British Medical Journal*）提出反駁，認爲阿諾德說的噗瑳症不太可能，她認爲梵谷與西奧比較可能是躁鬱症。當然，躁鬱症的症狀與梅毒很難區分。

阿諾德基於兩點理由排除梅毒：第一次感染與精神錯亂的間隔太短，而且其間病情舒緩的時間太長，這也是認爲西奧沒有感染梅毒的理由。其實這些理由都不成立：約翰．司脫克就說過，梅毒病例「有的病程相當長，有的相當短，有的有舒緩期，有的沒有。」㉗阿諾德更進一步舉證說，這些書信都沒有提到梅毒，但是當時的習慣不會白紙黑字寫下梅毒，而且仔細閱讀之下，有許多地方透露梵谷與弟弟都很清楚彼此的疾病，他們以安全隱密的字眼代替。

哲學家與心理學家卡爾．雅斯培（Karl Jaspers），研究梵谷晚年心理狀態與他當時繪畫的關係，他所出版的書是這方面最深入的著作（可與他對尼采的研究相媲美），他認爲無法證明是癲癇，因爲沒有癲癇發作的記錄。他的結論是「唯一的可能性就是精神分裂症或是一種癱瘓的過程。」[28]癱瘓在此的意思就是梅毒。他認爲精神分裂症是這兩種之中最有可能的，因爲梵谷經常發作嚴重的精神病，有兩年之久，但還能控制主要的官能。不過，因爲梵谷自己記述手有點不穩，再加上一些「放蕩的」行爲，雅斯培也不完全排除癱瘓的過程。如果他知道卡芬涅爾的診斷，就可能比較傾向於梅毒。威廉・朗吉・艾克包姆（Wilhelm Lange Eichbaum）曾經提到天才與瘋狂的關係（他也研究過尼采），所提出的診斷與雅斯培兩種假設相符，但是他增加癲癇的成分。他認爲梵谷得的是「急性梅毒的精神分裂症與癲癇狀的傾向。」[29]各種令人眼花撩亂的診斷，再一次證明有可能就是偉大的模仿者——梅毒。

西奧與高更都發展到第三期梅毒。他們三個人可能都感染梅毒，從他們來往書信的內容，再看看他們死前的生活，很可能他們以自己的暗語分享彼此悲慘的秘密。

梵谷葬禮之後幾個月，西奧就崩潰了。根據他的畫家朋友艾米爾・柏納德（Emile Bernard）指稱，西奧暫時性癱瘓。一八九○年十月十日，西奧的岳父安德烈・邦格（Andries Bonger）寫信請嘉塞醫生來看西奧，西奧過度興奮與生氣已經無法控制。根據畢沙羅（Camille Pissarro）寫給兒子的信，西奧突然發瘋，猛烈攻擊妻兒。同時，他發了一份浮誇的電報給毒，這暗示利衛醫生知道梵谷也有相同的疾病。

在布列塔尼的高更，向他保證到熱帶的旅費沒有問題。西奧暴力行爲發作兩天之後被送進醫院，又過了兩天送到布蘭琪醫生在柏斯著名的精神病院，莫泊桑就是在那裡度過精神錯亂的餘生。嘉塞去看西奧時，無法跟他溝通。路易斯．利衛醫生（Dr. Louis Rivet）曾經治療過這兩兄弟，認爲西奧的病情比梵谷「嚴重得多」，一點希望也沒有。㉚由於西奧死於梅毒，這暗示利衛醫生知道梵谷也有相同的疾病。

根據高更傳記的作家大衛．司衛特曼（David Sweetman）所述，高更可能第一次在里約熱內盧發生性行爲時感染。當時高更四十二歲（一八九一年），他開始咳血，一天咳出一公升，而且痛得好像心臟要跳出來。他變得愛睡覺，沒有精神。一八九二年，他被送進巴比堤（Papeete，譯註：大溪地首都）的軍醫院，治療梅毒性心臟病，根據司衛特曼所說的，高更服用順勢療法的特效藥，也就是洋地黃，但是司衛特曼沒有再進一步說明。高更從來不承認梅毒，「好像他就是無法面對所發生的事實。」㉛

高更在馬克薩斯群島（Marquesas）度過餘生，兩隻小腿都是流著膿的瘡，以骯髒的繃帶包住，他拄著枴杖蹣跚地晃蕩，枴杖頭刻著一根勃起的陰莖，綠色的蒼蠅跟著他嗡嗡地飛。他全身到處疼痛，爲了止痛而服用嗎啡上癮，還服用鴉片酊以及飲用苦艾酒。他的情緒逐漸變成躁狂，腿上有傷痛所以使用砷，曾經到山上服用砷自殺，但是毒性不夠只使他嘔吐而已。他自訴體力流失，晚上都無法入眠，因此筋疲力盡。眼睛受到感染，可能是結膜炎。司魏特曼寫道：「梅毒的蹂躪不只是使他身體化膿，也造成他精神不正常。」㉜一九〇三年，高更病亡，他的朋友提歐卡（Tioka）取下他一片頭皮，這是島民召喚死人回來的傳統方式，但是已經喚不回高更了。

梵谷與西奧的書信充滿對於藝術與健康的哲理，以及對他們醫生的評論。沒有提到確實的病症診斷（除了最後有提到癲癇），但是他們經常提到一種神秘的疾病，有跡象顯示他們談的就是梅毒。雖然利衛是他們的主治醫生，梵谷與西奧也常去看住在巴黎的匈牙利醫生大衛・葛拉碧（David Gruby），他以治療梅毒聞名。㉝書信中透露他們接受葛拉碧醫生的治療相當長一段時間，梵谷提到接受治療一年。一八八八年五月四日的信，就曾討論他的治療方式。

在這封信中，梵谷表示希望有自己的房子以便療養。他認識一位變成癱瘓的人，說自己就跟那個人一樣，梵谷還提到要去巴黎治療中風，然後告訴西奧有一種治療方法「非常痛苦。疾病本身反而沒那麼痛苦。」他說葛拉碧對於這病例的建議很對：「吃得好，住得好，少去找女人，簡言之，要事先安排好生活，**就像是這個人已經有腦部與脊髓的疾病**……當然這就像是抓住公牛的雙角，必須不畏艱險，反正是不會錯的。」㉞梵谷繼續說道：「畢竟，聽從利衛與潘格羅士（Pangloss）的聰明建議，應該對自己最好，這些卓越的樂觀主義者，是血統純正天性樂觀的高盧人，他們讓你保持自尊。」

爲什麼將利衛與潘格羅士扯在一起？在伏爾泰的《憨第德》（*Candide*）中，潘格羅士是某城堡的家庭教師，後來因爲飽受梅毒的蹂躪，流落街頭行乞，最後吃掉自己的眼睛與耳朵。潘格羅士說，梅毒來自新大陸，是一位跟著哥倫布航行的人帶回來的，但是到頭來成爲一種必要——畢竟，如果沒有哥倫布的航行，歐洲就沒有巧克力！梵谷仿照潘格羅士的評論說：「如果我們要生活與工作，必須非常小心照顧自己。冷水、新鮮空氣、吃得好、穿得好、睡得好，而且不要女人。」㉟

兩星期之後〔一八八八年五月十七日〕，梵谷寫第二封信，提到利衛「讓病人了解所得的病」：

你寫信談到去看葛拉碧，令我很悲傷，但是你去了還是讓我感到很放心。你有沒有暈眩——覺得非常困乏——可能是心臟衰弱引起的，這樣的話，碘化鉀就和衰竭感沒有關係吧？記得去年冬天，雖然我沒有服用碘化鉀，但是昏昏沈沈的，完全無法做任何事情，只能偶爾畫畫。假設葛拉碧告訴你不要服用任何……如果我是你的話，我就去找利衛。我現在經常想到葛拉碧，而我完全康復……利衛順其自然……他使病人堅強起來對抗疾病，我認為，他讓病人了解所得的病，才能保持鬥志。如果你可以在鄉下住上一年，和現在一樣接近大自然，葛拉碧的療法就會更容易些。我希望他可以使你承諾，不要再跟女人有關係，除非是有必要，但還是能免則免……我認為碘化鉀可以使血液與整個系統純淨，若是不行呢？……當葛拉碧緊緊閉上他的嘴說——「不要找女人！」你有沒有注意到他的臉很像竇加，……如果你無法完全擺脫也沒關係。葛拉碧會給你強壯身體的食譜。……如果你下一封信說你沒事，我是不會相信的。㊱

葛拉碧的食譜可不簡單：都德曾經用來治療梅毒（莫泊桑也是），結論是寧願死掉算了。碘化鉀在當時是標準的治療梅毒藥物，梵谷認爲這使得他的心智狀態好些：「無法忍受的幻覺已經結束，現在減輕到只是作惡夢，我認爲這是碘化鉀的效果。」㊲

梵谷認爲梅毒引起自己的疾病，還有另一個跡象，他認爲：「所以我不要求你告訴別人說我沒事，或者說我以後也不會有事。不要用利可的理由跟大家解釋這一切，而要用哈斯巴由（Raspail）的。」㊳提到利可很明顯會想到梅毒，因爲利可是當時的梅毒權威，但是他偏好哈斯巴由的「解釋」，是因爲他贊成哈斯巴由的梅毒理論更勝於利可的？或是他認爲哈斯巴由有梅毒以外的解釋？哈斯巴由之所以出名，是因爲他提出假設，認爲一種寄生蟲會引起禿頭症（alopecia），也就是局部斑點禿頭。禿頭症通常伴隨第二期梅毒發燒與出疹子之後出現，但是也可能沒罹患梅毒而有禿頭症。梵谷爲哈斯巴由的健康年鑑封面畫了一幅畫《畫板與洋蔥的靜物畫》（*Still Life: Drawing with Onion, etc.*）。

梵谷病情開始發作，他不覺得與梅毒有關，反而認爲是癲癇引起的。他從阿爾的精神病院寫信給弟弟說：「大多數癲癇病患咬到自己的舌頭而受傷。費立·雷伊醫生（Dr. Felix Rey）告訴我，他看過一個案例，有人割下自己的耳朵，就跟我一樣。」㊴雷伊也告訴他，癲癇初期通常會出現聽覺與視覺上的幻覺。「這裡每個人都發燒、幻覺或發瘋。」梵谷發現，如果和其他疾病比起來，例如梅毒，他們的發瘋也沒那麼可怕。但是，卡芬涅爾曾經警告說梅毒會影響他的腦部，是不是也發生過呢？當他說「我是發瘋還是癲癇症？」這句話時，是否想到卡芬涅爾？㊵

他生命最後幾年，長時間工作不輟，梵谷描述自己是充滿電的人。瘋狂的宗教觀念佔據他的心，在這些陳述中，他說他的心情興奮，總是關心無限永恆的生命。「我盡我的能力做好工作，」他寫道：「我對自己說，如果我勝利了，就是我疾病最好的避雷針；我將會出人頭地。」㊶畫筆在他的手指上滑行，飛快得有如小提琴上的弓。他充滿活力，以濃艷的藍色背景營造出神秘的效果。他畫的咖啡屋色彩豐富，是個會讓人發瘋犯罪的地方。宗教的影像太過興奮刺激，他想畫耶穌與天使，卻失敗了。他開始以更大的畫布作畫，想到他未來在藝術的地位。西奧說他是個偉大的天才，有一天可以與貝多芬媲美。梵谷寫道，必須讓真正的火燃燒起來，才能達到他在繪畫上的輝煌成就；不是每個人都能畫出這樣的色彩。只有在瘋狂投入工作時，他才能感覺到生命。他的腦筋繃得緊緊的，簡直快破裂，他在半小時內想一千件事情。他頭腦清醒時就投入工作，逐漸變得不省人事；繪畫過

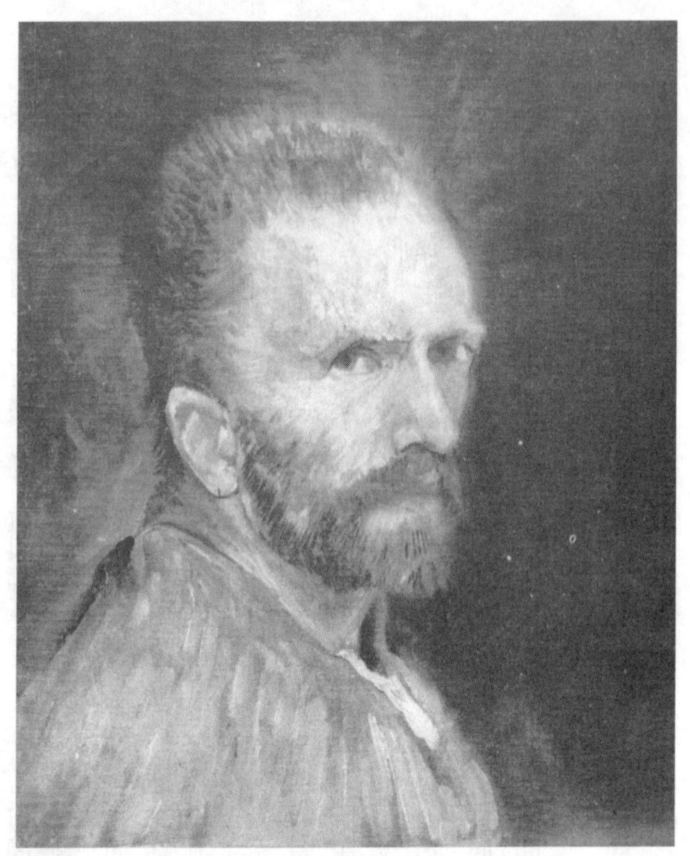

圖 15.4　梵谷自畫像〔Wadsworth Atheneum〕

程像是做夢。他的病越來越嚴重，身體更加虛弱，但是覺得自己的藝術天賦越來越高。

雅斯培說梵谷的最後階段，感情激烈與狂喜交相混雜，但總是有條不紊。他無窮的活力、極其強烈的興奮，以及幾近神秘的熱情，再加上他不斷說害怕發瘋以及活不久了，引出一個可能無法得到正確解答的問題：在他生命最後幾個月瘋狂作畫時期，是否經歷過麻痺性痴呆發作前的狂喜與痛苦階段？由於他自殺身亡，我們永遠不知道答案。

註釋

①肯・威爾基（Ken Wilkie）《尋找梵谷》（*In Search of van Gogh*, Rocklin, Calif.: Prima Publications, 1991），p. 146。

②特拉包特（M. E. Trabaut）《梵谷》（*Vincent van Gogn*, New York: Alpine Fine Arts, 1981），pp.177-178。

③羅納多・立烏（Ronald de Leeuw）編，《梵谷書簡全集》（*The Complete Letters of Vincent van Gogh*, Greenwich, Conn.: New York Graphic Society, 1958），Vols. I-III, Letter 448。

④立烏，Letter 158。

⑤立烏，Letter 164。

⑥立烏，Letter 172。

⑦立烏，Letter 173。

⑧立烏，Letter 200。

⑨立烏，Letter 178。

⑩立烏，Letter 21。
⑪立烏，Letter 195。
⑫立烏，Letter 198。
⑬立烏，Letter 206。
⑭立烏，Letter 209。
⑮立烏，Letter 208。
⑯巴斯卡・波納佛（Pascal Bonafoux）《梵谷——磨難中的熱情》（*van Gogn*, New York: Henry Holt, 1990），p.38。
⑰立烏，Letter 268a。
⑱立烏，Letter 268a。
⑲立烏，Letter 192。
⑳立烏，Letter 215。
㉑立烏，Letter 216。
㉒立烏，Letter 268a。
㉓立烏，Letter 217。
㉔大衛・司魏特曼（David Sweetman）《梵谷的生命與藝術》（*van Gogn: His Life and His Art* , New York: Crown, 1990），p.158。
㉕立烏，Letter 564。
㉖特拉包特，p.287。
㉗約翰・司脫克（John H. Stokes）《現代臨床梅毒學》第三版（*Modern Clinical Syphilology*, Philadelphia: Saunders, 1944），p.1128。

㉘卡爾．雅斯培（Karl Jaspers）《史特林堡與梵谷》（*Strindberg and van Gogh: An Attempt at a Pathographic Analysis*, Tucson: University of Arizona Press, 1977），p.187。

㉙特拉包特，p.287。特拉包特也提到都比涅（Dupinet）診斷爲「腦脊髓膜腦炎梅毒（meningo-encephalitis leutica）」。

㉚赫思可（J. Hulsker）《梵谷與西奧傳》（*Vincent and Theo van Gogh: A Dual Biography*, Ann Arbor, Mich.: Fuller Publications, 1990），p.454。

㉛大衛．司魏特曼（David Sweetman）《高更》（*Paul Gauguin: A Complete Life*, London: Hodder & Stoughton, 1995），p.135。

㉜司魏特曼，《高更》，p.468。

㉝關於大衛．葛拉碧的詳情，請參見克利塞（John Thorne Crissey）、帕瑞希（Lawrence Charles Parish）《十九世紀皮膚學與梅毒學》（*The Dermatology and Syphilology of the Nineteenth Century*, New York: Praeger, 1981）。

㉞立烏，Letter 481。

㉟立烏，Letter 481。

㊱立烏，Letter 489。

㊲立烏，Letter 574。

㊳立烏，Letter 434。

㊴立烏，Letter 592。

㊵立烏，Letter 589。

㊶雅斯培《史特林堡與梵谷》，p.166。

16 尼采
Friedrich Nietzsche, 1844-1900

我過的生活真的很危險，我是那種可能爆炸的機器。

——腓特烈・尼采（Friedrich Nietzsche）

一八八九年一月三日，在杜林的廣場上，尼采神志不清地抱住一匹被馬夫鞭打的馬的脖子，從此開始發瘋。①他的房東大衛・費諾（Davide Fino）發現這位哲學家躺在廣場上，將他帶回家。那天晚上，尼采又唱又叫，還猛彈鋼琴，吵得每個人無法入眠。他畫了一系列瘋狂的明信片，大部分被杜林的郵局沒收。少數寄出來的，有一張是寄到梵蒂岡，署名「手腳釘在十字架上被處死的人」（Crucified），還有一張是寄給老朋友，巴塞爾大學教會史教授法蘭茲・歐爾貝克（Franz Overbeck）：「我剛被所有反閃族的人射殺，」②尼采署名「戴奧尼索斯」（Dionysos，編註：即酒神名）。他以前的同事雅各布・布克哈特（Jacob Burckhardt）收到一封四頁的信，尼采以細小又幾乎難以辨認的筆跡，訴說他很不穩定。布克哈特立即和歐爾貝克商量，請他趕緊跑一趟杜林，協助受到驚嚇的費諾，以免尼采被逮捕。尼采在杜林廣場的事件，讓人想起舒曼、波特萊爾、雨果・沃爾夫（Hugo Wolf）與莫泊桑，他們都是突然從外表上精神正常轉變成梅毒引起的發瘋。

歐爾貝克向尼采的朋友彼得・賈斯特（Peter Gast）報告他到杜林搶救尼采的詳情，他說有些事情他必須「對病人的每位朋友」保持沈默，至少目前如此。尼采曾經痛哭失聲並且擁抱歐爾貝克，然後大聲歌唱、胡言亂語、口中喃喃說出「他最近生活所經歷的思維世界的殘缺片斷，有時候是以一種難以形容的壓低聲調說出簡短的句子，道出他崇高神奇的洞澈思想。聽到無法以語言表達的可怕東西，說他自己是死掉的上帝的繼承者，整個過程都在鋼琴上發生，也在鋼琴上結束，接著就是更多的抽搐與發作。」[3]尼采是新永恆的戲謔者：這次發瘋非常徹底，歐爾貝克不禁懷疑，取走尼采的性命可能才是朋友該做的。

第二天，歐爾貝克說服尼采跟他去巴塞爾，騙他說那裡爲他舉行盛大的慶祝活動。歐爾貝克描述這是一次「寂靜得令人害怕」的火車之旅。有位牙醫師協助且陪伴他們，說他以前處理過瘋人。法國小說家安德烈・馬爾羅（André Malraux）祖父的哥哥華特（Walter）也在這列火車上，他將目睹的經過告訴年輕的馬爾羅。

他們錢不夠，只能搭三等客車。一位農婦用籠子關著一隻母雞，與他們同坐在一間小廂房。華特擔心會有暴力意外。經過聖哥達（St. Gotthard）隧道時，有三十五分鐘完全置身

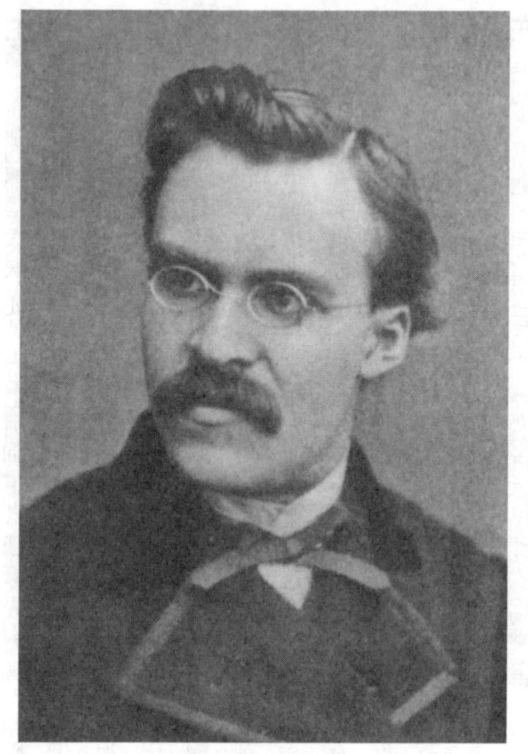

圖 16.1　尼采〔Hulton Archive / Getty Images〕

黑暗中，尼采開始吟誦他最近作的一首詩〈威尼斯〉，伴隨著籠子裡母雞的啄食聲。華特認為尼采的有些詩很平庸，但是這一首——「喔，天啊，眞是千古絕唱。」④尼采在巴塞爾住進威利醫生（Dr. Wille）的精神診所，威利醫生是精神性全身癱瘓的專家。在住院單上寫著：「腓特烈．尼采，巴塞爾教授，年齡二十三，一八六六年，**感染梅毒**。」

有些學者發現，尼采最後的作品最能成熟表達他的哲學，因此不認為他有任何即將發瘋的跡象。尼采從這一生思想的最高峰突然變成胡言亂語的痴呆，經常被形容為好像一把剃刀將精神健全與第三期梅毒分割得一清二楚，似乎一月三日那天，梅毒螺旋體的大軍睡了幾十年突然醒過來，並且一起進攻腦部，而不像是一般的麻痺性痴呆，先出現徵兆再經過多年的漸進發展。其實在這著名的抱馬事件之前，尼采就已經多次出現明顯的麻痺性痴呆跡象，他在精神病院有時看起來很正常，朋友覺得奇怪，以為可能全是他在耍花招。賈斯特注意到說：「是否應該幫尼采的忙把他喚醒，這問題必須先擱置……我看過尼采在某些狀況下，令我有一個可怕的想法——他是**假裝**瘋狂的，好像他很高興就**這樣**結束。很有可能他只能在瘋狂的狀況下才能寫出他的『戴奧尼索斯』哲學。」⑤歐爾貝克同意說：「我不禁有個可怕的想法，是暫時的，雖然我見過尼采精神疾病發作好幾次，仍覺得他的發瘋是假裝的。」⑥

大多數尼采學者都認為，尼采最後幾個月（以及最後幾年）所寫的文章精細敏銳，證明當時他可能沒有受到梅毒的影響。學者克勞蒂亞・克羅馥（Claudia Crawford）有篇文章討論尼采最後幾年的著述產量，很能代表這方面的見解。她認爲尼采最後幾年產量超越以往，尤其是一八八八年最後一季，在《偶像的黃昏》（*Twilight of the Idols*）、《反基督》（*The Antichrist*）、《瞧！這個人》（*Ecce Homo*）、《華格納事件》（*The Case of Wagner*），以及他的筆記與書信，都看不出「誇大狂與即將瘋狂的症候」，或是「退化瘋狂的跡象」，⑦只覺得他神志清醒，作品有種偉大風格，充滿預言與啓示。尼采的文章是要實行他破壞兩千年來反自然的計劃，扮演「在心理學上與耶穌及蘇格拉底同等地位的救世主。」⑧尼采對於人性的要求是有史以來最艱鉅的：「企圖提升人性，包括不斷破壞所有退化與寄生的東西。」他擁有與表達出來的「意志力量」，是前人所不及的。

不過，梅毒教科書也告訴我們，在痲痺性痴呆發作之前最後神志清醒的階段，可能出現的特點是有神秘的洞察力、以救世主自居的預言能力、浮誇的自我定義、清晰明澈的表達力和相當無法抑制，**不過大部分時間還是維持精確細緻的型式**。這麼說來，他最後的著作超然卓越，與他即將被痲痺性痴呆所毀滅，兩者間並沒有不符或是互相衝突之處。尼采最後的著作一再表現出，緊緊控制住能量與內在爆發力的影像。自傳《瞧！這個人》最後一章〈爲什麼我是命運之神〉，宣告會出現危機，全世界大火蔓延數十年，前所未有的戰爭，並且確定尼采這個名字將與這些都有關係：「我不是哲學家，我是具有潛在危險的人！」他的才智似乎無邊無涯。一八八八年十二月十八日，尼采寫信給朋友卡爾・福熙

（Carl Fuchs）說：「從九月到現在，這幾個月我所知道的事情比以前更廣泛。最令人吃驚的工作，也簡單得像遊戲；我的健康就像天氣一樣，一天比一天好，感覺有無窮的才智與堅定。我無法告訴你做完多少事情——**每件事情**我都結束了。未來幾年，這世界將會重新開始：因爲舊的上帝已經退位，我將從現在開始統治世界。」⑨耶誕節那天，他承諾在兩個月內成爲全世界最有名的人。他認爲自己是即將爆炸的機器，湯瑪斯・曼（Thomas Mann）形容尼采當時才智激增，就像是「被狂喜入神下了咒」。⑩卡爾・雅斯培描述說，這些最後的著作有一種神秘的光，一種危險的戰慄。⑪由於尼采一生所出版的書籍，在他生前只賣出幾百本⑫，他最後的宣言似乎太過浮誇。但是他對於西方文化各方面都有深遠的影響，所以我們要問，他的極端自我誇大是否另有未被證實的隱情。

弗洛依德稱讚尼采最後著作的成就時，知道麻痺性痴呆的影響。一九〇八年十月二十八日，維也納心理分析學會在當天晚上開會，紀念尼采遺著《瞧！這個人》出版。弗洛依德說〔奧圖・蘭克（Otto Rank）記錄在《會議記錄》（*Minutes*）〕：

> 尼采患有腦梅毒。他的興奮之情美麗地開展，不斷擴展。不過，這樣就太簡化問題了。麻痺性痴呆是否與他《瞧！這個人》的內容有關，這是相當存疑的。麻痺性痴呆曾經侵襲偉大的天才，在疾病發作前的短短時間內，完成相當不凡的成就

〔莫泊桑〕。尼采這部作品相當令人佩服，應該視為大師傑作好好保存。⑬

弗洛依德說，疾病成爲他的宿命。〔湯瑪斯・曼更進一步指出：「他的天命就是他的天才。但是，他的天才還有另一個名字：疾病。」⑭〕弗洛依德繼續指出：「尼采內省反思所達到的程度，可說是空前絕後……最基本的因素還是必須加上去：痲痺性痴呆在尼采生活中所扮演的角色。痲痺性痴呆形成一種鬆開的過程，使得他有能力看透各種層次，並且認清最基本的直覺，達到非凡的成就。他以這種方式，將腦梅毒的特性轉變成爲科學服務。」⑮阿佛烈・阿德勒（Alfred Adler）也同意：痲痺性痴呆的人可能有非凡的成就。

尼采在精神病院可以認出母親弗蘭齊沙卡（Franziska），她與歐爾貝克安排尼采從威利的診所轉到耶拿大學（Jena University）的心理診所，以便就近照顧。診所的主管史圖茲醫生（Dr. Stutz）結論是「資料顯示進行性痲痺是正確的診斷。幾乎沒有可疑之處。」⑯最初的檢驗是由住院主治醫師齊亨醫生（Dr. Ziehen）執行，在耶拿大學的檢驗發現陰莖有個疤，可能是以前梅毒下疳所留下的。司脫克寫說，下疳消退「大多只有在表面上留下很小的疤痕。」⑰這個疤痕可能是另一種性病軟性下疳造成的。尼采心煩意亂時字跡會顫抖，說話時不斷用手勢表達以及做出奇怪表情。前五個月，他仍然很激動，經常沒有條理——用糞便弄髒自己、喝自己的尿、尖叫，其他時候看起來非常正常。他接受水銀藥劑治療。根據當時的觀念，家人只會更刺激腦梅毒的病患，因此尼采的母親有六個月不能探望他，就像克拉拉．舒曼不能到精神病院探望羅伯特．舒曼一樣。

尼采住進耶拿診所，住院單是這麼寫的：「疾病名稱：癱瘓性心理疾病。」耶拿診所的主管奧圖．賓士旺格（Otto Binswanger）是全身性癱瘓精神錯亂的專家，發表的有〈進行性麻痺的病情與差別診斷〉（Contributions to the Pathogenesis and Differential Diagnosis of Progressive Paralysis），以及〈腦梅毒與麻痺性痴呆，臨床與統計的研究〉（Brain Syphilis and Dementia Paralytica, Clinical and Statistical Studies）。賓士旺格教授曾經在課堂上以尼采做為麻痺性痴呆的案例研究。賓士旺格經常通知歐爾貝克病人的狀況。他寫道，尼采講話條理較清楚，較少突然尖叫，有一些妄想症與幻聽。復原的機會不大。

第二年的三月，尼采獲准出院，此後一直由母親照顧，直到一八九七年母親過世。他的妹妹伊莉莎白（Elisabeth）在母親女傭艾文（Alwine）的協助下，接手照顧，直到最後。從一八九四年年初起，尼采就被關在家裡。一八九五年，他開始出現身體癱瘓的跡象。歐爾貝克回憶他最後一次探望尼采時，見到朋友半蹲在角落，只希望不受打攪，而剛才他還相當興奮，又吵又叫的。

反對尼采有神經系統梅毒所持的論點，是認為他在麻痺性痴呆發作之後，有十一年的時間處於精神錯亂的模糊地帶。不過，梅毒教科書也告訴我們，麻痺性神經梅毒的病程三至六個月，如果是緩慢惡化的狀況，最長可能到三十年以上。⑱這種緩慢進展或是「滯留型麻痺性痴呆」（stationary paresis），與症狀明顯的「急性麻痺性痴呆」（galloping paresis）不一樣。司脫克寫道，心理創傷的刺激可能引起患腦梅毒者發作，其他時間則保持非活動性，尼采那次抱馬事件就是受到刺激。

一九〇〇年八月二十五日，尼采死於中風。葬禮是傳統路德教派的儀式，正是他哲學所嘲笑的對象。他沒有進行解剖檢驗。伊莉莎白承認，在他哥哥死亡的時候，她從來沒有想到要解剖，事實上也沒有醫生建議過。她又說，此外，當時還沒有人「可憎的懷疑」尼采染患梅毒。當然，在他的病歷上有梅毒，但是很可能診斷結果沒有告訴家屬，而且醫生認為沒有理由要公開。

沒有一位檔案保管員，像尼采的妹妹伊莉莎白那樣做了那麼多評論。她是崇拜哥哥的小妹妹，從小就開始蒐集尼采的手稿，將哥哥最早的文獻資料都收藏在櫃子裡。這份收藏後來發展成為「威瑪檔案館」（Weimar Archive），這是伊莉莎白所建的一棟可愛房子，存放她哥哥的文件，也安置了她哥哥；尼采在這房子的樓上度過他最後精神錯亂的日子。伊莉莎白籌錢，談出版合約，並且管理一群員工將尼采的作品分類（希特勒掌權後，這些人大都成為納粹黨）。她從一八九二年開始出版尼采所有的作品，還有八十一篇文章與三本傳記。她以女文學家與尼采遺產監護人，在歐洲甚有名氣，跟柯琪瑪・華格納（Cosima Wagner）不相上下，柯琪瑪監管丈夫理查·華格納的創作。伊莉莎白曾經被提名三次角逐諾貝爾獎。

但是歐爾貝克警告說，伊莉莎白是個不一樣的妹妹，頗具危險性。歐爾貝克的評論直到今天還是沒錯。爲什麼學者一致批評非難伊莉莎白？她是虔誠的路德教派，反閃族的激進份子，崇拜希特勒的民族主義，因此不適合代表一個反反閃族與反愛國主義的人。尼采曾經寫過上帝的訃聞，尼采的著述都是要推翻她所虔誠相信的事物。尼采一直不想讓母親與妹妹知道，他與家鄉的基督宗教美德已經有多大差距，最後還是讓她們知道了。多年來，伊莉莎白爲了避免她與哥哥的道德觀產生可怕的矛盾，每個步驟都扭曲眞相，以配合她自己的希望。

諾貝爾委員會如果頒獎給她，將造成一大遺憾，因爲她以自己的喜好編輯尼采著作，以自己的意思竄改書信，甚至毫不掩飾她竄改的痕跡。傳記作家現在禮貌上稱她是不可靠的見證人，有些就不客氣地說她是強制性病態的說謊家、非常令人受不了、偏執固執以及故意刁難作對。她彙整編輯尼采的著作，尤其是《權力意志》（*The Will to Power*），包括從他筆記裡抽出的段落，這些段落可能尼采根本不想出版。尼采在瑞士西爾斯瑪麗亞（Sils Maria）所住的房間裡，被他扔到垃圾桶的隻字片語，也都被撿起來任意編排出版。伊莉莎白最嚴重的錯誤，就是將檔案交給希特勒使用。

一九三二年二月，伊莉莎白在威瑪的國家劇院第一次與希特勒會面。當時正上演班尼托．墨索里尼（Benito Mussolini）（後來他也捐款給尼采威瑪檔案館）所合寫的有關拿破崙的戲劇，這次會面部分是伊莉莎白策劃的。希特勒在大批軍警護衛下來到威瑪，聽說尼采的妹妹也在戲院裡，便捧著一大把玫瑰到她的包廂。她本來對他很冷淡，因爲認爲希特勒參選總統應該會輸給興登堡（果然如此）。但是，一年後希特勒掌權，她就開始讚美希特勒：「我們陶醉在熱情之中，因爲我們政府的領導者是一位神奇傑出的人物，那就是我們偉大的希特勒總理。」—⑳她回憶說，希特勒迷人的眼睛似乎可以把人看穿。她過世時，希特勒在她的棺木上放置一頂桂冠。

伊莉莎白所創造出來的尼采傳奇故事，當然不會提到梅毒。若非她要刻意隱瞞，尼采的病也許不會公諸於世，說起來還眞是諷刺。她犯的第一個錯誤，就是讓萊比錫著名的神經學家與精神病學家摩比斯，取得尼采在巴塞爾與耶拿的病歷。如果伊莉莎白想藉著摩比斯塑造出衆人對於尼采生病的同情，那麼她被騙了。一九〇二年，摩比斯出版《病理學的尼采》（*On the Pathological in Nietzsche*），雖以影射方式而非直言不諱，但是不僅洩漏診斷結果，更糟的是還暗示，心理不穩定現象早在一八八一年就出現，而且「激發」《查拉圖斯特拉如是說》（*Thus Spake Zarathustra*）的靈感。

伊莉莎白可能不知道當時的診斷結果；如果她知道，就不會給摩比斯病歷。威利醫生准許尼采住進巴塞爾醫院，但可能沒有告訴憂傷的母親，她兒子眞正得的是什麼病，耶拿的醫生也一樣。不過，秘密洩漏之後，伊莉莎白盡全力補救。摩比斯是很有幹勁的病理學家，他警告大衆小心病態的哲學家，說只有心智被蒙蔽的人才看不出《查拉圖斯特拉如是說》含有潛在的進行性麻痺。「如果你發現一顆珍珠，不要以爲一整串都是珍珠。要有懷疑的心，因爲這個人腦子生病了。」[21]摩比斯宣稱，尼采的心理狀態本來就已經有病，後期梅毒的症狀又漸漸侵襲加重。伊莉莎白大發雷霆，指控他「惡意誹謗」，不只是因爲他洩漏她哥哥的疾病，也因爲他暗示尼采被妓女所傳染。哲學家與心理學家雅斯培稱許摩比斯，首先發現尼采早在一八八〇年代就有明顯的改變，但是他的結論是，摩比斯的洞察沒有得到認同，因爲過程充滿荒謬。

摩比斯訪問許多尼采學生時代的朋友，想要追溯尼采的性活動，但是沒有收穫。他的結論相當站不住腳，他認爲，雖然性對尼采沒有什麼吸引力，「而且他缺少對性的強烈慾望，一個健康的男人有這種正常需求，才會願意將自己奉獻給一位女性。」[22]但是尼采一定對性相當好奇，至少會去嘗試一次。傳記作家霍齡戴爾（R. C. Hollingdale）持相反的意見：尼采「性慾很強，並且對女人非常有興趣」，只是沒有任何記錄，甚至沒有任何暗示，他曾經和同班任何女生（或任何女人）上過床。尼采對女人很有興趣，這與所有已知的證據相違背。

伊莉莎白沒有放棄，她努力要洗清這可恥的診斷，以及可能的不名譽後果。如果無法阻止梅毒的傳言，至少可以平息嫖妓的謠言。一九二三年，她請尼采的一位醫生來處理這件事，即健康委員會的華爾皮斯（Vulpius），曾經是賓士旺格在耶拿的助手。華爾皮斯發現左眼虹膜腫脹，確定是進行性痲痺：「右眼瞳孔比左眼張開得相當大，這是很不正常的，但都顯示對光線沒有反應。左眼虹膜有點變色，輕輕附著在水晶體前的被膜上，以阿托品滴幾滴在眼睛一角，虹膜大部分就消失。」㉓

華爾皮斯回憶說：「我當學生時，曾經很熱中研究這個人的著作，遇見他的影子也讓我深深感動。」「所以我著手處理我的病人，不僅是因爲醫學，也有心理上的興趣，因此佛斯特—尼采博士（名譽學位）夫人（Frau Dr. Förster-Nietzsche）信任我，要我對她哥哥的病歷以及相關的惡意爭論寫一篇評論。」㉔華爾皮斯的合作與富於幻想的理論，轉移性交染患的傳言，至少可以滿足伊莉莎白：

這個毒素偶然進入尼采的體內，也就是說他自己根本不知道。最明顯以及最有可能的，是一八七〇年戰役他擔任志願陸軍醫護兵時，尤其是在衛生條件惡劣下搬運流行性感冒與白喉的病患。為了克服噁心，也可能是他以為有一點消毒保護作用，所以他在救護車裡抽煙。如果他在擁擠的車裡，為了協助病患而放下雪茄，很容易因此感染毒素。㉕

這聽起來好像是嘴巴內黏膜的螺旋體可經由雪茄傳染。里昂一位醫生喬瑟夫・洛勒特（Joseph Rollet），證實第二期梅毒除了性交傳染之外，其他接觸途徑也有傳染力，他發現有位吹玻璃工人嘴裡黏膜有感染病菌，他將吹玻璃管子給一位同事吹，結果傳染梅毒給同事。一八六四年，洛勒特有十五個這樣的研究個案，因此確定第二期梅毒有接觸傳染力。但是，華爾皮斯沒有理由認爲尼采是這樣被傳染的（也許他只是跟伊莉莎白開玩笑），而且有個很充分的理由說明尼采根本不是這樣被傳染的。尼采只有於一八七〇年擔任志願醫護兵，但是摩比斯宣稱擁有兩位萊比錫醫生的信件，他們曾經在一八六七年爲尼采治療過梅毒。萊比錫信件的資料，是精神醫師威廉・朗吉－艾克包姆（Wilhelm Lange-Eichbaum）在一九四六年發表的一篇專題論文中提供（他在一九三一年寫過〈尼采的精神病問題〉）。在這篇專題論文中，他說柏林有位精神醫師告訴他，有關這些名醫的治療內容。華特・考夫曼（Walter Kaufmann）在《哲學百科全書》（*Encyclopedia of Philosophy*）㉖的尼采條目內加上這資料，不過他指出無法證明這些信件存在。根據霍齡戴爾所言，理察・布朗克（Richard Blunck）研究年輕時的尼采「找出證據，一八六七年有兩名萊比錫醫生爲尼采治療梅毒，這是毫無疑問的。」㉗尼采的臨床記錄說他一八六六年有兩次感染，所以第二年的治療符合第二期梅毒的時間。雖然萊比錫治療之事無法證實，但是沒有理由懷疑摩比斯說他有這些信件。

伊莉莎白指出，尼采於一八六七年得過兩次「霍亂」，那兩次很可能就是第二期梅毒的發燒症狀。另一種可能性是他更早之前就感染，但到這時候才首次治療。一八六一至六六年，他自訴頭痛，頸部、胸口、喉嚨都痛，聲音嘶啞，風濕病，咳嗽；推測可能是梅毒感染之後的初期腦膜炎。

伊莉莎白的第二個計謀，就是讓梅毒診斷失去公信力。一九〇五年五月，她指派在檔案館工作的賈斯特，寫信給臥病在床的歐爾貝克，請他承認在耶拿的病歷上記錄梅毒，是他根據尼采登記住院時的註明所寫的。歐爾貝克生氣地回答說，賓士旺格教授於一八九〇年二月告訴過他，事先還要他發誓保密，賓士旺格認為尼采的癱瘓無疑是梅毒引起的。「我已經保守賓士旺格告訴我的秘密，除了你的之外，賈斯特先生。」㉘這次書信往來又是伊莉莎白的一大失算。她想要掩飾診斷，卻很不聰明地留下證實的文件。她要求伊達・歐爾貝克（Ida Overbeck）取得臨終前的供認，伊達拒絕並且控告伊莉莎白誹謗，因為指控她丈夫在杜林遺失《權力意志》的部分手稿。一九二二年，賓士旺格指稱，雖然尼采的病源無從得知，但是進行性麻痺的診斷是不容懷疑的。根據目前的科學，尼采感染的是中樞神經系統的梅毒。㉙

不屈不撓的伊莉莎白也企圖將尼采的麻痺解釋成藥物造成的結果。一八八一年夏天，一位荷蘭人給他一種「爪哇催眠劑」，是印度大麻花及葉製成的液體麻醉藥，告訴尼采說一杯水只要加幾滴即可，千萬不可太多。伊莉莎白嘗試過，有令人振奮的效果，但是她不喜歡這種感覺，並且懇求哥哥使用時要節制。一八八五年，尼采承認他多服用了幾滴就倒在地上，狂喜過後變成痙攣的大笑。伊莉莎白說巴塞爾的威利教授告訴她，尼采所用的催眠劑沒有經過科學實驗。所有這些都是在摩比斯的書出版之後，伊莉莎白才透露出來，目的在說明尼采的癱瘓是「麻醉劑造成的癱瘓」。㉚她還暗示說，尼采所服用的安眠藥，讓他到第二天早上還很興奮。雖然伊莉莎白盡了全力，梅毒診斷還是沒有消失。

關於尼采在哪裡感染梅毒，最常被引用的說法，其實也是最不可能的。一八六五年二月，尼采還是波昂大學的學生，自己到科隆旅遊。他請門房帶他去餐廳，結果被帶去妓院。尼采和朋友保羅・杜森（Paul Deussen）談及這次探險的故事：「我突然發現自己被六個穿戴亮光飾片與薄紗的幽靈包圍，她們渴望地看著我。我頓時啞口無言，然後我彈奏鋼琴，好像這是我唯一能夠展現靈魂的事情。我彈奏幾個和弦，讓我不至於癱瘓，然後我就逃走了。」㉛

杜森寫道：「根據這個故事以及我所了解的尼采，我傾向認爲史坦哈特（Steinhart）以拉丁文對我們提到的柏拉圖傳記，有一句話可以用在尼采身上，那就是：*mulierem nunquam attingit*（他從來沒有碰過女人）。」㉜尼采對於這些妓女很清楚地表現出反感，因此得到的結論是，在科隆的那次可能就是他最後一次上妓院，也使得他感染梅毒。許多傳記作家都提到這件事，這家妓院在一般文獻中成爲尼采最可能感染梅毒的地方。

湯瑪斯・曼的小說《浮士德博士》（*Dr. Faustus*）中的主角安德烈・列佛昆恩（Adrian Leverkühn），就是以尼采爲雛型，也可以看出這種曲解的理由。尼采向杜森提到的妓院，應該是關鍵的地點。叙述者說：「到這時候他從來沒有碰過女人，對我來說，這沒有爭論的餘地。」但是，湯瑪斯・曼改變一些細節：在他的小說中，安德烈碰觸一位妓女的臉頰。

尼采對妓女感到嫌惡，但在小說中，嫌惡後來變成迷戀。安德烈到處尋找有致命性接觸的女人，並且**選擇**感染「令人振奮但具有破壞力的疾病」，即使她警告他離開。「天哪！這也不是愛情，那這是什麼？這是上帝的誘惑，讓人瘋狂不顧後果，被迫對於罪惡的懲罰做出妥協？是一種深不可測的神秘，渴望惡魔的念頭，在他的身體開始發生化學作用，使得他希望掙開命運的鎖鏈，讓他開始鄙視警告，堅持要佔有這肉體？」㉝

湯瑪斯・曼在一篇討論《浮士德博士》靈感的文章中，提到為什麼他虛構的尼采，在妓院事件之後要等上一整年才開始找妓女。他說過尼采感染兩次梅毒，寫道：「耶拿所保留的病歷是一八六六年第一次感染，換句話說，在他逃離科隆妓院之後一年，沒有魔鬼的指引下，他回到類似的地方，並且感染疾病（有人說是故意的，當作自我懲罰），這疾病毀滅他的一生，但也使他的生命更添無限力量。」㉞

但是湯瑪斯・曼只是猜測，就像霍齡戴爾說的：「他是如何感染的，全屬猜測，雖然這問題不難解開：像尼采這樣的年輕人，除了在妓院感染，其他地方幾乎不可能。」安格斯・富萊契爾（Angus Fletcher）表達他身為學者的迷惑：「尼采自己的敘述相當模糊且有變動，也是不可靠的。他有沒有碰妓院的女人，或者只是彈鋼琴？」㉟但是，尼采的敘述並不模糊：「我彈奏幾個和弦，讓我不至於癱瘓，然後我就逃走了。」學者就是想從他說的話中挑毛病。

對尼采學生時代私生活提供更多詳情的人是榮格，這倒是出乎意料之外。榮格探索尼采的生活，尤其是關於他的性生活與疾病。他不屈不撓地自行調查，秘密訪問認識尼采的人收集資料。在他的回憶錄《回憶、夢、省思》（*Memories, Dreams, Reflections*）中，榮格說尼采的經驗如何成爲影響他個人一生旅程最重要的事，尤其是他的墮落變成他自己的無意識。除了在回憶錄中略微談到，他沒有將知道的內情出版，但是曾向別人提起，在談話記錄中也可以發現。例如在弗洛依德維也納心理分析學會星期三的會議記錄中，以及一九三四年與一九三九年，由榮格主持以英文舉行的尼采查拉圖斯特拉研討會課程筆記（共一五四四頁）。㊱

榮格在回憶錄中說，他還是醫學院學生時，開始對尼采有興趣。他一直不敢閱讀尼采的作品，因爲有一種「神秘的恐懼」，害怕自己會喜歡他，可能被迫承認自己也是「怪鳥」，有一種病態的第二個性。這種想法讓他不寒而慄。尼采可能讓他產生自卑感，因爲尼采能以多種語言讀寫，而榮格只會巴塞爾方言，讓他覺得容易受到批評。

雖然尼采因爲健康問題永遠離開巴塞爾，距離榮格開始調查也已有十九年，不過還是有人認識尼采，還能準確無誤地回想起一些趣聞，像是他假裝自己是個貴族。尼采喜歡咬文嚼字的誇大炫耀，巴塞爾的學者還記得。㊲在查拉圖斯特拉研討會上，榮格說尼采走在巴塞爾街頭，戴著灰色高帽，穿著像是來到瑞士的英國人。「他如同故事書中走出來的英國紳士，此景非常好笑。這使得他自己很有特色，因爲巴塞爾沒有人敢像他這樣走出來。」㊳

在查拉圖斯特拉研討會上，榮格敘述尼采做過一個癩蛤蟆的夢（來自尼采與歐爾貝克的書信）：

> 在這信中，他提到尼采總是受到一種奇怪的恐懼所苦，當尼采看到一隻癩蛤蟆，覺得應該將癩蛤蟆吞下去。有一次，尼采晚餐時坐在一位年輕女子的身邊，他告訴她所做的夢，他看到他的手，所有解剖結構的細節，透明清晰，像水晶一樣，然後一隻醜陋的癩蛤蟆坐在他的手上，而他必須將這隻癩蛤蟆吞下去。各位都知道，癩蛤蟆一向被懷疑有毒，所以這代表一種神秘的毒物，隱藏在黑暗中，因為癩蛤蟆都是夜間活動的。這就像尼采真正發生過的事，非常神經敏感的人感染到梅毒。這是歷史事實，我認識治療過他的醫生。當時他二十三歲。我確定這個夢反映出致命的印象，這個純淨的身體感染了黑暗中的毒素。㊴

這場即興演說談到尼采的夢，此段有兩則非常重要的訊息跟梅毒有關：榮格認識治療尼采的醫生，以及尼采是在一八六七年二十三歲時感染的，這和摩比斯所說的萊比錫兩次治療時間相符。只要花點心力去探索，就知道榮格認識奧圖．賓士旺格。奧圖的姪子路維格（Ludwig）是榮格的同事，也是弗洛依德星期三晚上小組的一員。路維格剛以榮格爲字詞聯想實驗的對象。一九○八年二月（這一年維也納心理分析學會召開兩次有關尼采的會議〉，榮格與路維格拜訪著名的叔叔奧圖。榮格從耶拿寄明信片給弗洛依德，因此日期確定，署名人是榮格與路維格。⑩

雖然榮格談到尼采如何與朋友保持距離，但也提到尼采與法蘭茲．歐爾貝克有一種令人訝異的關係：「歐爾貝克和尼采來往時總是戴著手套，我認識他。他是一位典型的歷史學家，非常有學問，總是很有禮貌，小心翼翼不去碰任何燙手的東西。他很欣賞尼采的天才，但是與尼采接觸時非常小心謹慎。」㊶榮格又說，尼采精神錯亂時寫出最驚人的色情文學，被伊莉莎白銷毀，但是歐爾貝克看過。榮格還暗示曾經和他討論過：「裡面有許多證據，顯示他的病理狀況。」㊷奇怪的是，榮格沒有明確說出，是什麼病讓他如此訝異。

榮格與伊莉莎白通信，這些信件可能相當正式。他至少有一次的機會向莎樂美（Lou Andreas Salomé）提起，莎樂美是尼采以前的知己密友，那時已是一九一一年，他們參加第三屆心理分析大會。

榮格透過自己的調查了解尼采的秘密，他在一九〇八年四月一日維也納心理分析學會的會議上間接透露此秘密。保羅．佛登（Paul Federn）說：「根據可靠的來源，尼采某個時期是同性戀，在熱那亞的同性戀妓院罹患梅毒。」㊸一九〇八年十月二十八日的會議上，佛登又提到一份報告，指出尼采是同性戀，並且因此感染。弗洛依德當時提供報告的資料來源：「榮格宣稱獲悉尼采在同性戀妓院感染梅毒。」弗洛依德又說：「生命完全被疾病切斷，他轉而研究還跟著他的唯一物體，這物體在任何情況下都會跟著他，那就是他的自

我。」㊹

一九三四年，弗洛依德和年輕好友阿諾德・褚威格（Arnold Zweig）討論寫一本有關尼采的浪漫小說，間接提到說：「首先，如果不知道一個人對性的看法，就不可能了解一個人，尼采是個很大的謎團。甚至有人說尼采是被動的同性戀，在義大利的男妓院感染梅毒。」㊺榮格的謠言很令人懷疑：除非尼采當學生的時候偷偷去過熱那亞，否則不可能在二十三歲的時候感染。

尼采的性史還是個疑問。大多數傳記作家將他描述成在性關係上嚴肅，在愛情卻遭遇不幸的人，可能暗中去嫖妓。柯勒爾（Joachim Köhler）的傳記說尼采喜好男色，在梅西納（Messina）的同性戀族群相當活躍。㊻一八八二年夏天，尼采與知己密友莎樂美和友人保羅・黎（Paul Rée）相處甚歡，如果莎樂美被認爲只是兩位男同性戀者的好友，以及想要爲尼采寫傳記的作家，那她與尼采應該不會發生愛情，後來則是拒絕了尼采。尼采寫道，他遇見莎樂美就考慮要跟她結婚，但那是最多爲期兩年的婚姻。他告訴他們的朋友瑪爾威達・邁森布克（Malwida von Meysenbug），他想和莎樂美結婚，也考慮自己的責任，計劃一起住在巴黎。不過，他的求婚不太可能只有這樣，莎樂美爲什麼一再提起求婚這故事，動機則不明。㊼尼采還建議保羅・黎應該娶她，認爲莎樂美可能也有點心動。除了詳細的安家計劃，尼采還有許多計劃，莎樂美將成爲尼采的追隨者以及繼承人，如果他短命而死，她繼續完成他的工作。

那年夏天，他跟莎樂美透露關於「永恆迴復」（Eternal Return）與查拉圖斯特拉的計劃，摩比斯曾經說這是尼采腦梅毒發作之前第一個受到的啓發。也許是因爲尼采後來極其強烈的興奮與痛苦，使得摩比斯看到麻痺性痴呆的發展過程。尼采寫道：「每片雲包含某些型態的電，突然電到了我，將我打入徹底的悲慘中。」㊽他覺得他應該參加巴黎的電力展。「也許我在那裡，比世界上任何人更能夠被接納。」㊾一八八一年八月，他告訴賈斯特：「像是有個高高在上的力量，要試試我的新筆，在紙上亂塗一些曲線。」㊿「我思想的水平線升起，是我以前所沒見過的……有時候我認爲我過的生活眞的很危險，我是那種可能爆炸的機器……。每次我散步時，想起前一天總是啜泣不已，沒有多愁善感的眼淚，只有歡欣之淚。我唱歌談論無價值的東西，以一種新的態度支配。我是第一個達到這種程度的人。」㉛

莎樂美是個熱心的聆聽者，她回想說，如果有人聽過他們談話，會認爲有兩個魔鬼在對話。那年夏天華格納的《帕西法爾》（*Parsifal*）歌劇在拜魯特（Bayreuth）音樂節上演，尼采因爲聽了伊莉莎白的挑撥，因此兩人關係破裂。他後來看穿了伊莉莎白的告發，並且了解華格納是散佈謊話的人，很懊悔關係破裂，但是創傷已經造成。

跟隨尼采是莎樂美人生中很痛苦的一段日子，她一九一一年加入弗洛依德的小組時要求不提尼采的事情，私底下很可能與弗洛依德討論。一八九五年，莎樂美出版第一本深入研究尼采的書，許多評論相當精采。但不出所料，伊莉莎白指控莎樂美報復可憐生病的尼采，當時尼采已經無法爲自己辯護。

無論莎樂美是否知道尼采染患梅毒（「梅毒和其他慢性疾病有什麼關係，尼采自己又知道多少」），這我們不得而知。但是，摩比斯於一九〇二年揭開秘密之後，成爲衆所皆知之事，一九〇八年弗洛依德的門徒都熱烈討論這件事，這時候她一定也知道了。莎樂美參加一九一一年於威瑪舉行的第三屆心理分析大會，她因爲年輕時跟尼采過從甚密，甚受矚目。參加這次會議的人在會議中心前的草地上照相留念，弗洛依德坐在中央，榮格彎著身以免看起來比弗洛依德高。莎樂美穿件毛皮大衣站在前排，後面是她的愛人，瑞典心理治療師保羅・貝瑞（Poul Bjerre）。一九〇五年，貝瑞出版《天才的精神錯亂》（*The Insanity of Genius*），關於尼采部分也同意摩比斯所言，麻痺性痴呆的第一次警告與最後崩潰可能間隔許多年。貝瑞認爲梅毒的毒素是造成麻痺的因素。（「他是否看到當年蕭定所出版關於螺旋體的書？」）另外兩位與會人士，漢斯・沙克斯（Hans Sachs）與厄尼斯特・瓊斯（Ernest Jones）在休息時間拜訪伊莉莎白・尼采。

我們只能想像，弗洛依德、榮格、莎樂美、貝瑞、沙克斯、瓊斯，以及其他人在威瑪會議中心漂亮的草坪上踱著步，他們可能談到尼采、他的精神錯亂、他的天才、他的性行爲以及他的梅毒。

皮雅・佛茲（Pia Volz）的博士論文有最完整的尼采病歷，包括一長串各種假設的診斷：

癲癇、中風、遺傳性狂躁症、腦發育不全萎縮、偏執狂、精神分裂、不小心中毒。除了梅毒引起的狂躁與沮喪，許多學者認爲是躁鬱症。佛兹認爲是梅毒，由於她深入研究尼采，因此她的意見非常有意義。㊾

許多解釋千奇百怪，從貌似有理到異乎尋常都有，有的說尼采得過梅毒，有的說沒有，有的說明何處、何時、爲何、如何感染，以及尼采本人知道什麼。以下是一些推測：尼采並不是因爲性關係而感染梅毒（Hildebrandt）；以嫖妓感染做爲下意識自我懲罰的形式（Brann）；誤診而背黑鍋（Sigfried Mandel）；他以爲已經治癒（Angela Livingstone）；不知道自己感染梅毒（Walter Kaufmann）；根本不是梅毒，而是幼童時期被虐待的壓抑記憶（Alice Miller）；只是一段悲慘的性意外（Otto Rank）；尼采所有的疾病起於身心失調（Hildebrandt）。小說家史達方．褚威格寫得很陰鬱，尼采將等著他的大災難誤認爲有毒的細菌之啓發。魯道夫．史坦那（Rudolph Steiner）後來拜訪尼采，他想像尼采是方濟會修士轉世，前生在祭壇前跪太久，膝蓋都瘀青，這個痛苦跟著他的肉體轉世，所以尼采完全沒有肉體上的慾望。還有，尼采自己曾經說過，是華格納的音樂使得他神經衰弱。

一八四四年十月十五日，卡爾．路德維希．尼采（Karl Ludwig Nietzsche）牧師的長子出生，與普魯士的腓特烈．威廉四世（Friedrich Wilhelm IV）生日同一天，因此也以腓特烈爲名。卡爾是普魯士的宮廷牧師，父親也是牧師，他爲兒子洗禮時，沒有想到他、他的王室資助者以及他剛出生的兒子，最後都死於心理疾病。一八四四年，牧師與年輕妻子弗蘭齊沙卡（Franziska）爲第一個兒子的出生而欣喜萬分。兩年後，女兒伊莉莎白・泰瑞斯・亞歷山卓（Elisabeth Therese Alexandra）出生，這是以三位公主來命名。

一八四八年，革命浪潮席捲歐洲，摧毀了家庭的和諧。尼采牧師深受挫折，退休做圖書館的工作，接著聽到他的國王在革命的要求聲浪中退位。不久，顯然是其他因素造成他抽搐與失去記憶。病了十一個月之後，最後變成瞎子，語無倫次，在極度痛苦中過世，卒年三十六歲。死因爲「腦軟化症」。

尼采四歲時找耶拿的眼科學教授檢查，發現尼采的瞳孔大小不一，這是遺傳自母親。隆納德・赫曼（Ronald Hayman）指出，尼采牧師的死因，可推斷尼采是先天性梅毒，雖然他很晚才會說話、頭痛、近視、風濕病，但是「這都不足以證明。」㊸先天性梅毒通常很明顯，因爲出生時會出現創傷，或是出現著名的赫奇遜牙齒，即牙齒有槽口，但也可能小時候正常，疾病一直潛伏，直到成年才出現。通常病患十五歲以上，第一次出現症狀，不過也有到六十歲才出現的先天性梅毒案例。梅毒學家波頓・彼得・湯姆（Burton Peter Thom）說，這種梅毒「和後天梅毒一樣，身體上沒有一個器官或組織可以倖免。」但是，尼采似乎不像是先天性梅毒。

尼采離家到著名的新教徒住宿學校舒勒普發塔（Schulpforta）上學，然後到波昂、萊比錫讀大學。非常年輕就受聘爲巴塞爾大學古典文獻學教授，一八七六年因爲健康惡化請病假一年，離開古典文獻學者的生涯。三年後，他以同樣的健康理由辭職。往後十年，他在義大利與瑞士到處旅行，找尋「清澈的天空」以養病，靠著微薄的退休金與一些遺產儉樸地過日子。

雖然尼采是否染患梅毒的爭議，主要在於麻痺性痴呆何時首次出現警訊，第二個問題爲在這十年浪跡天涯之前與這段期間，尼采肉體上的痛苦是否由梅毒引起，卻很少人注意。大家都假設說，如果他得了梅毒且潛伏著，他的症狀是白天頭痛、嘔吐、筋疲力盡，這都是典型的偏頭痛。尼采的書信與筆記有許多是對於痛苦的深思，痛苦是希望死亡的理由，並且反轉成對生命的靈感。（莎樂美最初吸引尼采，是她的詩〈給痛苦〉（To Pain）描述這方面的主題，尼采爲此詩譜曲〈生之禱〉（Prayer to Life）。）尼采的書信主要就是描述每天這些肉體上的病痛，書簡選集將這些內容刪去。如果尼采的病症是梅毒引起的，那麼他的檔案是現存有關梅毒最豐富且最有文采表現的記錄。

一八七五年六月，尼采寫信給朋友卡爾．哥斯朶夫（Carl von Gersdorff）訴苦說：「即使是遵照最嚴苛的飲食規定，胃部的症狀還是無法減輕……最激烈的頭痛一再發生，持續好幾天。即使什麼東西都沒吃，還是嘔吐好幾個小時。換言之，這部機器好像要故障了，我也不否認，好幾次我都想死掉算了。」㊹

這一年暑假，尼采在黑森林一位胃病專家的診所度過。他被診斷出「胃黏膜炎」（gastric catarrh），胃部擴張導致血液無法流到腦部。每天早上要灌腸，一天吃三次烤肉，以及生雞蛋、紅酒。以水蛭在尼采頭上吸血。到了七月，他的胃好多了，但是醫生無法改善尼采其他症狀——神經失調。那年十二月，尼采寫信給朋友羅德（Rohde）說他筋疲力盡躺在床上飽受折磨，已經不想活了。尼采一度嚴重發作，覺得問題的根源在於腦部受損。

一八七六年，他寫信給伊莉莎白：「親愛的妹妹，我身體有問題，我可以感覺到！不斷頭痛，雖然不是頂嚴重，卻感到很疲倦。昨天我可以聽《女武神》（*Die Walküre*），但是只能在黑暗的房間裡，用我的眼睛是不可能的。」[55]他請教那不勒斯的一位醫生，醫生向他保證沒有腦瘤，只是神經痛，可以治好。

一八七七年，他寫信給母親：「我的頭似乎還是缺血；過去十年，我用腦過度，眾所周知，這比『工作過度』更嚴重。」[56]他寫給伊莉莎白說：「我身體很不舒服！這十四天來，我有六天在床上，發作了六次，最後一次相當險惡。」[57]他又說，如果不要完全犧牲他的健康，他必須辭去巴塞爾大學教席。

一八七七年五月，他到貝德拉賈茲（Bad Ragaz）四星期，去看醫生以及沐浴治療。歐爾貝克前去探視，尼采告訴他，秋天回去教課應該沒有問題。六月，他寫信給伊莉莎白：「我的頭比我們想像的更嚴重……只要用腦過度，立刻頭痛不已。你無法相信用腦跟用眼睛工作有多疲勞和多勉強。」[58]在聖莫里茲（St. Moritz），他嘗試「喝水療法，以治療嚴重的神經疾病。」[59]他寫作閱讀時，必須將紙張拿到距離眼睛五公分的距離。

他從海拔四千呎的高山寫信給邁森布克說：「我於蘇連多（Sorrento）病倒在床，全身都痛，每天都痛；空氣越稀薄，我越能夠忍受。我還沒有開始用聖莫里茲的水治療，那會讓我忙上好幾個星期。」⑥⓪

九月，尼采回到巴塞爾，最麻煩是眼睛的狀況，顯然是梅毒引起。十月，他請教奧圖・艾瑟醫生（Dr. Otto Eiser），艾瑟介紹他找一位同事，眼科醫師古斯塔夫・克魯格（Gustav Kruger），克魯格發現在雙眼內層的兩邊都有發炎，診斷發現是視網膜絨毛發炎，這是僅次於虹膜炎，梅毒病患最常見的眼睛疾病。⑥①

哈勒（Halle）的艾佛瑞・葛瑞夫醫生（Dr. Alfred Graefe）又做了一次檢查，提出一個更悲觀的建議：尼采必須停止閱讀或寫作；避免強光；戴藍色太陽眼鏡；避免刺激性食物、咖啡與烈酒；而且身心都不要太操勞。艾瑟開了奎寧的藥方，並且寫信給華格納，他推斷尼采的眼疾是因爲手淫過度。艾瑟後來認爲《人性，太人性》是尼采心理衰退的開始。看過兩位醫生之後，尼采向校方延長病假六個月。艾瑟的報告說，尼采告訴他，他遵照醫囑，有過幾次性行爲，並且兩度感染淋病，但是從來沒有得過梅毒。由於一八六七年時，梅毒的下疳很難與淋病區別，尼采應該有接受治療，這很可能表示當時尼采被誤診。艾瑟和拜魯特社交圈很熟，而且不太重視病人的隱私，所以尼采可能不想對他承認梅毒。但是，這報告顯示尼采認爲他沒有梅毒，雖然在萊比錫可能兩度接受治療。他獲准住進精神病院時，在陰莖上發現有疤痕，證明不是這麼一回事。

尼采二月去看艾瑟，艾瑟認爲情況不樂觀。他告訴歐爾貝克，尼采這個病例他從來沒有排除腦疾；事實上，另一位同事魯道夫・馬西尼（Rudolf Massini）檢查尼采之後，認爲腦疾是很有可能的。馬西尼建議尼采辭去部分教職，因爲他的神經系統承受太多的刺激。一八七八年九月，尼采的出版商恩斯特・史梅特納（Ernst Schmeitzner）記錄一個令人憂慮的印象：「尼采已經崩潰，他看起來很害怕。他處在崩潰的狀態。」⑥②

一八七九年，尼采指甲下因組織腐敗而引起發炎，越來越嚴重。他寫信回家說：「星期一很糟，星期二**發作**，星期三很糟，星期四**與**星期五又有一種新且劇烈的疼痛發作，好像無法停止。今天感到筋疲力盡與虛弱。」⑥③教書令他精神耗弱，他提到最糟的時候不斷抽搐，右眼無法睜開好幾個小時，然後抽搐遍及全身。

他確定眼睛的狀況無法教書，頭痛持續六天，有一天晚上他覺得自己快死了，他以冷水治療，考慮休息五年。「你不了解那是我頭腦的紊亂或我的視力在消逝。」⑥④「我這一生病痛的時候比健康的時候多……但願我瞎了！這個愚蠢的願望現在是我的哲學。因爲我不應該看書，而我卻**看了**——就像我不應該**思考**——而我卻思考。」⑥⑤他回到巴塞爾請教一位眼科醫生，確定眼睛退化。

一八七九年五月二日，尼采最後一次請病假，認爲巴塞爾的氣候是造成他頭痛的部分原因：「巴塞爾的天氣惡劣，有害身心，我失去健康也將失去生命。」⑥⑥伊莉莎白寫信說她幾乎不認得她親愛的哥哥，如此筋疲力盡又如此蒼老。

尼采完成《飄泊者及其影子》（*The Wanderer and His Shadow*），告訴賈斯特說他知道心智操勞會引起令人難以忍受的頭痛。他走路時在小筆記本上寫著，然後忍受痛苦抄下來。大約有二十個較長的見解（「不幸的是，這些是精華的見解」），在他潦草模糊的筆跡中無法辨認。「我必須從受苦難的腦中，偷偷收集幾分鐘的『腦能量』使用。」⑰他嘔吐了三天，耶誕節陷入昏迷。此後，他覺得自己快死了。

他向艾瑟訴苦說：「我的存在是個可怕的負擔：如果不是我想做這個實驗，看看在忍受痛苦的情況下，心理與道德會有什麼樣的問題，否則我實在很想拋掉負擔，幾乎完全放棄……整體而言，我比以前更快樂。不過，還是持續痛苦；每天有好幾個小時感覺像是暈船，半癱瘓很難說話，接著是劇烈的疼痛。」⑱

一八八〇年一月，他寫信給邁森布克：「我這一生可怕的折磨幾乎沒有間斷，使得我渴望一死了之，我從一些跡象認爲，得到解放自由的日子已經不遠了。關於折磨與自我否定，過去這幾年我的生活不遜於任何時代的苦行者；儘管如此，這幾年的痛苦使我的靈魂更純淨光輝，我不再需要藉著宗教或藝術才能達成那個結果。」⑲

他寫給歐爾貝克說（原文爲拉丁文）：「我很沮喪，痛苦征服我的肉體與意志。這幾個月來，這個夏天，我可眞淒慘！我的肉體折磨就像是我所看到天空的雲，又多又有各種變化。每朵雲都有某種形式的電，突然擊中我，讓我痛苦不堪。我曾經五次要求醫生讓我死，昨天我希望就這麼結束，結果沒有死。問蒼天何處是我晴朗寧靜的天空，我的天空在哪裡？再會了，朋友。」⑳

他又寫給歐爾貝克說：「親愛的朋友，我想你很久沒寫信給我了。不過，或許我欺騙自己，其實也沒多久，我不知道每天要做什麼：我對什麼都失去興趣。內心深處有種無可撼動的黑色憂思，我也感到疲憊不堪。大多數時間都躺在床上；這對我是最明智的事情。我已經變得非常瘦，瘦得令人訝異。我發現有家很好的飲食店，可以讓我吃胖點。但最糟的是：我不知道爲什麼還要活下去，即使是再活個半年，每件事都很無聊、痛苦、混亂。我已經忍受犧牲太多，覺得我以前整個精神生活是一種不完美、錯誤以及災難，超出所有可理解的範圍。」㉑

新年時，尼采遭遇最痛苦的一次發作。二月，他從熱那亞寫信說：「發燒、寒顫、半夜出冷汗、頭痛欲裂、經常疲憊不堪、沒有胃口、味覺遲鈍。」㉒他已經到達極限，說他寧願自殺，也不願再過這樣的冬天。

尼采從西爾斯瑪麗亞寫信給歐爾貝克訴苦說：「我在熱那亞這幾年，即使是爲了征服自我，也不是任何人能忍受的。所以，親愛的朋友，『我體內的暴君』，這無情的暴君，這次我也要征服**自制力**（關於我肉體的折磨，其時間之久、程度之嚴重與變化之繁複，我敢說無人能及；而我精神上所遭受的折磨也與肉體不相上下？）」㉓

尼采在《瞧！這個人》寫道：「在這折磨之中，連續三天頭痛欲裂，嘔吐出黏液，但我像是辯證學家，頭腦非常清晰優越，思路非常敏捷銳利，我在健康狀態下反而無法如此敏捷、如此銳利、如此冷靜。」⑭

一八八八年年底，尼采出現電光石火般的能量，以白熱般的溫度著述新書，他唯恐會發瘋和死亡，疾病與痛苦令他意志消沈，但也指引著他，他一直沈思這問題。他想到未來，他的著作能夠被人了解與欣賞。同時代的梵谷也出現類似的情形。純粹是創意的靈感、心理疾病，或是腦梅毒患者無可抑制的才能表現：無論是怎麼樣的組合，結果都是很驚人的。

註釋

①克里斯多福・米德頓（Christopher Middleton）發現杜林的居民說，馬匹事件可能在他崩潰之前好幾天就發生了。無論如何，尼采的精神錯亂是突然發生的。克里斯多福・米德頓編譯，《尼采書信選》（*Selected Letters of Friedrich Nietzsche*, Chicago: University of Chicago Press, 1969），p.352。

②米德頓，p.346。

③米德頓，p.353。

④安德烈・馬爾羅（André Malraux）《反回憶錄》（*Anti-Memoirs*, New York: Nenry Holt, 1968），p.23。

⑤格拉姆・帕克斯（Graham Parkes）《靈魂的組成》（*Composing the Soul: Reaches of Nietzsche's Psychology*, Chicago: University of Chicago Press, 1994），p.373。

⑥帕克斯，p.373。

⑦克勞蒂亞・克羅馥〈Nietzsche's Psychology and Rhetoric of World Redemption: Dionysus versus the Crucified〉，收

錄在Jacob Golomb等編的《*Nietzsche and Depth Psychology*》（Albany: State University of New York Press, 1999），p.272。

⑧克羅馥，p.272。

⑨米德頓，p.335。

⑩湯瑪斯・曼（Thomas Mann）〈Nietzsche's Philosophy in the Light of Recent History〉，Richard Winston, Clara Winston 等編譯，《*Last Essays*》（New York: Alfred A. Knopf, 1959）。

⑪卡爾・雅斯培（Karl Jaspers）《尼采》（*Nietzsche: An Introduction to the Understanding of His Philosophical Activity*, Tucson: University of Arizona Press, 1965），p.95。

⑫參考威廉・薛哈伯（William Schaberg）《尼采作品集》（*The Nietzsche Canon*, Chicago: University of Chicago Press, 1995），記載尼采一生中所賣每一本書的數量。

⑬Herman Nunberg and Ernst Federn 編，《*Minutes of the Vienna Psychoanalytical Society*》Vol .II, 1908-1910（New York: International Universities Press, 1967），p.30。

⑭湯瑪斯・曼《*Last Essays*》，p.144。

⑮Nunberg and Federn, Vol. II, pp.31-32。

⑯艾瑞克・普達克（Erich Podach）《尼采的瘋狂》（*The Madness of Nietzsche*, New York: Putnam, 1931），p.236。

⑰約翰・司脫克（John Stokes）《現代臨床梅毒學》第三版（*Modern Clinical Syphilology*, Philadelphia: Saunders, 1944），p.479。約瑟夫・摩爾在做塔斯克吉梅毒研究時，爲了找實驗對象，也是檢驗生殖器上的疤痕，以確定是否爲梅毒患者。

⑱司脫克《現代臨床梅毒學》第三版，p.1002。

⑲司脫克《現代臨床梅毒學》第三版，p.1002。

⑳彼得斯（H. F. Peters）《查拉圖斯特拉的妹妹》（*Zarathustra's Sister*, New York: Marcus Wiener, 1985），p.220。

㉑普達克，p.61。

㉒山德・吉爾曼（Sandor L. Gilman）編，《與尼采對話》（*Conversations with Nietzsche*, New York: Oxford University Press, 1987），p.258。

㉓吉爾曼，p.257。

㉔吉爾曼，p.257。

㉕吉爾曼，pp.257-258。

㉖參考華特・考夫曼（Walter Kaufmann）《哲學百科全書》中有關尼采的部分，Vol.V.（New York: Collier Macmillan, 1967）。

㉗霍齡戴爾（R. J. Hollingdale）《尼采其人與哲學》（*Nietzsche: The Man and His Philosophy*, Boston: Ark Paper-backs, 1985），p.33。霍齡戴爾引用布朗克（Blunck）《少年尼采》（*Friedrich Nietzsche: Kindheit und Jugend*）。

㉘彼得斯，pp.184-185。

㉙皮雅・佛茲（Pia Daniela Volz）《*Nietzsche im Labyrinth seiner Krankheit: Eine medizinisch-biographische Untersuchung*》（Würzburg, Germany: Königshausen& Neumann, 1990），p.227。

㉚普達克，p.58。

㉛霍齡戴爾《尼采其人與哲學》，p.33。

㉜吉爾曼，p.24。

㉝湯瑪斯・曼《浮士德博士》（*Dr. Faustus*, New York: Alfred A. Knopf, 1948），p.155。

㉞湯瑪斯・曼《*Last Essays*》，p.145。

㉟安格斯・富萊契爾（Angus Fletcher）〈Music, Visconti, Mann, Nietzsche: *Death in Venice*〉，收錄在 Thomas Harrison 編的《尼采在義大利》（*Nietzsche in Italy* , Saratoga, Calif.: ANMA Libri, 1988），p.303。

㊱我很感謝喬瑟夫・韓德森博士（Joseph Henderson），他曾參加榮格查拉圖斯特拉研討會，在研討會中他提到榮格對尼采所做的評論。

㊲榮格（C. G. Jung）《回憶、夢、省思》（*Memories, Dreams, Reflections*, New York: Vintage, 1989），p.101。

㊳ James L. Jarrett 編，《尼采的查拉圖斯特拉》（*Nietzsche's Zarathustra: Notes of the Seminar Given in 1934-1939 by C. G. Jung*, Princeton, N.J.: Princeton University Press, 1988）Vol. I，p.637。

㊴ Jarrett《尼采的查拉圖斯特拉》Vol. I, p.609，波特萊爾在《惡之華》中寫道：「每一天，他的諂媚，讓我們吃下一隻蟾蜍，而每向前一步，則更向地獄接近。」

㊵ John Kerr《一個最危險的方法》（*A Most Dangerous Method: The Story of Jung, Freud, and Sabina Spielrein*, New York: Alfred A. Knopf, 1993），pp.175-176。

㊶ Jarrett《尼采的查拉圖斯特拉》Vol. I, p.635。

㊷ Jarrett《尼采的查拉圖斯特拉》Vol. II, p.1492。

㊸ Nunberg and Federn, Vol. I, p.359。

㊹ Nunberg and Federn, Vol. II, p.31。

㊺ Ernst L. Freud 編，《弗洛依德與褚威格的信》（*The Letters of Sigmund Freud and Arnold Zweig*, New York: Harcourt, Brace & world, 1970），p.85。

㊻柯勒爾（Joachim Köhler）《查拉圖斯特拉的秘密》（*Zarathustra's Secret*, New Haven, Conn.: Yale University Press, 2002）。

㊼有關這段傳聞的求婚，參考魯道夫・賓尼恩（Rudolph Binion）《露夫人》（ *Frau Lou*, Princeton, N. J.: Princeton University Press, 1968）。

㊽隆納德・赫曼（Ronald Hayman）《尼采的一生》（*Nietzsche: A Critical Life*, New York: Penguin, 1982），p.235。

㊾赫曼，p.235。

㊿赫曼，p.235。

51赫曼，p.232。

52佛茲，pp.298-305。

53赫曼，p.24。

54赫曼，p.179。

55米德頓，p.146。

56米德頓，p.155。

57米德頓，p.156。

58赫曼，p.194。

59赫曼，p.195。

60米德頓，p.160。

61洛伊・湯普生（Loyd Thompson）《梅毒》（*Syphilis*, Philadelphia: Lea & Febiger），p.357。

62赫曼，p.206。

63赫曼，p.210。

64赫曼，p.211。

65赫曼，p.211。

66赫曼，p.212。

67赫曼，p.215。

⑱赫曼，p.219。
⑲米德頓，p.171。
⑳米德頓，p.179。
㉑一九八三年二月二十二日。
㉒赫曼，p.261。
㉓米德頓，p.214。
㉔雅斯培，p.113。

17 王爾德
Oscar Wilde, 1854-1900

歷史只是流言蜚語。

——奧斯卡・王爾德（Oscar Wilde）

「我的壁紙與我正在拚死決鬥，我們其中之一必須走。」王爾德說出這樣的怪話不久，壁紙勝利了。王爾德臨終躺在床上所拍的照片，背景的裝潢設計五顏六色俗艷不堪，他手持《玫瑰經》，表示臨終前皈依天主教。一九〇〇年九月，他死前最後幾個星期住在巴黎阿爾薩斯旅館（Hôtel d'Alsace）破舊的房間，陪伴他的是摯友羅比・羅斯（Robbie Ross）與瑞吉・透納（Reggie Turner）、醫生、醫生助手，以及熱心慷慨的旅館老闆，還有許多訪客。王爾德的朋友法蘭克・哈里斯（Frank Harris）透過書信不斷往返，也知道在阿爾薩斯旅館王爾德人生最後一場戲的來龍去脈。餐飲從當地的餐廳送來，他喝的是香檳。

大使館的塔克醫生（Dr. Maurice Edmund a'Court Tucker）照料王爾德，羅斯描述塔克是「一個無聊、和藹、傑出的人」，他到旅館房間探視六十八次。但是，塔克當時不是耳科醫師〔後來才是〕，當王爾德發生棘手的中耳感染時，找來一位專家〔不知其名〕。十月十日進行手術。王爾德打電報給羅斯：「昨動手術，速來。」然後是：「極虛弱，請來。」①羅斯趕來，和透納守在床邊，當王爾德病情惡化時，請各種醫生前來診視。他們也很擔心他的財務狀況，王爾德自己宣稱，他在死前就已經破產。

當腦膜炎威脅到生命時，他們找來一位著名的專家，巴黎醫學院的教授保羅・克雷斯（Paul Claisse）。有些傳記作家認爲克雷斯有進行手術，但是他十一月二十五日才到現場。王爾德由一位名叫漢尼恩（Hennion）的手術後傷口包紮員照料，他向羅斯警告說，不要低估王爾德病情的嚴重性。他說，耳朵不那麼重要，要注意重大的症狀。感染散佈到腦部，王爾德的狀況繼續惡化。最後他非常痛苦，有時候頭腦清楚，通常是精神錯亂。一九〇〇年十一月三十日下午一點五十分，王爾德逝世。

克雷斯與塔克發表正式聲明，確認引起王爾德長年疾病的原因，是耳朵感染引起的腦部發炎：

十一月二十五日，星期日，由下列署名的醫生檢查奧斯卡・王爾德先生，又名梅莫斯（Melmott），確認大腦有明顯的病變，這是右耳的宿疾膿瘡引起的，已經治

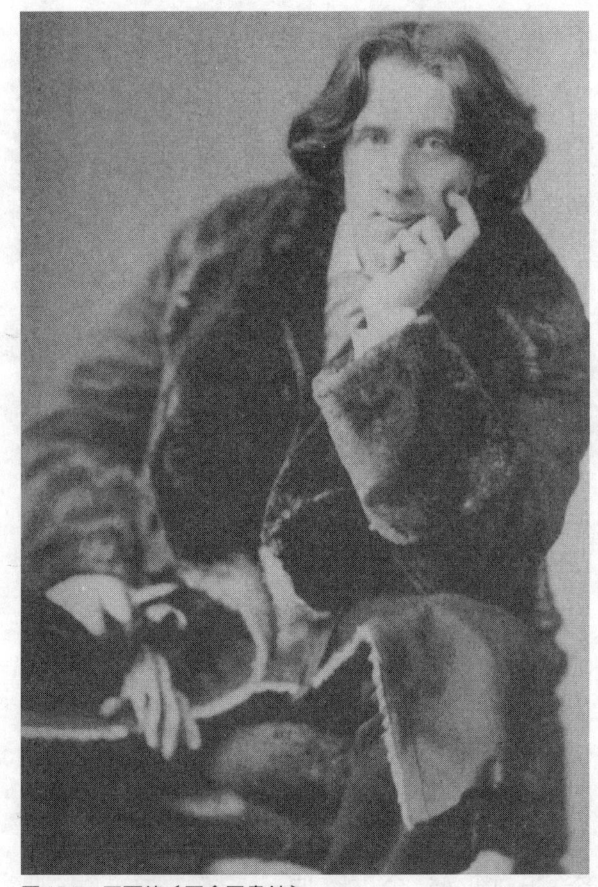

圖 17.1　王爾德〔國會圖書館〕

療過多年。

二十七日，症狀惡化。經診斷確定是腦膜炎，沒有跡象顯示是局部化，因此無法採用環鋸手術。

建議的治療方式只能用藥物，外科手術似乎不可行。②

如果王爾德對於艾佛烈・道格拉斯勳爵（Lord Alfred Douglas）（伯奇）的愛慕，是「不敢說出口的愛」，那麼梅毒可說是他第二個秘密：不敢說出口的病。根據他的密友羅伯特・薛瑞德所言，奧斯卡「知道自己感染梅毒」③。他死後多年，從其書信以及四位朋友：薛瑞德、透納、羅斯與法蘭克・哈里斯的出版品，都透露出他們知道他的秘密，而且阿爾薩斯旅館的醫生已經診斷出病因是耳朵感染導致腦部感染，死因則是腦部感染。

王爾德死後一個月，羅斯明確地指出，王爾德的耳朵感染與末期的腦部發炎有關：王爾德「耳朵著涼，英國醫生說沒關係，法國醫生卻認爲很嚴重。然而，膿瘡最後導致腦部發炎。」④過了幾年，透納給薛瑞德的一封信上寫得很清楚，阿爾薩斯旅館的醫生診斷爲第三期梅毒之症候。透納寫道：「我認爲，耳朵的問題於牢裡開始出現，只是在他死前沒多久，耳朵問題診斷爲第三期感染的症狀，這是他二十歲時被傳染的。醫生告訴他，只要好好照顧自己，還可以活許多年。」⑤這段話可以解讀爲梅毒的婉轉說法：「我認爲，耳朵的問題於牢裡開始出現，只是在他死前沒多久，耳朵問題被診斷爲**梅毒**。」

王爾德死後十二年，刊物上第一次出現有關他得梅毒的診斷，是由亞瑟・瑞森（Arthur Ransome）所寫的傳記。由於這本傳記獻給了羅比・羅斯，他可能事先審閱過，所以談到王爾德的死因，有這麼一段也就不足爲奇：「他已經習慣喝酒，無法戒酒，因此加速死亡。喝酒的直接原因是腦膜炎，而腦膜炎是第三期梅毒的後遺症。」⑥瑞森揭露眞相。當時很少人直接用梅毒這個名稱，值得注意的是，他沒有說腦膜炎是第三期梅毒的症狀，而說爲其**後遺症**之一，也就是耳朵感染的結果。他在一九一三年的版本，將涉及梅毒的部分刪除（薛瑞德稱許他這麼做），理由是避免傷害遭受此痛苦的人。但是這說法已公諸於世，後來的傳記作家蒙哥馬利・海德（H Montgomery Hyde）與海斯克思・皮爾生（Hesketh Pearson）便重述此一說法。

一九一六年，法蘭克・哈里斯所寫的傳記（也是由羅斯審閱）提及，梅毒造成耳朵的感染，是王爾德皮膚一再出疹子的原因。哈里斯和透納一樣，也避免使用那禁忌的名詞，且修辭更加婉轉：

> 該局部性疾病（耳朵問題）有發炎現象，如同我之前所言，是因為更全身性與更可怕的疾病所造成的。王爾德自訴在胸前與背後出現紅疹子，是因為吃貽貝引起的，但醫生認為是另一種更可怕的疾病所造成的。他們警告他立刻停止喝酒抽煙，過最節制的生活，因為他們發現他有這種可怕疾病第三期的症候，愚笨的假

道學讓這疾病任意毀滅英國男子的菁英。⑦

同樣的一段話，如果婉轉的修辭改用梅毒這個字眼，讀起來有多麼不同：

該局部性疾病（耳朵問題）有發炎現象，如同我之前所言，是因為**梅毒**所造成的。王爾德自訴在胸前與背後出現紅疹子，是因為吃貽貝引起的，但醫生認為是**梅毒**所造成的。他們警告他立刻停止喝酒抽煙，過最節制的生活，因為他們發現他有**梅毒**第三期的症候。

哈里斯又說，身體內所有的組織都因爲這種可怕的疾病而衰弱。

三十年後，最著名的王爾德傳記作家理察・艾爾曼（Richard Ellmann）認爲，梅毒是了解王爾德的關鍵：

他（王爾德）從來沒有承認得過，許多權威人士也否認。證據不很確鑿，所有案例幾乎都如此，因為在王爾德以及其後的時代，這種疾病令人聯想到恥辱、羞愧與秘密，而且可能法院都不承認。儘管如此，我還是相信王爾德染有梅毒，我對王爾德的特質以及他後半生許多事情的解釋，都是以這個信念為中心。⑧

這個信念成爲他解釋王爾德特質的「中心」，不過艾爾曼將這個關鍵的眞相藏在註腳中，這是値得注意的，顯示了梅毒是如何在傳記中被隱藏著。

挑起王爾德早年感染梅毒這問題，最應該負責的朋友就是薛瑞德，他是繼羅斯、透納與哈里斯之後，第四個提到梅毒的人。他是最該負責且最具爭議性的人：薛瑞德非常尊敬王爾德，他回想他們在巴黎一起生活的日子，含淚寫下三本憶故人的書：《一段不幸友情的故事》（*The Story of an Unhappy Friendship*）、《王爾德的生活》（*The Life of Oscar Wilde*）、與《眞正的王爾德》（*The Real Oscar Wilde*）。在前面討論他寫的莫泊桑傳記中，我們已經知道他具備梅毒醫學的知識。他以刻意扭曲的修辭（「無限小的妖怪，卻帶來喜馬拉雅山一樣龐大的痛苦」⑨）來形容，而不用那個字眼。

薛瑞德是威廉．華茲渥斯（William Wordsworth）的曾孫，在牛津混得很不好而離開（因爲債務被趕走），一八三三年到了巴黎，完成一部小說。他在巴黎遇見王爾德，王爾德剛從美國得意洋洋地回來，住在伏爾泰旅館一間可以俯瞰塞納河的精緻套房，寫作《巴杜瓦公爵夫人》（*Duchess of Padua*）。王爾德品味高雅，講究穿著，還曾經有雜誌模仿他。薛瑞德最初不喜歡王爾德的浮華炫耀，但後來非常敬佩這位「我所見過全世界最會說話的人」⑩，並且受到王爾德的激發：「對我來說，這是新鮮歡愉的生活，是靈魂永不停止的盛宴，每一天我對我的新朋友更加眞心欽佩。」⑪當時王爾德收入頗豐，可以奢華款待他的年輕朋友。不寫作時，他們就到巴黎的文藝圈喝咖啡。

王爾德第一個同性戀愛人是羅比・羅斯，到一八八六年，王爾德與康斯坦絲・勞埃德（Constance Lloyd）結婚後就中斷了。有人說薛瑞德並不知道王爾德的性向，直到有一天從窗戶看到王爾德與羅斯在做愛才明瞭。薛瑞德堅決相信，同性戀是一種病變，認爲他的朋友是個完美的紳士，「言行都是正人君子」⑫，無意中被「神經錯亂」與「諂媚奉承的惡魔」所蠱惑（好像這不是他的意願）。薛瑞德深怕，如果王爾德的性行爲傾向被人知道，他的文學作品可能因爲作者的關係，被「永遠遺忘在永恆的黑夜」。⑬

薛瑞德在文章中提及王爾德的同性戀情事時小心謹愼，但紀德（André Gide）就沒那麼保留了。紀德於自傳中談到王爾德在阿爾及爾（Algiers）的故事，這件事終於觸怒了薛瑞德，逼得他說出梅毒的秘密，因爲梅毒是兩項罪惡中較次要的一項。薛瑞德以「榮譽團騎士」（Chevalier de la Légion d'Honneur）的頭銜，於一九三四年發表《爲王爾德再度辯護，駁紀德的邪惡謊言與哈里斯的殘酷誹謗》，挺身護衛王爾德。薛瑞德義憤塡膺說：「老天！這工作就像是趕走名人墳前的土狼。」⑭紀德所說的故事如下。

一八九五年，他與王爾德在阿爾及爾一家咖啡廳，一位「令人驚嘆的少年」走到他們桌前，開始吹長笛，然後端咖啡的男孩也加入。紀德回想自己對這位男孩的讚美：「他的眼睛又黑又大，有一種抽印度大麻的慵懶倦怠；他的膚色像是橄欖；我稱讚他修長的手指、少男瘦頎的身材、白色短褲外是一雙細長的雙腿。」⑮王爾德在外面與紀德交頭接耳說：「親愛的，你喜歡那個小音樂家嗎？」紀德想到王爾德的心思，是的，他以哽咽的聲音說。那天，王爾德帶他到一處人煙稠密的地方，他們走進一棟有兩個房間的小公寓。一位嚮導帶著那兩位年輕人出現，他們的臉都藏在連帽斗篷裡。王爾德送紀德與那個吹笛者穆罕默德到一個房間，然後和那個倒咖啡的男孩到另一個房間。紀德回想道：「我很興奮，沒有良心上的不安，也沒有後悔。但是，當我赤裸的雙臂緊緊抱住這個完美的男孩，我要如何形容當時狂喜的感覺，如此狂野，如此熱烈，如此昏暗的淫蕩？」⑯兩年後，還有個挿曲，這次沒有王爾德，紀德發現他的朋友丹尼爾（Daniel）跟同一個男孩穆罕默德在做愛。這次他的感覺很不一樣。他看到丹尼爾像是一個巨大的吸血鬼，在穆罕默德的身軀上吸血，而穆罕默德好像在恐怖尖叫。這個纖細的穆罕默德已經墮落，他從吸食大麻變成服用苦艾。⑰

薛瑞德說出下面的故事。王爾德二十歲的時候在牛津，「由於英國僞善態度的白痴制度」而感染梅毒。（他指的是娼妓制度？回想哈里斯所說的，英國愚笨的假道學引起梅毒。）一八八六年，他結婚後又有一次發作，這「無疑是他以後心理、道德與肉體各種錯亂的根源。」薛瑞德也駁斥荷蘭醫生雷尼爾（G. J.Renier），雷尼爾「要我們相信，善良、人性、慈父般的王爾德，知道自己可能帶有這種惡疾，還放蕩地與小他三十歲的男孩姦淫。」王爾德可能是同性戀又不負責，薛瑞德結論說，但是他絕對不是虐待狂或罪犯。他又說，有位著名的批評家告訴他，如果沒有「梅毒專家」的合作，寫不出適切的王爾德傳記。⑱

在薛瑞德寫給亞瑟・西蒙（Arthur Symons）一封未出版的信中，他很遺憾在爲王爾德辯護時有所遺漏：

我應該在《為王爾德再度辯護，駁紀德的邪惡謊言與哈里斯的殘酷毀謗》中加上一則附註，提醒指控王爾德的人如此罪大惡極，因為他們說他知道自己有梅毒——如果他犯下如同紀德〔以及雷尼爾〕所說的嚴重不道德行為——在姦淫這阿拉伯男孩時，他是故意將可怕的疾病傳染給這名受害者。秉性善良的奧斯卡・王爾德！⑲

薛瑞德顯然不知道，梅毒在後期是沒有傳染力的。由於他認爲在一八八六年傳染力復發，因此傳染給康斯坦絲，而往後幾年還是有危險性。梅莉莎・諾克斯（Melisa Knox）〔目前贊同王爾德染患梅毒〕認爲，王爾德於一八九五年到阿爾及爾時，可能已經不再那麼善良仁慈：「痲痺性痴呆摧毀了這些特性。」但是王爾德沒有痲痺性痴呆，可能連神經性梅毒的症狀都沒有。他頂多有緩慢進展的梅毒輕微症狀，而且是在他死前才進入後期階段。

王爾德死後三十五年，薛瑞德拜訪傳記作家包瑞斯・布拉索（Boris Brasol），告訴他各種細節，後來出現在布拉索寫的傳記中，成爲有關王爾德早年感染最完整的資料：

> 奥斯卡．王爾德……在牛津感染梅毒，以注射水銀治療。可能是因為這種治療，王爾德的牙齒變黑，而且蛀蝕。在向康斯坦絲．勞埃德小姐求婚之前，王爾德到倫敦看一位醫生，這位醫生保證他已經完全治癒，不會對婚姻造成障礙。不過，生下維維安（Vyvyan）沒多久，王爾德發現梅毒仍潛伏在他體內，現在又再度發作。他明白如果繼續與妻子做愛，可能會生下患有梅毒的小孩。⑳

一九三七年五月，薛瑞德寫信給亞瑟．西蒙，回憶道：「我記不得我是如何知道王爾德二十歲在牛津感染梅毒，但那是在我寫作攻擊哈里斯〔與紀德小册子的最後部分〕之後。我很滿意那篇文章，不過去年校訂時發現有些疏漏，心裡很遺憾。」㉑那個月給西蒙的另一封信上，薛瑞德寫道，康斯坦絲提到這疾病：「他們還同居時，這個該死的東西又再度發作……從後來的資料與深思讓我很滿意，她將健康受損歸因於他一年來對她婚姻的疏忽。」㉒

一九三五年四月，薛瑞德給西蒙的信上終於使用這禁忌的字眼，提到「他二十歲時在牛津感染梅毒，一八八六年再度發作，並且破壞他的婚姻。」㉓後來薛瑞德寫說他不確定王爾德的死因，所以「如果我重新寫他的一生，我會將以前疏漏的疾病說出來，這樣才對得起良心，這些僞善以及不學無術的人，認爲這疾病就是他道德墮落的證據。」[24]

西蒙自己有第三期梅毒症狀，這個薛瑞德通信的對象對此疾病很了解。他是最不尋常的案例，有可能被誤診。一九〇九年八月，詹姆斯・喬哀思（James Joyce）寫信給他的弟弟：「亞瑟・西蒙有精神性全身癱瘓。」[25]倫敦神經病學家黎新・羅素（J. S. Risien Russell）確認這個診斷，在西蒙從波隆那一家機構轉出來時，安排西蒙住進英國的精神病院。西蒙宣稱自己是教宗、百萬富翁以及康瓦爾公爵。他覺得「生活中充滿了火，每根血管都在震顫，鼻孔擴張」[26]，這是梅毒患者狂喜時常有的描述，接著他得了肺炎，變成「語無倫次表情古怪的瘋子」。羅素說他只有兩年壽命，並且不收費用。但是西蒙愚弄了每個人，他完全康復，比文藝圈每個人都更長壽，享年七十九歲。

根據薛瑞德的說法，王爾德是在牛津〔莫德林學院（Magdalen College）〕讀大學時，從唯一的校園妓女「老潔絲」（Old Jess）那裡感染梅毒[27]。理察・艾爾曼猜測最可能的時間是一八七八年三月，王爾德剛完成得獎的詩作〈拉維那〉（Ravenna）。艾爾曼寫道：「在牛津有件事情改變他對自己的看法，王爾德感染梅毒，據說是被一名妓女傳染的。」[28]

《刺胳針》曾經有一篇讀者投書，認爲老潔絲可能也傳染給藍道夫・邱吉爾爵士（Lord Randolph Churchill）[29]，眞是無巧不成書！多年後這個社交圈又再度交會，藍道夫的兒子溫斯頓・邱吉爾控告王爾德的愛人伯奇毀謗；伯奇在苦艾樹叢（Wormwood Scrubs）監獄服刑六個月。

在老潔絲事件之後不久，王爾德生重病，躺在床上好幾天，四周圍滿鮮花。他寫信給一位朋友說，他又可憐又生病，希望趕緊離開牛津。他在皇家貝斯旅館（Royal Bath Hotel）漸漸恢復健康。他請教希巴斯田・包登（Reverend Sebastien Bowden）這位常使富人皈依而出名的牧師，包登寫信談到他「世俗的不幸」：「讓我很嚴肅地再說一遍我昨天說過的話，人性本惡，你就像每個人一樣，你受到心理與道德的不良影響，以及確實的罪惡，更加墮落。」㉚王爾德的孫子墨林・霍蘭（Merlin Holland）認爲，「世俗的不幸」是跟王爾德所得到的遺產比他所期望還少有關，但是這無法解釋包登所說的確實的罪惡與墮落。王爾德考慮皈依宗教，但是就在他安排好要皈依時，他卻只是送上一大把百合花。在〈Taedium Vitae〉中他寫道：「在那個嘶啞的洞穴，我白色的靈魂第一次吻上罪惡的嘴。」艾爾曼猜測這首詩可能說明他是被妓女所傳染。

芭芭拉・貝福特（Barbara Belford）（認爲王爾德沒有得梅毒）在她所寫的王爾德傳記中，認爲他不太可能跟那些粗俗的年輕貴族到大街上嫖妓：「在他們自我吹噓誇耀時，王爾德可能捏造自己去嫖妓的故事。」㉛但是爲什麼要捏造嫖妓來吹噓誇耀？王爾德在當時對女人非常有吸引力（康斯坦絲不是他第一個想要結婚的女人），後來的陳述也清楚說明他喜歡找妓女，至少後來如此。在巴黎時，他告訴薛瑞德這些經驗，包括跟一位很有名的阻街女郎瑪麗（Marie Aguétant），瑪麗後來被謀殺。「我們眞是一群畜生，羅伯特。」㉜貝福特認爲王爾德沒有染患波特萊爾得過的疾病，她的結論是艾爾曼想要讓王爾德「有點異性戀的神態，讓他博取更多同情」㉝，所以他選擇自妓女那兒感染梅毒的說法；不過從王爾德最初跟康斯坦絲婚姻幸福，還生了兩個可愛的小孩，足以證明他對異性還是有興趣的。王爾德晚年對妓女顯然比較沒興趣，出獄之後，詩人厄尼斯特・道森（Ernest Dowson）帶他上妓院，以公開行動證明他「改過向善」。後來，王爾德對他吐露秘密，這是十年來第一次也是最後一次，這經驗讓他覺得像是吃冷羊肉。

王爾德追求康斯坦絲的時候，所寫的情書熱情洋溢：「親愛的心上人，我在此地，你在另一頭。多麼可恨的事實，使我們的唇無法親吻，雖然我們的靈魂合而爲一……空氣中充滿你的樂音，我的靈魂與身體似乎不再屬於我，而是與你糅合成一種精緻的狂喜，沒有你我覺得不完整。」㉞她熱愛王爾德，寫信告訴哥哥：「告訴你一個驚人的消息，你要有心理準備。我跟奧斯卡・王爾德訂婚了，一定完美幸福到瘋了。」㉟一八八四年五月二十九日，他們於聖詹姆斯教堂舉行婚禮，完全照王爾德的風格。康斯坦絲和伴娘的服裝由他設計，乳白色的緞子配上黃色流星花。他們到巴黎度蜜月，王爾德後來在此與薛瑞德散步，詳述他當年新婚的幸福，還說他的新娘是個處女，讓這位年輕朋友感到很尷尬。

這對夫婦回到倫敦，搬到泰德街（Tite Street）上的「美麗之家」（House Beautiful）。他們生了兩個健康的小孩，西瑞爾（Cyril）生於一八八五年，維維安生於一八八六年。王爾德從一八八七到八九年擔任《婦女世界》（*Woman's World*）的編輯。一八八八年，他出版童書《快樂王子》（*The Happy Prince and Other Tales*），接著是他唯一的長篇小說《格雷的畫像》（*The Picture of Dorian Gray*），還有幾本短篇小說選。此後，他成爲名利雙收的劇作家，推出《巴杜瓦公爵夫人》、《溫夫人的扇子》（*Lady Windemere's Fan*）與《無足輕重的女人》（*A Woman of No Importance*），名震倫敦。一八九五年，他的劇作家生涯達到巔峰，在聖詹姆斯劇院（St. James Theater）上演《不可兒戲》（*The Importance of Being Earnest*），以及在海馬克劇院（Haymarket Theater）上演《理想丈夫》（*An Ideal Husband*）。王爾德劇作首演之夜，威爾斯王子前往恭賀。媒體巨細靡遺描述康斯坦絲華麗的服飾。

但是，在美麗之家不是事事如意。康斯坦絲的理想丈夫在她懷孕期間對她產生反感：「我試著要對她好；強迫自己撫摸親吻她；但她總是害喜——啊！不堪回首，這實在令人憎惡……我習慣洗我的嘴巴，打開窗戶讓純淨的空氣清洗我的唇。」自然狀態令人作嘔；玷污了靈魂的聖壇。他反而較喜歡「我自己的男孩」伯奇的紅色玫瑰花瓣嘴唇。

一八九五年是王爾德成功的巔峰，也是他垮台的一年。他毫不避諱對於艾佛烈勳爵的熱戀，激怒了勳爵的父親昆斯伯瑞侯爵（marquess of Queensberry）。侯爵是昆斯伯瑞拳擊規則的作者，他送交王爾德的俱樂部一張名片，在背面潦草地寫著：「給王爾德，擺出肛交（somdomite）姿勢的那個人。」除了拼法錯誤之外，用字遣詞也很醒目；昆斯伯瑞沒有說王爾德肛交（sodomy），而是說他擺出這種姿勢。王爾德魯莽地控告他誹謗，辯方毫無困難地找出許多妓男願意作證。

昆斯伯瑞宣告無罪，而英國司法制度立刻反控王爾德犯罪。警察機構等到下午四點，最後一班渡輪已經開往加來（Calais），他們到卡多岡旅館（Cadogan Hotel）拘提喝得茫茫然的王爾德。他被控以「與另一位男性從事猥褻行爲」，最高處以兩年徒刑。這條法律是一八八五年刑法修正案第十一條，後來被稱爲「敲詐者許可證」（Blackmailer's Charter）。[36]第一次開庭陪審團沒有做出判決，但是第二次判決宣告有罪。他被處以最高徒刑，監禁兩年做苦役。

王爾德判刑入獄，摧毀了康斯坦絲的生活。美麗之家因破產而出售，所有的財產在王爾德判刑之前被拍賣。朋友手忙腳亂地挽救他的手稿，王爾德在獄中分撿棉絮而傷到手，康斯坦絲改姓爲霍蘭（Holland），並且搬離倫敦。王爾德出獄後，在歐洲大陸旅行所用的名字是西巴斯金・梅莫斯（Sebastian Melmoth）。康斯坦絲還有些個人收入，她會給丈夫一點零用錢。

王爾德在獄中兩年的生活眞是淒慘。[37]他被關在十三呎乘七呎的牢房，睡的是木板床，禁止跟其他犯人交談，最糟的是，經常不給他刊物閱讀，也沒有寫作的文具，他經常害怕自己會發瘋。他問前來探視的人，他們是否覺得他的腦筋正常。他以精神錯亂要求提早開釋，他在申請書上說他的牢房是還沒死的人的墳墓。他向哈里斯描述說，沒有書本可以閱讀的被隔離感覺：好像心智被石磨磨碎，上面那塊石磨叫懊悔，下面那塊叫自責。他抱怨每條神經都因為疼痛而顫抖，一陣陣的歇斯底里使他受盡折磨，無法睡覺或吃飯。

一八九七年，王爾德獲釋，他知道康斯坦絲正為脊髓癱瘓所苦。她幾乎無法提筆寫字，雖然找到一部打字機，但是很難使用。她無法自行照顧小孩，只好找一位德國家庭女教師來照顧。醫生建議她每天散步十分鐘，但即使散步都很困難。她的左臂半癱瘓，王爾德對她的嚴重病情很沮喪。他本來希望她帶著孩子與他在法國會合，顯然她無法做到。他寫道：「我不在乎我的生活破碎——這是理所當然的——但是當我想到可憐的康斯坦絲，我眞想殺死我自己。」㊳王爾德從那不勒斯寫信給羅斯說，他和伯奇又再一起，因為當他孤獨時就想自殺。他們住在俯瞰那不勒斯海灣的別墅。他寫信告訴康斯坦絲，他與伯奇又住在一起，她驚叫說這是瘋子寫的信，並且停止供應他零用錢。他跟伯奇分手之後，她才恢復供應，並且安排好萬一自己比他早死仍能繼續供應他的錢。她艱難地寫信給維維安：「不要因為你的父親感到慚愧。」㊴有人認為寫這封信時她已預見自己即將死亡。她在熱那亞一家療養院動手術以減輕痛苦，這是第二次手術。手術沒有成功，她死於一八九八年四月七日。

家人說康斯坦絲脊髓癱瘓是因為在泰德街的家中從樓梯上摔下來，有人懷疑此事。梅毒的可能性還是存在。一八八六年，王爾德的傳染力復發未必確實，假設王爾德在牛津感染，她有可能在之前，也就是結婚的時候就感染，當時還在有傳染力的期間，雖然第六年已經是最後期限。〔赫奇遜說傳染的最高年限是七年。〕也許她發覺他有罪。薛瑞德回想起曾看到一封康斯坦絲寫給王爾德的信：「你知道你害我生病。」

克萊兒・艾夫曼（Clare Elfman）把王爾德的故事編成小說《男同性戀妻子的案例》（*The Case of the Pederast's Wife*），想像康斯坦絲當時已經知道，故事一開始是假設王爾德染有梅毒，並且質疑從樓梯上摔下來造成她脊髓問題的眞實性。艾夫曼用這些狀況當故事的開始，康斯坦絲的殘疾是因爲對丈夫仇恨心理的壓抑，所造成的自然情緒激動。

從康斯坦絲神經系統失調的細節來看，任何診斷都必須考慮到脊髓癆。不過，除非有更多關於康斯坦絲的資訊，這問題必須暫擱。她的生活與健康需要進一步研究。㊵

一八九九年夏天，王爾德出現臉發紅的症狀，第一次讓他感到擔心，法蘭克・哈里斯說這是「歸因於……另一個重大的原因」，這是否就是第三期梅毒的跡象？有一封關鍵的信，日期一九〇〇年二月二十八日，是關於他這時候的狀況與他全身的病痛，被認爲是他死前最後的書信，日期被改成好幾個月前。他寫道：

我親愛的羅比，我病得很重，醫生做各種試驗。我的喉嚨像是石灰窯，我的腦筋像是火爐，我的神經像是一條生氣的豬鼻蛇……我看你就像我自己，已經成為**神經衰弱**的人。我已經這樣子四個月了，每天到下午才能起床，無法寫任何信件。醫生以砷與番木鼈鹼治療，但是沒什麼效果，我吃貽貝也沒什麼效果，只是造成中毒而已，所以你應該了解，我現在過的到底是什麼悲慘的生活。貽貝的毒非常痛苦，洗澡的時候，身上斑點看起來像是花豹。希望永遠不要吃貽貝。㊶

復活節的時候，王爾德到梵蒂岡旅行，身體似乎好些了。他認爲這要感謝教宗的祝福：「我看到身穿白袍蒼老的羅馬教宗，耶穌十二使徒的繼承人，所有基督徒的父親，在人群簇擁下經過，他轉身祝福我，我跪下接受，我覺得身體與靈魂的疾病像是一件破舊的袍子掉落地上，我又合而爲一。」㊷

雖然王爾德將豹子的斑點歸因於貽貝中毒，但是皮膚的狀況不能以貽貝中毒草率帶過。克利奇利（Macdonald Critchley）分析各種貽貝的毒素，發現沒有一種會造成慢性皮膚炎。㊸疹子一再復發，也不是因爲貽貝中毒。王爾德寫信給哈里斯說：「我很好，法蘭克，但是疹子繼續發作，像鬼一樣說來就來。」㊹

後期梅毒病患的出疹有許多型，而且很難與其他出疹區別，甚至梅毒學家都建議找皮膚科專家檢查。後期梅毒皮膚創傷的確認與治療是很重要的，所以皮膚科與梅毒科成爲姊妹科，往往由同一位醫生執行診治。約翰．司脫克寫說，皮膚的創傷對於診斷者很有價值，疑似病患可以從皮膚確認是不是梅毒。㊺雖然皮膚創傷不像第三期梅毒內部潰瘍性的創傷那麼嚴重，但是皮膚出疹是最可怕的後期梅毒的徵兆，因爲人人都看得到。王爾德到後來出現腦膜炎的跡象，請保羅・克雷西來看診，就是因爲他出版過這方面的書籍。克雷西也發表過皮膚科與第三期梅毒的報告，所以這位後期梅毒的專家可以整合王爾德疾病的各種症候，包括臉發紅不是因爲吃貽貝，而是哈里斯所說的其他「重大原因」。

由於王爾德自訴皮膚出疹很癢，理察・艾爾曼排除是梅毒的因素，後續的作者引用艾爾曼的意見，尋找其他可能的病因，包括染髮引起的過敏㊻，以及酗酒造成維他命缺乏引起的皮膚炎。王爾德喝酒過量；阿爾薩斯旅館的業主都彭瑞（Dupoirier）說王爾德每天喝一公升以上的白蘭地，以及大量的苦艾酒。

艾爾曼因爲發癢而排除梅毒是錯誤的。雖然基本上初期梅毒的疹子不會發癢，但是第三期梅毒的局部出疹通常會很癢，甚至很痛。以王爾德的案例，發癢並非排除梅毒，而是將許多可能的因素減少。司脫克在「發癢的梅毒疹」中列出兩種後期良性的創傷：濾泡疹與丘疹鱗屑性梅毒疹（psoriasiform）。王爾德的梅毒疹是哪一種，沒有足夠的資料可判斷，但是因爲在教科書裡，又癢、又有疤、又會復發的局部性後期梅毒疹子有許多種㊼，而且哈里斯指稱醫生懷疑疹子是梅毒所引起的，所以我們必須考慮王爾德在洗澡後出現的豹斑，是非常可疑的因素。在梅毒的教科書中，有幾張插畫顯示某些後期梅毒會發癢的疹子，看起來很像是豹的斑點。

如果王爾德有梅毒疹，可能是好消息。因爲根據《亞克比皮膚病圖解》（*Jacobi's Atlas of Dermochromes*），後期皮膚發疹，很少會演變成全身性麻痺或是脊髓癆。㊽這似乎與王爾德梅毒的進展相符合，也是爲什麼許多學者不願意考慮王爾德有梅毒的關鍵因素。十九世紀的神經性梅毒比較引人注目，其他比較沒那麼誇張的症狀就被人遺忘。王爾德從來沒有出現麻痺性痴呆的警訊：像是言語浮誇、興奮狂喜，或是異常不符合個性的行爲，雖然在他一八九七年至一九〇〇年的信件中，已經顯示他的情緒有很大的轉變。有個可疑的跡象，就是他的寫字能力退化，這是麻痺性痴呆的徵兆——他以前漂亮的希臘體字已經變成潦草模糊的筆跡。王爾德至死都還神志清楚敏銳，但也無法因此排除麻痺性痴呆，因爲在麻痺性痴呆發作前保持心智敏銳是很普遍的。有個例子可以說明他的心理狀態已經不像之前，或者說他的判斷力有時會出錯，像是他控告昆斯伯瑞，許多人覺得這太魯莽，簡直是自找死路。但是其他環境也可能對他後來的心理狀況造成傷害，尤其是可怕的監禁以及酗酒。如果後期梅毒病患還有什麼方法可以心情愉快，那就是每天喝一公升的白蘭地。在他被監禁那段時間，康斯坦絲說他已經發瘋三年。但是，她可能認爲同性戀也算發瘋，當時的人都這麼想。

王爾德最後幾年，全身機能退化再加上病情嚴重，令人懷疑染有梅毒。他在牛津時運動方面相當活躍，從事游泳、草地網球、騎馬、打獵，後來他連短距離都要搭車。羅斯指出，他的朋友有「奇特的笨拙步態」。他也有痛風，以及經常頭痛發作，當然喝酒過量也可能引起劇烈頭痛，還有就是他經常白天睡到很晚才起床。

他坐牢時的眼睛問題比較明確。王爾德以第三人稱描述自己：「他覺得眼睛神經非常虛弱與疼痛，近距離的目標都變成模糊。出外放風運動時，明亮的陽光往往引起視神經疼痛，最後四個月他知道自己視力退化，造成他很大的焦慮，萬一繼續坐牢，除了精神錯亂，失去理性，還可能會眼瞎耳聾。」㊾他牢房裡的瓦斯燈是否可能造成這些問題？

在《格雷的畫像》中，一位年輕人過著無憂無慮的犯罪生活，他永遠青春地享受唯美歡愉，但是在閣樓上，每當他犯下一次罪，他的畫像就逐漸變化。這是一種浮士德式的交易。這部小說是他供認對於隱疾梅毒所遭受的苦惱？以及他知道這疾病正在摧毀他的身體，還有他可能傳染給他人的罪過？如果薛瑞德說得沒錯，王爾德知道自己得了梅毒——這本書就有足夠的理由相信他知道——那麼格雷就成爲對於梅毒的恐懼，被描繪得最深刻的人物。他寫這本書時，他「病得極其痛苦」，早期的感染造成神經質的高度興奮，而這種興奮代表舊病復發。王爾德在獄中寫信給伯奇，收錄在《從我深處》（*De Profundis*）中，他說：「我無憂無慮享受生活的歡樂，忽略了其他人的生活」，他這麼說是否表示以前對這個疾病太不在乎？

理察・艾爾曼認爲格雷就是王爾德染患梅毒的寓言，他認爲王爾德在「螺旋體開始侵入他的脊椎進入腦膜時」㊿，選擇水銀而非宗教，以有效治療他的可怕疾病。〔雖然艾爾曼這個比喻相當貼切，卻沒有醫學根據；螺旋體並非從脊椎，如同一位作家所說的，去找尋他們最喜歡吃的甜點——腦部；螺旋體在此病最早期就已經進入中樞神經系統。〕

格雷鎖上門，審視他的畫像：

他看不出有何變化，除了眼睛看起來狡猾奸詐，嘴角曲線有點偽善。這事情還是令人憎惡，甚至比以前更令人憎惡，手上的鮮紅色露水似乎更鮮豔，像是新沾上的血跡。然後他顫抖，這只是虛幻，要他做出一件好的行為？或是需要幹下轟動的事件，如同亨利爵士以他嘲弄的笑聲所暗示的？或者是有時候想要讓自己更熱情？或者都有？為什麼紅色斑點比以前更大？就像是可怕的疾病爬過佈滿皺紋的手。腳上有血，好像剛滴下，甚至沒有握刀的手也有血。認罪？這是不是要我去認罪？放棄自己，被處以死刑？他笑了。他覺得這想法太怪異。51

紅色的斑點在他的皮膚上像是可怕的疾病爬著，這讓我們想起王爾德最後一年皮膚上都是紅色斑點。王爾德在坐牢時，寫道「邪惡……深入他的肉體」，散佈全身「像是痲瘋，他身上像是奇怪的疾病在進食。」

他總是承受過去的重擔？他真的去認罪？從來沒有。只有一點對他不利的證據，畫像本身就是證據。他要毀滅證據，為什麼他要保存這麼久？看著畫像改變與衰老，曾經讓他感到愉快，最近他已經沒有那種樂趣。畫像讓他晚上失眠，如果他必須離開，又擔心其他人會看到這畫像。帶來的憂鬱多過於熱情，光是回憶就毀了許多快樂的時光。這就像是良心，是的，這就是良心。他要毀了它。

格雷以刀子猛砍畫像。僕人聽到痛苦的叫聲。警察趕來。他們進入房間，發現牆上掛著主人高雅的畫像，就像他們以前所看到的一樣，一位服飾講究的年輕漂亮男子。躺在地板上的是具男屍，穿著晚禮服，心臟刺著一把刀。看起來很衰弱，滿是皺紋，表情令人憎惡。他們從戒指才指認出他的身分。

一九五九年，泰倫斯・考索恩（Terence Cawthorne）在皇家醫藥學會醫藥史部門演講時，開始提出王爾德罹患梅毒的假設，之前沒有人認眞質疑過。他指出到目前爲止文獻上的錯誤，他說：「除了法蘭克・哈里斯，王爾德的傳記作家沒有一位從他的死因，懷疑神經性梅毒可能是他最後致死的疾病。」㊾

不但沒有任何王爾德的傳記作家暗示有神經性梅毒，也沒有人暗示任何型態的梅毒是腦部發炎的原因。如前所述，文獻上一致認爲腦炎是耳朵感染留下的後遺症。回想透納所寫的：「我認爲，耳朵的問題在牢裡開始出現，只是在他死前沒多久，耳朵問題被診斷爲第三期症狀，這是他二十歲時被傳染的。」所以，雖然塔克與克雷斯醫生，透納、羅斯與哈里斯等朋友，以及許多傳記作家〔包括艾爾曼，他接受死因是腦膜炎，再度引起爭論〕

都同意腦膜炎是因爲耳朶感染造成，許多醫學作家受考索恩的啓發而走向岔路，不完全相信神經性梅毒是腦部發炎的原因（這是正確的），然後下結論說（這是錯誤的），如果王爾德沒有死於神經性梅毒，他就根本沒有得梅毒。里昂（J. B. Lyons）寫道：「理察・艾爾曼提出神經性梅毒是死因，這診斷和艾爾曼本人與其他人所描述的臨床症狀幾乎不一致。」[53]但是，艾爾曼從來沒有提過神經性梅毒。

王爾德耳朶的問題爲什麼是第三期梅毒的症候？王爾德逝世一百週年時，《刺胳針》刊出南非耳科醫師史恩・賽拉斯與精神藥理學家艾胥黎・羅賓斯（Ashley Robins）的文章，醫學界注意的焦點又回到耳朶。由於王爾德耳朶手術沒有醫學記錄，因此手術名稱還是個謎[54]，他們研究手術後已知的狀況，以及從當時手術過程仔細研究，推論在阿爾薩斯旅館昏暗燈光下所進行的手術，可能是相當激進的手術，將病變的乳突（耳部在顱骨後面的部位）、中耳與殘骸切除。[55]

這篇文章發表之後，倫敦各大報報導其內容，許多媒體與廣播、電視爭相訪問作者。爲什麼文藝界一項神秘的瑣事，刊登在醫學期刊上竟然引起這麼大的注意？因爲這似乎可以制止梅毒的傳言，因此有新聞價值。《衛報》（*Guardian*）的標題是「王爾德死於慢性耳疾，而非性交」。王爾德的孫子墨林・霍蘭告訴BBC一位採訪者說：「維多利亞時代，大約百分之二十五的男性得梅毒，他也可能有，我們無從得知，但是有一件事情可以確定，他不是死於梅毒。」[56]霍蘭這份聲明是個關鍵，因爲他顯然不反對王爾德染有梅毒，而是反對超越事實的假設所下的結論。

賽拉斯與羅賓斯提出假設，耳朵狀況可能是膽脂瘤（cholesteatoma），中耳內的皮膚組織生長，破壞中耳內的骨頭與乳突。這導致慢性化膿感染，可能擴散至腦部，造成潛在的致命結果。鼓膜貫穿、流出惡臭液體、耳聾以及疼痛，都是這疾病的特色。[57]膽脂瘤在當時相當普遍。如果他們對於這手術的本質是正確的，如果在阿爾薩斯旅館的手術與梅毒有關，那麼他們割去的會不會是梅毒瘤？

梅毒教科書告訴我們，答案是可能的：梅毒病患常見的腫瘤頗具破壞力，像橡膠似的，可能在身體各部位出現，包括腦部**與乳突**，受到感染時可能引起複雜的情況。如果疑似有第三期梅毒，那麼化膿的中耳感染就是嚴重的問題，因爲這可能是乳突有梅毒瘤。如果發現有梅毒瘤，就要切除乳突，以免造成致命的腦部感染。簡言之，王爾德的耳部感染很可能是梅毒瘤引起的，一九〇〇年的醫生（尤其是克雷斯，他著有第三期梅毒的書籍）以王爾德的狀況，一定會考慮梅毒瘤的可能性。

梅毒專家波頓・彼得・湯姆將狀況做個簡單的摘要，引用一位同事的看法「許多個案顯示，長期中耳化膿都是因爲梅毒。我同意。第三期梅毒會影響中耳與內耳的骨頭結構，由於包括聽小骨在內的細緻骨頭結構遭破壞，可能造成耳聾，但是通常沒有人想到。**如果乳突受到梅毒瘤感染並且化膿，就有可能造成腦膜炎，必要時以手術減輕症狀**」[58]。

有沒有辦法知道，進行王爾德手術的神秘醫生，是否發現膽脂瘤或是梅毒瘤？假設阿爾薩斯旅館房間內光線不足，並且缺乏外科手術的顯微鏡，外科醫生可能無法在手術前做出診斷。沒有實驗室檢測組織樣本，外科醫生能夠在手術時或手術之後鑑定症狀嗎？威廉・艾倫・普西（William Allen Pusey）便說：「梅毒瘤深藏在體內，過去最大的困難是，無法只以臨床方式確定梅毒瘤的特點。」(59)

透納認為醫生進行耳部手術的理由是梅毒，如果他的說法正確，那麼就很可能是梅毒瘤。即使這腫瘤是梅毒引起的，而且感染已經擴散到腦部，最後造成死亡的因素仍是細菌感染引起的後期腦部發炎。

塔克與克雷斯關於王爾德健康狀況的書面聲明出現後，於一九八二年在蘇富比拍賣。學者質疑，如果醫生認為梅毒是導致王爾德最後病情的原因，為什麼這聲明中沒有提到？十九世紀，梅毒是個禁忌的字眼，連醫學界也有所顧忌。在文獻記錄上，一般是只提眞正的死因，而不提長期附隨的梅毒感染，以尊重死者的名譽。梅毒專家約瑟夫・摩爾寫道，梅毒的死亡率統計往往不正確，因為醫生不願將梅毒列為死因，唯恐有損病患的名聲，或讓死者家屬更傷心，或是擔心領不到保險金。而且梅毒善於偽裝許多疾病，往往沒有發現梅毒是死因。歐斯勒爵士提出一項結論〔根據一九一五年英國統計報表〕，梅毒在致死的傳染病中排名第十，其實有許多病例沒有通報，實際排名是第一。以王爾德這個聲名狼籍的案例，應該考慮到這種可能性。

克萊兒・艾夫曼將這故事改編成《男同性戀妻子的案例》，她虛構阿爾薩斯旅館內兩位醫生的對話：

「腦膜炎，然後呢？」

「啊，是的，」他沈思道：「到時候我們當然會在死亡證明上寫腦膜炎。你這麼告訴他的家人。可以安息了。」他靠得更近一點說：「但是，朋友，有個秘密別告訴別人……」⑥⓪

王爾德早期在「瑞丁監獄」（Reading Goal）的耳部感染，並不排除是梅毒瘤，而他在獄中至少看過七位醫生，沒有人診斷是梅毒，但不能因此排除有梅毒瘤。這些醫生笨手笨腳地治療原先的耳疾；還有個醫生在筆記本上記成另一邊的耳朵。王爾德指責他們粗魯惡劣，更糟的是，對於犯人的舒適或健康漠不關心。他們沒有理由要懷疑王爾德染患梅毒，王爾德在這個充滿敵意的環境下也不太可能將以前的診斷說出來。順便提到另一個假說：王爾德在獄中提到的耳聾，可能是因為梅毒造成第八對腦神經受損。

有誰知道王爾德是否得過梅毒？什麼時候得的？重要的是，誰說的話可以相信？歷年來的發現可說是迂迴曲折，甚至使得王爾德的個性更加引起爭議，眾人互相指控對方說謊或提起誹謗訴訟。當然，是王爾德自己先開始的，他控告昆斯伯瑞侯爵敗訴。伯奇控告傳記作家亞瑟・瑞森誹謗也敗訴，薛瑞德嚴厲譴責紀德與哈里斯（當時人們還指責哈里斯美化事實），並且說羅比・羅斯的《奥斯卡的最後日子》（*Oscar's Last Days*）是要引人憐憫。

墨林・霍蘭在〈傳記與說謊的藝術〉（Biography and the Art of Lying）中，說薛瑞德是愚昧的假造者與盲信者，認爲他的梅毒資料完全不可採信（另一隻在名人墳墓前的土狼？應該要趕走）。然而，他在這篇文章其他地方說薛瑞德致力於讓世人記得王爾德，就有點令人尷尬。爲什麼薛瑞德要爲他的英雄杜撰這樣的故事？爲什麼王爾德其他三位朋友，在不同的時間也都同意有這件事情？閱讀這些人所揭露的事情，我越加堅持要探索秘密，不願就此放棄。霍蘭否認薛瑞德所說的眞實性，其基礎是逆向邏輯：如果王爾德死於腦膜炎，他就不是死於梅毒；如果他沒有死於梅毒，那麼「薛瑞德捏造他得過梅毒的故事，就不再有合理的基礎。」㊶但是，一個得梅毒的人可能死於其他疾病，所以無法排除死因是以前感染過梅毒。

王爾德有沒有得梅毒？其可能性挑起許多問題，在有關王爾德的文獻中引起熱烈爭論：他在牛津唸書時，一位可能名叫「老潔絲」的妓女傳染給他？薛瑞德說謊散佈這個故事？王爾德的牙齒因以水銀治療而蛀蝕？有位醫生保證他不會傳染，因此與康斯坦絲結婚沒有問題？他曾經告訴康斯坦絲得過梅毒？他的傳染力復發，造成她脊髓癱瘓與死亡？他死前幾個月病得如此嚴重，是因爲症狀的惡化？他晚年身上的豹斑是第三期梅毒的疹子？

醫生認爲他末期的腦部感染是梅毒瘤、腫瘤或膽脂瘤所引起的？

《格雷的畫像》可能是這疾病的秘密寓言，這疾病毀壞他的身體。從王爾德的一生來看，很可能染有梅毒，果眞如此，格雷就代表對於梅毒傷害的覺悟，是進一步了解王爾德一生作品的基礎。

註釋

①墨林・霍蘭（Merlin Holland）與儒波特・哈特—戴維斯（Rupert Hart-Davis）編，《王爾德書簡集》（*The Complete Letters of Oscar Wilde*, New York: Henry Holt, 2000），p.1199。

②理察・艾爾曼（Richard Ellmann）《王爾德》（*Oscar Wilde*, New York: Alfred A. Knopf, 1988），p.582。因爲第一次的簽名不清楚，艾爾曼誤把克雷斯的名字認作「Cleiss」，法國一位神經學家看出塔克的同事就是保羅・克雷斯（Paul Claisse）。

③致道格拉斯・威廉・葛雷（Douglas William Gray）先生的信，一九九三年十二月三日，William Andrews Clark Memorial Library, University of California, Los Angeles。

④霍蘭與哈特—戴維斯，p.1228。

⑤致羅伯特・薛瑞德（Robert Sherard）的信，一九三四年一月三日，Clark Memorial Library。

⑥亞瑟・瑞森（Arthur Ransome）〈Oscar Wilde: A Critical Study〉，收錄在諾克斯（Melissa Knox）《王爾德》（*Oscar Wilde: A Long and Lovely Suicide*, New Haven, Conn.: Yale University Press, 1994），p.xix。

⑦法蘭克・哈里斯《王爾德：他的生活與自白》（*Wilde: His Life and Confessions*, Garden City, N. Y. : Garden City Publications, 1930），p.376。

⑧艾爾曼《王爾德》，p.92。諾克斯同意梅毒是有影響性的：「梅毒對王爾德的寫作發展影響很大，他對疾病的恐懼呈現在每一部作品中。」參見《王爾德》（*Oscar Wilde: A Long and Lovely Suicide*），p.45。

⑨薛瑞德《*The Life, Work and Evil Fate of Guy de Maupassant*》（New York: Brentano, n.d.），p.ix.。

⑩薛瑞德《一段不幸友情的故事》（*Oscar Wilde: The Story of an Unhappy Friendship*, London: Greening, 1908），p.17。

⑪薛瑞德《一段不幸友情的故事》，p.36。

⑫薛瑞德《一段不幸友情的故事》，p.14。

⑬薛瑞德《一段不幸友情的故事》，前言。

⑭薛瑞德《爲王爾德再度辯護，駁紀德的邪惡謊言與哈里斯的殘酷毀謗》（*Oscar Wilde Twice Defended from André Gide's Wicked Lies and Frank Harris's Vicious Libels*, Chicago: Argus Book Shop, 1934），p.76。

⑮安德烈・紀德（André Gide）《如果我死去》（*If I Die: An Autobiography*, New York: Random House, 1935），p.285。

⑯紀德，p.289。

⑰艾爾曼提到王爾德爲紀德拉皮條，介紹一位年輕人給他，但是卻技巧地略過這一段，因而激怒了薛瑞德。

⑱薛瑞德《爲王爾德再度辯護，駁紀德的邪惡謊言與哈里斯的殘酷毀謗》，p.10。

⑲May 1937, Clark Memorial Library。

⑳包瑞斯・布拉索（Boris Brasol）《*Oscar Wilde: The Man, The Artist , the Martyr*》（New York: Octagon, 1975），p.384（Orig. pub.1938）。

㉑一九三七年五月，Clark Memorial Library。

㉒一九三七年五月十三日，Clark Memorial Library。

㉓給西蒙的信，一九三五年四月二十四日，Clark Memorial Library。

㉔墨林．霍蘭〈傳記與說謊的藝術〉（Biography and the Art of Lying），《*The Cambridge Companion to Oscar Wilde*》（Cambridge: Cambridge University Press, 1997），p.14。

㉕里昂（J. B. Lyons）〈亞瑟．西蒙患有精神性全身癱瘓嗎?.〉（Did Arthur Symons Have G.P.I?），《*Thrust Syphilis Down to Hell*》（Dublin: Glendale, 1988），p.80。

㉖里昂，〈亞瑟．西蒙患有精神性全身癱瘓嗎?.〉，p.88。

㉗麥當勞．克利奇利（MacDonald Critchley）〈王爾德的醫療反應〉（Medical Reflections on Oscar Wilde），《*Mem Acad Chir*》（Paris）30（1962）: 73-84。克利奇利提到，在他的私人收藏中的一封信裡，薛瑞德透露此一訊息，但是他並沒有說出收信人是誰。

㉘艾爾曼，p.92。

㉙ A. G, Gordon〈王爾德的診斷〉（Diagnosis of Oscar Wilde），讀者投書，《刺胳針》（*Lancet*）357（14 April 2001）: 1,209。

㉚艾爾曼，p.94。

㉛芭芭拉．貝福特（Barbara Belford）《王爾德：真正的天才》（*Oscar Wilde: A Certain Genius,* New York: Random House, 2000），p.xii。

㉜艾爾曼，p.218。

㉝貝福特，p.viii。

㉞艾爾曼，pp.265-266。

㉟艾爾曼，p.245。

㊱欲知更多法律方面的事情，參考 Gary Schmidgall《*The Stranger Wilde: Interpreting Oscar*》（New York: Dutton, 1994）。

㊲參考 H. Montgomery Hyde《王爾德傳》（*Oscar Wilde: The Aftermath,* New York: Farrar, Straus, 1975）對王爾德的監禁有悲慘的細節描述。

㊳ Anne Clark Amor《王爾德夫人》（*Mrs. Oscar Wilde: A Woman of Some Importance*, New York: Sedgwick & Jackson, 1983），p.215。

㊴ Amor，p.224。

㊵比較因跌倒而導致的脊髓癱瘓與脊隨痨，參考諾伯特・赫希洪（Norbert Hirschhorn）與羅伯特・費德曼（Robert Feldman）〈Mary Lincoln's Final Illness: A Medical and Historical Reappraisal〉，《醫學史期刊》（*Journal of the History of Medicine*）54（October 1999）: 511-542。

㊶霍蘭與哈特－戴維斯，pp.1174-1175。

㊷克利奇利〈王爾德的醫療反應〉，p.205。

㊸克利奇利〈王爾德的醫療反應〉，p.205。

㊹泰倫斯・考索恩（Terence Cawthorne）〈The Fatal Illness of Oscar Wilde〉，《*Ann Otol Rhonol Laryngol*》75（1996）: 664。

㊺約翰・司脫克（John H. Stokes）《現代臨床梅毒學》第Ⅰ版（*Modern Clinical Syphilology*, Philadelphia: Saunders, 1926），p.581。

㊻ J. P. Nater〈Oscar Wilde's Skin Disease: Allergic Contact Dermatitis?〉，《接觸性皮膚炎》（*Contact Dermatitis*）27, No.1（July 1992）:47-49。貝福特錯誤地指出，疹子只是第二期並不是第三期梅毒的特徵。

㊼例如，George Clinton Andrews 形容梅毒疹子有如蛇皮癬，是局部有斑點的疹子，發現在胸口、背部以及手臂，通

常在春天與秋天發作，會使器官受損，擴散迅速，幾個星期之後自然消失，但會再度復發。這是疾病開始攻擊前的症狀，另外還有精神抑鬱以及喉嚨痛。《皮膚的疾病》（*Diseases of the Skin,* Philadelphia: Saunders, 1947）。

㊽ Henry MacCormac《*Jacobi's Atlas of Dermocromes*》第四版（London: William Heinemann Medical Books, 1926）Vol.II, p.166。

㊾ Hyde，《王爾德傳》，p.74。

㊿艾爾曼，《王爾德》，p.95。

51王爾德《格雷的畫像》（*The Picture of Dorian Gray*, Mattituck, N.Y.: Amsron House, 1982），pp.222-223。

52考索恩，p.657。

53里昂，《*What Did I Die of? The Deaths of Parnell, Wilde, Synge, and Other Literary Pathologies*》（Dublin: Lilliput Press, 1991），p.123。J. G. O'Shea 同意：「王爾德的心智能力並未受損，這點與艾爾曼對神經梅毒的診斷並不一致。」〈Unsullied Wilde〉，《*Journal of Royal College of Physicians of London*》24 no.3（July 1990）。

54羅斯寫道「一位有名的外科醫生荷斌（Hobean）進行手術。」但是，研究王爾德的學者艾胥黎・羅賓斯（Ashley Robins）發現當年在法國醫界登記註冊的名單中，沒有此一名字，也找不到王爾德手術後替他處理傷口的包紮員漢尼恩（Hennion）的名字。王爾德稱漢尼恩爲外科醫生，在阿爾薩斯的人亦稱他爲「醫生」，不過，羅賓斯確定，漢尼恩是男護士，是處理傷口的包紮員，而手術是由巴黎頂尖的耳科醫生執行，但身分始終未確定。

55法蘭克・哈里斯（Frank Harris）認爲，羅斯所提到的手術是切除腫瘤，是王爾德在監獄中跌倒，導致耳朵潰瘍所造成。

56BBC訪問，二〇〇〇年十一月二十四日。

57艾胥黎・羅賓斯與史恩・賽拉斯（Sean L. Sellars）〈Oscar Wilde's Terminal Illness: Reappraisal After a Century〉，《刺胳針》356, no.9244（25 November 2000）：1841-1843。

(58)波頓・彼得・湯姆（Burton Peter Thom）《梅毒》（*Syphilis*, Philadelphia: Lea & Febiger, 1922），pp.459-460。其他的梅毒病理學家有相似的看法，詹姆斯・柯比・赫利斯（James Kirby Howles）：「梅毒瘤也許會模仿急性化膿耳炎。」《*A Synopsis of Clinical Syphilis*》（St. Louis: Mosby, 1943），p.296。約瑟夫・摩爾（Joseph Earle Moore）曾寫道，第三期梅毒耳朵的創傷，並與急性腦膜炎有關。

(59)威廉・艾倫・普西（William Allen Pusey）《*Syphilis as a Modern Problem*》（Chicago: American Medical Association, 1915），p.88。

(60)克萊兒・艾夫曼（Clare Elfman）《男同性戀妻子的案例》（*The Case of the Pederast's Wife*, Chester Springs, Pa.: Dufour Editions, 2000），p.182。

(61)霍蘭，p.13。

二十世紀

The Twentieth Century

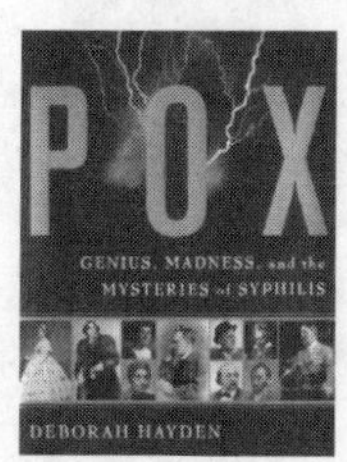

腦性梅毒會導致誇大狂，

任何挫折困境總是可以增強信心去克服，

面對潛伏著毀滅性的大災難，

仍是以救世主勝利的心態看見光明的前途。

如果這就是希特勒後期的症狀……

18 凱倫·布里森（伊薩克·狄尼森）

Karen Blixen（Isak Dinesen），1885-1962

我自己是所有物體中最輕的，因為我的命運取走了一切。

——凱倫·布里森（Karen Blixen）

凱倫·布里森二十八歲時到東非旅行，嫁給表哥布洛·布里森—芬克（Bror von Blixen-Fineke），因此獲得男爵夫人的封號，並且開始在奈洛比（Nairobi）附近種植一千五百英畝的咖啡。她大半輩子住在英屬東非，種植咖啡豆，狩獵獅子，以本姓的筆名伊薩克·狄尼森（Isak Dinesen）寫小說。她的作品包括《七篇驚悚故事》（*Seven Gothic Tales*）與《冬天的傳說》（*Winter's Tales*）。《遠離非洲》（*Out of Africa*）是她自傳體的作品，曾經拍成電影，由梅莉·史翠普（Meryl Streep）與勞勃·瑞福（Robert Redford）主演。她兩度被提名諾貝爾獎，一九五四年是由她丈夫的好朋友海明威得獎（海明威的〈法蘭西斯·麥康伯短暫的快樂生活〉（The Short Happy Life of Francis Macomber）故事中的白人獵人，就是以布洛爲藍本」，三年後則是由卡繆（Albert Camus）獲得。

布里森於一九一四年初嫁給布洛，年底就因爲梅毒而病倒。可能是因爲布洛到馬賽部落探險，當地相當流行梅毒；但也可能在他們朋友圈中被某位女人傳染。她發現他有許多不貞的行爲，她描述內心的嫉妒，感覺有如利爪抓心，或是被野生動物所撲倒。在這種狀況下，只有兩條路可走：殺掉這個男人，或是忍受這一切。她選擇跟著嫉妒與梅毒一起生活。一九二六年九月五日，她寫信給弟弟湯瑪斯・狄尼森（Thomas Dinesen）說：「如果聽起來不會那麼令人不快，那我就說，這世界就是這樣，爲了成爲『男爵夫人』，染患梅毒還是值得的。」①

她發燒、失眠、體重減輕，起初以爲是得了瘧疾。次年二月，仍然爲失眠所苦，她服用過量的安眠藥。布洛發現她不省人事。吐了兩天之後，她請奈洛比一位英國醫生檢查，確定是梅毒，「跟士兵得的梅毒一樣嚴重」，開了一年的水銀藥片。她的口腔與齒齦腫脹，而且體重不斷減輕。

她到山上展開兩個月的狩獵旅行，三月發高燒回來。她遵照醫生囑咐，回到歐洲治療。幾位巴黎性病專家告訴她，治療過程漫長又痛苦，最好是在家裡進行。其中一位告訴她，他很懷疑能不能治好，終其一生她都在想這個問題。六月，她回到哥本哈根，找皮膚與性病教授卡爾・拉斯希（Carl Rasch）醫生看病，往後十年都由拉斯希醫生治療。他施以瓦瑟曼檢測，血液呈陽性反應證實感染梅毒，也發現水銀中毒的跡象。他打算爲她注射七劑胂凡鈉明治療，第二個胂凡鈉明療程也已規劃好，但她打了四針就停止這「地獄般的治療」（當時知道這藥無法治癒，不過可以減輕梅毒的症狀）。口服砷藥水使得她頭髮脫落（她戴著頭巾），皮膚變得又黑又粗。一九一九年，兩次水銀藥膏療法（雖然之前有水銀中毒）之後，她就不再接受梅毒治療。

梅毒對於凱倫·布里森來說是「生活中痛苦難堪的秘密」。她回到歐洲治療時，選擇住在一般病房，以免家人知道她的疾病。不過，她先告訴母親，後來其他人都知道了。她的幾位非洲朋友也知道，但是她病情沒有發作時，朋友覺得她很強健，因此不太相信；還有人說她是假裝的。她死後十六年，得梅毒的事情被公開，因爲她的一位醫生摩根·佛格（Mogens Fog）在凱倫·布里森學會的第三本年鑑（*Blixeniania*）中刊登一篇文章透露。她有多年胃痛，佛格診斷出原因是脊髓癆。其他醫生認爲她的胃痛是心理過度勞累造成的。佛格發現一封一九二三年一月十三日的信，描述嚴重胃痛，應該是第一次發作。膝蓋與腳踝脆弱，以及腹部的感受力變弱，也更加確定這個診斷。一九五六年，布里森有潰瘍穿孔因而動手術，這也是脊髓癆的另一個症狀。

雖然布里森最初診斷染有梅毒是可以確定的，但是她疾病的進程卻引發一些爭論，她有許多自訴症狀指向梅毒，但是在她有生之年以及後來的醫學文獻，不認爲是和梅毒有關。她長年多病，許多症狀令醫生很困惑，不是與診斷不符，就是被診斷爲其他疾病，像是西班牙流行性感冒、中暑、血液中毒、瘧疾、變形蟲痢疾、膽石、奇怪的熱帶熱病、顎骨紅腫發炎、脊椎發炎、潰瘍，但都可能跟梅毒有關。身體健康時還能夠游泳、騎腳踏車、種植花草，她自己也很奇怪怎麼這麼多疾病都跟梅毒有關，也懷疑是否她的病痛是心理因素。

布里森好幾次覺得隨時會死，卻又完全復元。一九二三年四月，她在一封給母親英格柏・狄尼森（Ingeborg Dinesen）的信中回想道：「我很清楚記得，躺在蘇黎世旅館的床上，看著廣場以及城市的大鐘，想到我很確定即將在蘇黎世安息，唯一的問題是我還剩下幾個小時可以看著這個大鐘。——但是，你看！我現在又跟任何人一樣健康，所有的病痛一掃而光，好像那只是一場夢。」②次年，他寫信給弟弟湯瑪斯：「我因爲病情發作被送到醫院，我眞的相信我快要死了；但是不到一星期的恢復期，我又回到農場開始工作。」③她經常低估自己的狀況，一九二三年四月，她告訴母親：「可能沒有什麼好擔心的，沒有人永遠健康，如果小心注意，我想這是最容易對付的疾病。」④

一九二四年六月二十九日，布里森自訴有新的疼痛：「目前此地非常寒冷，我不知道是否跟這有關，我被腰痛折磨，有時候簡直快瘋了。我想一定與神經有關；我不是說我神經過敏，而是經常感到可怕的疼痛，像是牙痛在不同的部位，腳跟、手、耳朵——總是會有某個地方痛。」⑤她描述像是牙痛，暗示這種在四肢的疼痛就是脊髓癆。雖然她在梅毒發展過程中擔心會精神錯亂（她曾經說過擔心像尼采一樣成爲誇大狂患者），卻沒有出現這些精神疾病，猜想可能是轉移成爲腰痛或是脊椎發炎。醫生也發現她的疼痛與脊髓癆的模式不符，她猜想是不是心理因素。傳記作家茱蒂絲・瑟曼（Judith Thurman）以後見之明很確定地說，造成她的病痛是梅毒，不是心理因素。

布里森描述她的疾病像浮士德式的交易：她的靈魂是魔鬼的，用來交換他說故事的能力。她是魔王（Lucifer）的兒女，天使的歌聲不是爲她而唱，她也無法過正常的肉體生活，這對年輕女子是很大的犧牲。在她罹患梅毒初期，仍希望和布洛生個小孩。有位醫生還保證說，他們倆都會好起來，可以爲人父母。她三十七歲時曾懷孕，是與愛人丹尼斯・芬奇・赫頓（Denys Finch Hatton）有的，可能是第二次了。她用丹尼爾（Daniel）的名字打電報給他，這是他們表示有小孩的密語。他顯然不感興趣，回電說：「強烈主張取消丹尼爾的來訪。」她可能流產。

布洛・布里森的梅毒症狀較輕微，初期感染之後，除了一九二四年有一次復發，向來很健康，直到他車禍身亡。他提出離婚，在等候決定時，跑去烏干達獵象。一九二四年四月，凱倫寫信給弟弟說：「他有某種病，毫無疑問，他自己知道這是老毛病；他寫信先說他全身長瘡，現在所有的關節都發炎，僵硬又腫脹，還不斷發高燒與痲痺。」⑥那裡沒有醫院，他沒有錢，他們的朋友不希望他在這種情況下與小孩接觸，所以她可能認爲他沒有其他地方可去，除了回到她的農場，甚至假設他可能大受感動。「我不能讓他像狗一樣躺在那裡等死。」⑦

據說布洛旅行時，他的帳篷裡擺的是雙人帆布床，因爲許多獵人的妻子都想跟他睡覺。布洛傳染梅毒給妻子，用盡她的錢財，又要離婚，當她在歐洲時，還在她的房子與馬賽人狂歡作樂。至於最後一項，布洛的支持者則是懷疑，他們說他與馬賽人交往都在他的大牧場，這才符合他的身分。還有一點更可以說明他的個性：他用妻子最好的水晶杯當槍靶。⑧

一九三○年代，布里森失去平衡感，很難走路。持續胃痛，突然一陣嘔吐，腹部激烈疼痛，有時候她坐在地上像動物一樣哀嚎。梅毒教科書說這種激烈胃痛是因爲脊髓癆。約翰．司脫克寫道：「劇烈疼痛，絞痛或是抽筋，很快就讓病患無助地啜泣。」⑨兩次手術切斷脊椎的神經索狀組織，以減輕一些疼痛。無數的手術使得她「所有的脇腹都被切開過」。這些外科手術有必要嗎？關於脊髓癆引起的胃痛，魯道夫．康普梅爾寫說，腹部疼痛如果檢查不夠詳細，可能會誤診以及動沒有必要的手術。「我們看到有個病人，因爲脊髓癆疼痛，動了八次腹部手術。」⑩司脫克說有個病人因爲脊髓癆引起胃部疼痛，腹部有五個刀疤，都是不必要的手術留下的，他說「這個錯誤一直持續，令人無法置信……如果將重點放在從病歷與檢驗觀察脊髓癆引起的**症候**，而不是以血清反應與脊髓抽出液檢驗，兩者可能呈陰性反應，這個錯誤就幾乎不會發生。」⑪

布里森也曾經嘗試熱療法，使用一種實驗性的蒸氣盒，這可怕的新發明讓人想起數百年前以水銀蒸氣治療的方法。她蒸了四、五個小時，因爲導致幽閉恐懼症無法繼續。這種高熱療法發展成另一種後期梅毒普遍的療法，給予病患瘧疾病原，引起高燒治療。一九二七年，朱利斯．華格納—姚瑞格（Julius Wagner-Jauregg）因爲發現後期梅毒病患感染瘧疾可以改善病情，因而獲得諾貝爾獎。另一種治療方法「凱特琳電子密室」（Electronic Cabinet of Kettering），用來取代瘧疾療法，是發明汽車電子點火的科學家在通用汽車公司研發出來的。新玩意兒是用燈泡升高體溫，達到可以殺死病菌的程度。法國小說家格樂蒂（Colette）在一位著名的梅毒專家建議下，嘗試這種實驗性療法，連續一星期將體溫升高到華氏一〇四度（攝氏四〇．五度）。布里森以乙醚止痛，從來不承認被她丈夫傳染梅毒。美洲原住民的熏汗小屋（sweat lodge）也是加熱以高溫逼出汗水，達到同樣的目的，這令人猜想可能有助於梅毒病患減輕症狀。

一九五九年，布里森到美洲旅行，她太虛弱無法自行穿衣，必須由秘書隨行照料。有一天，一位園丁帶她回家，她脆弱的骨頭變得又黑又藍。醫生告訴她說，她有集中營犯人所有的症候。她死於一九六二年九月六日，享年七十七歲，死因是衰弱。她最後靠果菜汁、蜂王漿、牡蠣、餅乾過活。「這時候我已經沒有剩下什麼東西，我自己是所有物體中最輕的，因爲我的命運取走了一切。」⑫

一九九五年，丹麥醫生凱瑞．魏思曼（Kaare Weismann）懷疑脊髓痨的診斷，提出布里森可能是慢性重金屬中毒的假設。⑬魏思曼指出，布里森貧血、晚年形容枯槁，都是中毒的結果。但是虛弱與體重減輕也是脊髓痨的症狀，所以並不是定論。無論有沒有脊髓痨，

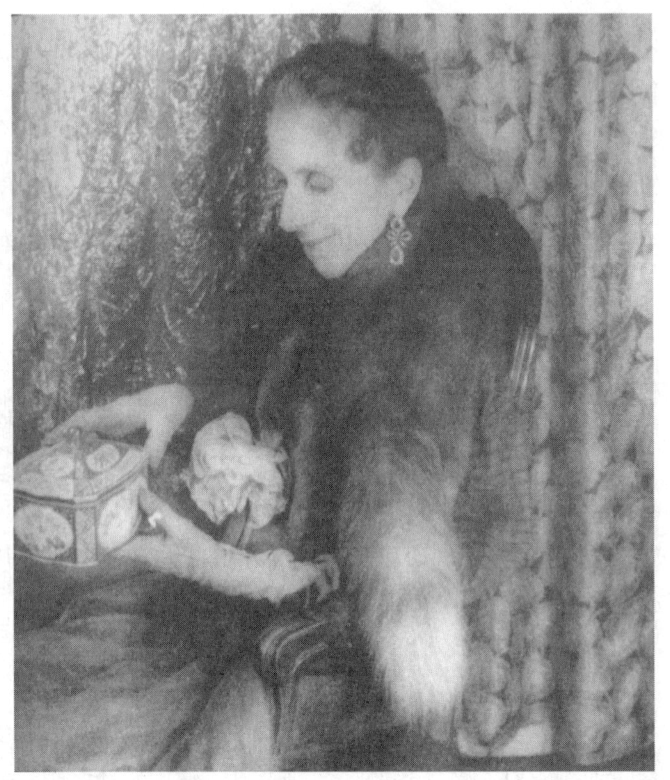

圖 18.1　凱倫・布里森〔國會圖書館〕

水銀、砷、胂凡鈉明一定程度損害了她的健康，就像她服用安非他命一樣。

魏思曼反對脊髓癆的論調，主要是根據她的結論，因爲佛格診斷出只有一種症候，就是胃病。但是布里森除了胃痛，還有教科書上所指脊髓癆的許多症狀：在布里森的手、腳跟、耳朵有神秘的「牙痛」；上下樓梯困難；腳踝與膝蓋反應退化；最後是胃潰瘍穿孔需要開刀。魏思曼排除胃痛是脊髓癆的症候，但是提不出適當的說辭辯駁大量梅毒文獻中相反的論調。一八七四年，著名的醫生馬丁・夏爾科（Jean Martin Charcot）第一個發現脊髓癆中有胃痛的症狀。

布里森在最初瓦瑟曼檢測呈陽性之後，做過七次腰椎刺穿檢驗，結果在瓦瑟曼檢測下全部呈陰性反應。魏思曼提出結論說：「爲什麼脊椎液在一九二〇年至一九二五年是正常的，這實在難以理解。」⑭梅毒學家康普梅爾提供一個答案：「不像是全身性癱瘓，脊髓癆在臨床上，可能脊椎液檢驗是陰性的，而血液梅毒檢驗則不一定是陽性。」⑮司脫克也認爲：脊髓癆「正在進展，脊髓液呈陰性反應，尤其是營養改變與病情危險時，經常在一般診斷中誤診，尤其是有外科的因素介入。」⑯

凱倫・布里森於一九一四年感染梅毒，這是無可爭論的。這麼多年來她所受的痛苦有多少是因爲梅毒，以及有多少是因爲她服用的有毒藥物，或者因爲其他疾病，都很有得爭議。她的個性沒有任何改變，亦即沒有出現麻痺性痴呆的警訊，雖然她和任何梅毒病患一樣，非常擔心可能變成麻痺性痴呆。

布里森以一年時間寫《最後的傳說》（*Last Tales*）時，「兩隻腳有一隻半已經踏入棺材」。這本書被「英國書籍學會」（English Book Society）與「每月好書俱樂部」（Book of the Month Club）所拒，可能是因爲〈第三紅衣主教的故事〉（The Third Cardinal's Tale）內容涉及一位感染梅毒的女人。本書第一次出版是當作咖啡桌上華麗的裝飾書本，有精美的插圖。在這故事中，佛羅拉・歌登（Flora Gordon）女士是一位很有錢的蘇格蘭貴族，國王的後裔。故事的敘述者是薩爾維蒂紅衣主教（Cardinal Salviati），他描述歌登外表威風凜凜，人長得不醜，只是巨大：她的牙齒可以跟他斑點灰馬的牙齒相比；她的手腳與他教堂裡的天使一樣巨大。在佛羅拉女士故事的最後，紅衣主教加了一段結語，描述他最後看到她。當時他去蒙地史卡卓溫泉（Bath of Monte Scalzo），這個溫泉可治療梅毒、偏頭痛與風濕病，不過他沒有用梅毒這個字眼。他只說溫泉浴的病患，跟著金星（Venus）一小時的時間，卻要付出十年時間跟著水星（Mercury），這句話引自溫泉浴場有名的警句（*Hora cum Venere, decem annu cum Mercurio*）。佛羅拉女士曾經以水銀治療，她現在非常瘦，假髮取代她原先一頭燦爛的紅髮。她告訴紅衣主教，她是如何被傳染的。

摘自〈第三紅衣主教的故事〉

燭火在聖彼得銅像之前點燃。薄暮時分，銅像看起來非常巨大。我凝視良久，知道這

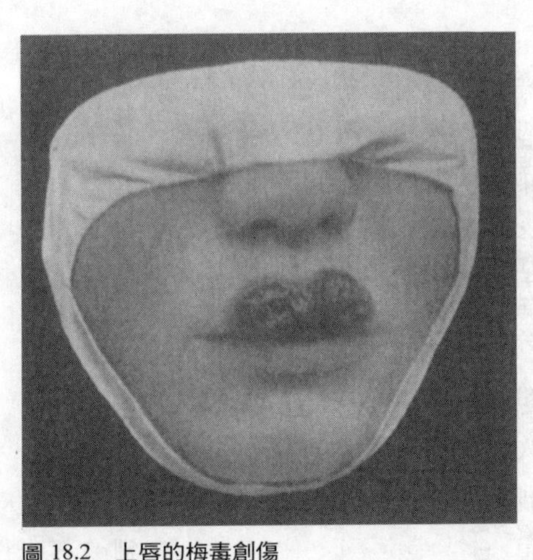

圖 18.2　上唇的梅毒創傷

是我們最後一次相會。在我佇立之際，一根燭火閃爍了一下，看起來好像使徒的臉變了，好像他的唇微弱地動了一下。一個穿著棕色斗篷的少年走進教堂，走過我身旁，親吻銅像的腳。他經過時，我嗅到汗水與馬廄的味道，一種人的味道。他走過之後，我才眞正注意到他，因爲他站立不動許久，嘴唇一直貼著聖彼得的腳；最後他走了。他體型頎長，所有的動作都很優雅。我沒看到他的臉。主教，我不知道這時候是什麼力量讓我學著他的動作。我向前一步，跟他一樣，親吻聖彼得的腳。我以爲銅像是冰冷的，但因爲那年輕人的嘴親過，竟然是溫暖的，而且有點濕，讓我嚇了一跳。跟他一樣，我的唇吻著腳好一陣子。

四個星期之後，我在帕特雷灣（Bay of Patras）的米索隆吉（Missolonghi）時，發現嘴唇上有瘡。我的英國醫生陪伴著我，立刻診斷出這種疾病，並且告訴我疾病名稱。我不是無知的人，我知道這疾病名稱。

大人，我站在鏡子前看著我的嘴。然後，我想起雅各布神父（Father Jacopo）。我想，這像什麼呢？一朵玫瑰？還是一個印記？⑰

註釋

①伊薩克・狄尼森（Isak Dinesen）《非洲書信集》（*Letters from Africa*, Chicago: University of Chicago Press, 1981），p.281。

②狄尼森《非洲書信集》，p.127。

③狄尼森《非洲書信集》，p.165。

④狄尼森《非洲書信集》，p.151。

⑤狄尼森《非洲書信集》，p.221。

⑥狄尼森《非洲書信集》，p.213。

⑦狄尼森《非洲書信集》，p.214。

⑧布里森的傳記作者琳達・唐納森（Linda Donelson）發現布洛是一位好心腸的人，「他的慷慨表現於對女色的沈迷，將感染以各種方式分享給別人。我發現他是一個有同情心的人。」摘自《斯堪地那維亞新聞》（*Scandanavian Press*）6, no.1（Winter 1999）: 18-21。

⑨約翰・司脫克（John H. Stokes）《現代臨床梅毒》第三版（*Modern Clinical Syphilology*, Philadelphia: Saunders, 1944），p.1012。

⑩魯道夫・康普梅爾（Rudolph Kampmeier）《梅毒學精義》（*Essentials of Syphilology*, Philadelphia: Lippincott, 1943），p.365。

⑪司脫克《現代臨床梅毒學》第三版，p.1015。

⑫伊薩克・狄尼森《遠離非洲》（*Out of Africa*, New York: Random House, 1938），p.379。

⑬凱瑞・魏思曼（Kaare Weismann）〈Neurosyphilis, or Chronic Heavy Metal Poisoning: Karen Blixen's Lifelong Disease〉，《*Sexually Transmitted Disease*》22（1995）: 137-144。

⑭魏思曼，p.142。

⑮康普梅爾，p.369。根據約翰・司脫克所言，之前接受過砷治療的脊髓癆患者，只有百分之五十六的人其血液與脊髓的瓦瑟曼檢測俱呈陽性反應。資料來自臨床合作研究。

⑯司脫克，《現代臨床梅毒學》第三版，p.1011。

⑰伊薩克・狄尼森〈第三紅衣主教的故事〉（The Third Cardinal's Tale），《最後的傳說》（*Last Tales*, New York: Vintage, 1957），pp.97-98。

19 喬哀思
James Joyce, 1882-1941

他放出克利絲蒂・哥倫（Christy Columb），然後他嘴裡帶著囚犯不可說的東西回來。

——詹姆斯・喬哀思（James Joyce），《芬尼根守靈記》（*Finnegan's Wake*）

在詹姆斯・喬哀思的《尤利西斯》（*Ulysses*）中，利奧波德・布盧姆（Leopold Bloom）警告說，都柏林的「夜城」（Nighttown）地區「對他這種年紀的年輕人眞的是死亡陷阱。」①《尤利西斯》的作者自己就有這個死亡陷阱的經驗。一九〇四年，喬哀思逛「夜城」，結果帶著性病回家。喬哀思的朋友奧利佛・聖約翰・葛加提（Oliver St. John Gogarty）於一九〇四年二月十三日寫信給他說：「你那蠢事怎麼了，說來聽聽。」同時也訓誡他應該要守貞。一個月後，葛加提寫道：「恭喜你，我們的聖母判你活該得到這恥辱……如果我大膽提出一個意見——你因為時常犯下原罪，得到慢性淋菌性尿道炎（gleet）。但是你會沒事的。下次發作時要小心，不要希望一次就治好，這個過程是時斷時續的。」②

同一天他替朋友寫信給米克・瓦許醫生（Dr. Mick Walsh），介紹說：「喬哀思先生，組織被感染的部分所包圍，如果你能醫治他，我會很高興。他可能等得太久，已經有慢性淋菌性尿道炎。」③五月，葛加提同情「長久被忽略的女士」，繼續說道：「不要相信我們無法被治癒，幸運的老人：將這個給『艾伍德痘』（Elwood Poxed）。」還附上一首詩：

在妓女居住的屋子裡
除非以手套包著
一個小小的漢特氏（Hunterian）腫瘤
讓他們喜愛的部位長痘子。

葛加提加上一段附註：「這首詩還在父親腦中，混亂——給艾伍德／結果將是／當他尿尿時燙傷／現在他對水星祈禱／誰是無神論者。」④同時，葛加提提到下疳已經攻擊雅特（Art）。

一九〇四年，葛加提與喬哀思曾經是室友。這一年喬哀思從醫學院退學，葛加提則繼續學業，成為耳鼻喉科醫生，也是詩人、小說家與諷刺作家。他有首敘事歌謠，寫一位得梅毒的水手辛巴達充滿水銀，他靠近暖爐時昏倒失去意識。一九〇六年，葛加提寫一篇有關性病的散文，他說性交傳染疾病是運氣不佳。

慢性淋菌性尿道炎是因爲淋病引起的慢性尿道發炎。有些傳記作家認爲喬哀思從夜城感染的，只是症狀較輕的淋病，但是葛加提曾提到「艾伍德痘」與水銀，則暗示著梅毒，還說這狀況會復發。葛加提的「小小的漢特氏腫瘤」，可能給了我們答案：喬哀思可能兩者都得了。可憐的約翰・漢特醫生（Dr. John Hunter）在二十世紀初的文學作品中很有名，因爲他在自我接種的實驗中出錯，假定兩種疾病無法並存同一個器官中。一七六七年，漢特使用刺胳針從一名妓女的傷口取下膿汁，接種到自己身上；不幸的是，這名妓女感染兩種疾病，不久後他也是。有些歷史學家的說法有點出入，說是漢特以兩種疾病接種在一位實驗對象上。喬哀思可能也一樣不幸。〔喬哀思在《尤利西斯》寫到「膿痘與尿道炎販子」以及「膿痘惡魔的誘惑」。〕

六月三日，關於艾伍德的命運與計劃，喬哀思使葛加提消除疑慮：「艾伍德幾乎好了。我與安妮・朗頓（Annie Langton）有約會。」可憐的安妮・朗頓結果如何我們不知道，不過在這個月他遇到另一個女人諾拉・巴納克爾（Nora Barnacle），是他生活的伴侶，也是他小孩的母親，我們則知道她的未來將如何。諾拉傳記的作者布蘭達・馬多克斯（Brenda Maddox），描述他們第一次約會，喬哀思帶她到廢棄的港口區，「令喬哀思感到又驚又喜，她解開他褲子的鈕釦，將手滑進去，將他的襯衫解開，以一些非常有技巧的動作〔根據他後來的敘述）」，讓他成爲一個男人。」⑤這次特殊的事件發生在一九〇四年六月十六日，也就是《尤利西斯》所有事件發生的日子。一九〇四年十月，喬哀思與諾拉離開都柏林，開始一起在蘇黎世生活。他們旅行第三天，喬哀思寫信給弟弟史坦尼斯勞斯（Stanislaus）告知這個消息：那個早晨，諾拉不再是個處女，雖然他懷疑她早就不是了，這個問題一直困擾著他。

里昂（J. B. Lyons）不認爲喬哀思得過梅毒，認爲最初的感染是性病，但不是梅毒，因爲即使是「最大膽的愛侶」在當時也不會做愛，不過我們知道他跟諾拉確實做了。喬哀思可能認爲艾伍德已經治好了，無論他以爲艾伍德是什麼疾病。喬哀思與諾拉在蘇黎世過得並不快樂，他當時有各種病痛，都可能是第二期梅毒的症狀：風濕、扁桃腺炎、結腸炎與「神經過敏」。諾拉也提到「神經過敏」與「神經崩潰」。他們都提到沮喪、焦慮、失眠與哭泣。⑥一九〇四年十二月二十八日，喬哀思寫信給史坦尼斯勞斯談到他胃部抽筋，以及視力有問題、葡萄膜炎、青光眼。由於梅毒在最初幾個月傳染力最強，諾拉也很危險。她與喬哀思生了兩個健康的小孩，但她懷魯西雅（Lucia）時服用「可怕的砷藥物」，那是很明顯的梅毒線索。懷孕的女人幾乎沒有其他理由需要服用砷。喬哀思後來也因爲手臂上長瘡而服用砷。

寫喬哀思傳記最有名的就是理察·艾爾曼，他一九五九年出版的書中，對夜城之事輕描淡寫，也小心迴避「淋病」這個字眼：「三月十三日，他〔喬哀思〕整夜在外不歸，不久他寫信給去牛津的葛加提，提到一位醫生的名字，這位醫生能夠醫治他在夜城冶遊所感染的小毛病。」⑦不過，這小毛病可不小。

艾爾曼的學生凱瑟琳·費里斯（Kathleen Ferris）注意到，在這本厚重的傳記裡，關於喬哀思的健康有些重要的資料，尤其是有關梅毒，他卻略而不用，不禁感到疑惑。費里斯發現足夠的線索繼續追蹤，最後她認爲喬哀思有嚴重的脊髓癆。她很幸運可以請教一位著名的梅毒學家確定她的假說，那就是一九四三年出版教科書《梅毒學精義》的康普梅爾⑧。在他的協助之下，費里斯於一九九五年出版《喬哀思與疾病的負擔》（*James Joyce and the Burden of Disease*），大膽指出她的教授所寫的著作「不完整而且誤導」。喬哀思的朋友與親人提供艾爾曼許多協助，也讓他參閱許多文獻資料，費里斯說艾爾曼爲了避免破壞跟他們的關係，許多證據避而不用。費里斯沒有這樣的人情壓力，所以大量採用這些證據。她說，喬哀思過世已經五十年，「他的生活還有許多未曾揭露的部分，沒有一位傳記作家曾經探討過。」⑨

費里斯追蹤喬哀思成年的生活，從他感染、第二次疾病、脊髓癆的症狀與發展，一直到他死亡與遺體解剖，是將他感染梅毒拼湊出完整面貌的第一人。然後她採取第二步驟，以梅毒爲主題探索喬哀思的作品假定梅毒是很重要的弦外之音，也是他個人慚愧的認罪。她將喬哀思著作中許多提到梅毒的地方列舉出來，認爲利奧波德·布盧姆與斯蒂芬·迪達勒斯（Stephen Dedalus）這些小說中的主人翁都和他們的作者一樣，有相同的梅毒症狀。

學者不得不注意，修・肯納（Hugh Kenner）在書評中承認費里斯在建立梅毒診斷上表現卓越（她找很好的醫學顧問，列舉的症狀分類也井井有條），但是他不讚許她試圖將梅毒「成爲主宰這些傑作的主題」。他舉例說明她過度推理，並批判說：「當然，她一直這樣窮追不捨，將本世紀架構最偉大的文章說成以作者疾病爲中心的一團密碼。他是有可能得這疾病，但是他的心思不會永遠都在想這個。」⑩

費里斯是否過度推理？想像一個人活在梅毒的羞恥與秘密中，擔心他可能傳染給妻女，也擔心無可避免地殘障，甚至最後變成瘋狂（雖然他的病程演進是成爲脊髓癆）、眼睛半瞎、不斷疼痛、彎腰駝背、沒有枴杖就無法走路。然後再想想看，費里斯說喬哀思內心想的都是梅毒的問題，也許沒有錯。從這觀點來看，費里斯指出作品中提到有關梅毒的內容，似乎也不算太多。

艾爾曼故意忽略梅毒，或是如同肯納，認爲喬哀思生活中對於梅毒的關心程度只是普通而已？費里斯認爲梅毒顯然是左右他意識的重大因素，而艾爾曼也許認爲梅毒沒那麼重要，也許故意不提以做爲對其親友提供文獻的善意回報。他寫王爾德傳記時，就大膽說梅毒是王爾德生活與著作的中心，但他只在該頁下端的註腳中表明他的看法。

里昂是喬哀思與諾拉的朋友，他在一次演講中否認梅毒這問題，然後在隨後出版的《將梅毒打入地獄》（*Thrust Syphilis Down to Hell and Other Rejoyceana*）書中也予以否認。他說這是個態度惡劣的問題：「沒有任何跡象顯示喬哀思得了梅毒。」⑪他很高興地說，無論是先天性梅毒或是後天梅毒，喬哀思都沒有。里昂確信喬哀思沒有虹膜炎症狀，因爲「二至八星期之後，虹膜炎就消退，沒有再復發。」⑫這其實是不正確的。根據司脫克所述：「眼睛最常見的復發症狀或病程進展就是虹膜炎。」⑬里昂指出，醫生發現喬哀思的女兒沒有梅毒，但是魯西雅沒得梅毒，並不能因此排除喬哀思沒得梅毒，當然也不能說她是從他那裡遺傳的，稍後我們會討論有關魯西雅的一些猜測。里昂說解剖遺體沒有發現梅毒的跡象；這跟昆恩（J. D. Quin）說的相反，昆恩說有淋巴球滲透血管，可能是梅毒的跡象。⑭總而言之，里昂排除梅毒的理由遠不如費里斯的證據充足。

費里斯是第一個在喬哀思生活中追蹤梅毒的人，但她並非第一個暗示喬哀思染有梅毒的人。佛羅倫斯·瓦瑟爾（Florence Walzl）在國際喬哀思基金會（the International James Joyce Foundation）上，不只一次談到她認爲喬哀思患有梅毒的論點，但是很少人注意到她。一九七四年，她與柏頓·威思布倫（Burton A. Waisbren）合寫一篇文章，認爲喬哀思改寫《都柏林人》（*The Dubliners*）第一篇故事〈姊妹們〉，很明確讓芬寧神父（Father Flynn）變成麻痺性痴呆。作者認爲喬哀思學者忽略了神父的症狀，因爲許多人根本不知道，「癱瘓」在這故事裡等於麻痺性痴呆或是精神性全身癱瘓。他們甚至認爲，喬哀思在整個系列小說中，以癱瘓爲主題代表他的國家心理的癱瘓。試看此信：「我的意圖是寫一章我的國家的道德史，我選擇都柏林爲場景，因爲這城市對我而言似乎是癱瘓的中心。」⑮

在〈姊妹們〉中，小男孩聽到大人討論一位神父的死亡，知道這位老人心理上有問題。這短篇故事刊載於一九〇四年八月十三日的《愛爾蘭家園》（*The Irish Homestead*），那是一份農民日報。史坦尼斯勞斯有一篇日記，日期也是八月十三日，描述他哥哥的構想：「他談到歐洲梅毒病患的接觸傳染，目前正在寫一系列梅毒在都柏林的研究，實際探索相關資料。他談話的改變似乎這感染是先天的，而且無法治癒，許多精神錯亂都是因為梅毒造成的。」⑯

威思布倫與瓦瑟爾探討改寫的細節，他們認為喬哀思是根據他的醫學知識，增加麻痺性痴呆症候的描述。他們的調查做得很好，喬哀思於一九〇二、〇三年唸過醫學院，一九〇四年與好友葛加提住在一起，和三一學院醫學院的學生一起到酒館喝酒。作者認為如果喬哀思計劃增加麻痺性痴呆在故事裡，一定會參考當時重要的教科書，威廉・歐斯勒的《醫學原理與實務》（*The Principles and Practice of Medicine*）（一九〇二年第四版），這在當時愛爾蘭皇家醫學院得到證實。他們比較故事細節的改變，對照歐斯勒對於麻痺性痴呆性的敘述，得到如此推測的結果。例如，他們比較「臉部（臉部的外觀可看出特定的疾病與狀況）有奇怪的麻木感覺」（歐斯勒）與「麻痺患者沈重的灰臉」（喬哀思）。他們將神父症狀的改變，逐一對照歐斯勒對於麻痺性痴呆的描述。最後，他們認為神父的死和道德改變有關：「最後的修訂本需要特別評論，在原先的版本中，都沒有使用**癱瘓**與**癱瘓患者**這些字眼，現在則是重複三次，而且很明確地和惡魔與罪惡有關。」⑰

但是，他們沒有發現到另一項關連：一九〇四年春天，喬哀思到夜城冶遊，葛加提認爲他「活該得到這恥辱」。喬哀思當時研究麻痺性痴呆的可怕，將研究結果寫入〈姊妹們〉，並且在他自己感染的第一個月，將都柏林、愛爾蘭與歐洲比喻爲癱瘓。

有人懷疑喬哀思的父親得過梅毒。史坦・蓋伯樂・戴維斯（Stan Gébler Davies）在他寫的喬哀思傳記中，在附錄中引用一九七五年五月九日《愛爾蘭醫學時報》（*Irish Medical Times*）上刊載，柯爾坎尼（Kilkenny）的沃許醫生（Dr. F. R. Walsh）所寫的一篇文章。沃許醫生說喬哀思的父親約翰承認有梅毒下疳，當時是一八六七年，他是醫學院的學生，用石炭酸燒灼下疳部位。沃許算過喬哀思醫生共生了十個小孩，兩個死產，兩個出生沒幾天就死了，兩個未成年而死。戴維斯認爲約翰・喬哀思是個和藹可親的惡棍，可能「在他血液裡攜帶著病原，讓詹姆斯・喬哀思無法治癒、眼盲，甚至可能被這疾病害死。」⑱一九七五年，梅毒不會遺傳已經是衆所皆知，但是梅毒有可能經由喬哀思的母親先天性感染。不過，沒有跡象顯示喬哀思有先天性梅毒，所以一九〇四年後天感染是最有可能的。

喬哀思持續有眼疾，因此有人再度認爲是與先天性梅毒有關。喬哀思寫給哈莉・蕭・威弗（Harriet Shaw Weaver）的信中，提到一位法國年輕的眼科醫師說，只有先天性梅毒才可能造成他的眼疾。亞瑟・科林森醫生（Dr. Arthur Collinson）是喬哀思在巴黎的眼科醫生之一，是執行喬哀思眼睛手術較年輕的一位醫生，他說梅毒是可能的原因。喬哀思眼睛的第一次

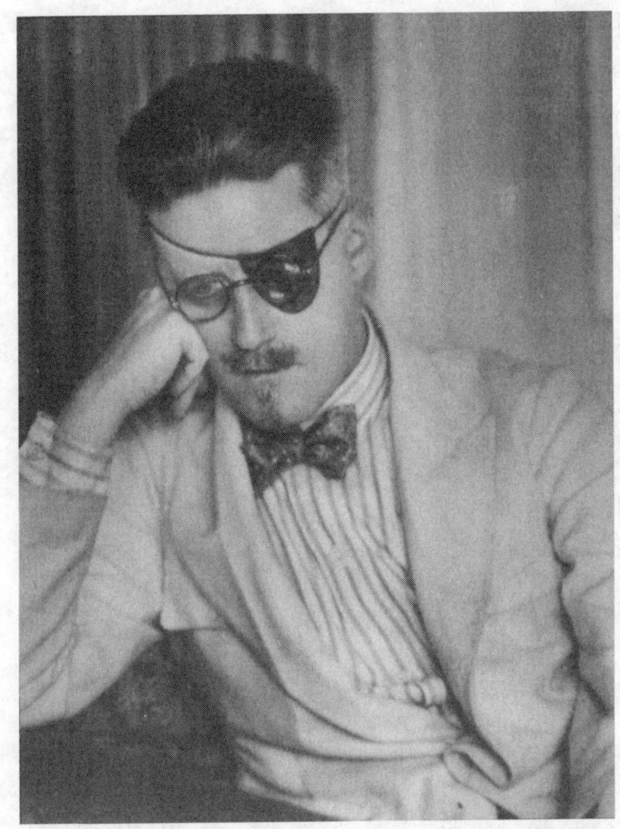

圖 19.1　喬哀思，1926 年〔Bernice Abbott / Commerce Graphics Ltd., Inc.〕

手術是虹膜切除術，移除部分虹膜以擴大瞳孔。

一九一六年，喬哀思曾經送給龐德（Ezra Pound）一張照片，龐德寫信給喬哀思，說他的眼睛「有點可怕」。喬哀思後來告訴威弗，龐德可以從照片看出他眼睛的病情。龐德知道或懷疑喬哀思有梅毒？他仔細追蹤喬哀思的病情，甚至曾經介紹醫生給他。

喬哀思也有青光眼與白內障，並且發炎。瑞士一位專家艾佛瑞・沃果醫生（Dr. Alfred Vogt）動手術恢復一些視力，後來沃果醫生告訴喬哀思說，他提早兩年來治療就好了，因爲右眼已經鈣化無法醫治，現在他的左眼需要再動兩次手術。沃許（在《愛爾蘭醫學時報》上）質疑爲什麼沃果醫生沒有爲喬哀思做梅毒檢測，以喬哀思的眼疾來看，這在當時是例行程序；他的結論是根本沒有想到這樣著名的文學家會感染梅毒。另一個可能性是：喬哀思已經檢測過，結果列爲高度機密。

一九〇六年，喬哀思寫道：「我認爲，歐洲很少人不擔心早上起床發現自己成爲梅毒病患。」⑲運氣不佳的人感染之後，擔心梅毒會演變成麻痺性精神錯亂，喬哀思這麼關心麻痺性痴呆，顯示他染有梅毒，其症狀多年來演變成脊髓癆，加上腸胃疼痛、眼睛受損、神經崩潰、身體虛弱、視力與聽力有錯覺，以及走路步伐拖曳。

喬哀思的病痛很早就開始。史坦尼斯勞斯從一九〇六至〇八年，逐日記載哥哥的病情，可分爲消化不良、胃痛、背痛、神經痛與到處轉移的風濕痛。一九〇七年，從七月中到九月，喬哀思在翠斯特（Trieste）治療嚴重疾病。葛加提身爲醫生，一直密切注意朋友侮毒進展的跡象。喬哀思這時寫信給葛加提，他回信說很高興看到喬哀思可以寫信，因為他前些日子聽說他的朋友有「極嚴重的精神紊亂」及癱瘓。⑳喬哀思四肢與背部疼痛，腹部曾經劇烈疼痛，諾拉哀嘆說：「上天啊！請拿走吉米的痛苦。」㉑劇痛經常讓他好幾個星期無法工作，其他時間，他早上十一點起床，只能工作幾個小時，就疲倦得無法做下去。他到處尋訪名醫，沒有人給他好的診斷；有個醫生告訴他，最後七年的病痛是神經引起的身心失調。

魯西雅出生時沒有梅毒跡象，但是她後來有嚴重的心理疾病，喬哀思認為這是他的過錯。保羅．雷昂（Paul Léon）說：「每天都有人對她的疾病提出新的解釋，唯一沒有改變的即他是犯錯的人。」㉒由於梅毒當時認為具遺傳性，喬哀思有理由擔心女兒的心理疾病和他有關。

榮格在一本討論《尤利西斯》的書上寫序，說這本書的特點就是精神分裂症的心理，可以理解這讓喬哀思感到很苦惱。但是在一封信上，榮格說最後四十頁沒有標點符號的文章是「名副其實的心理學佳作」。魯西雅在她房裡生火，因此不得不給她穿上束縛衣，顯然她需要長期住院監管，最後喬哀思認為榮格也許可幫助他的女兒，至於他自己則不會找榮格看診。榮格是她第二十個醫生，起初榮格能讓她敞開心思說話，後來她變得很嚴重，認為他是個「注重實利的肥胖瑞士人，想要控制我的靈魂。」㉓榮格發現父親與女兒有類似的想像創造力，他與喬哀思多次見面討論她的病例。

魯西雅發瘋有人說是精神分裂，也有人說是麻痺性痴呆。有幾個線索指向麻痺性痴呆，她的醫生或是魯西雅則懷疑。喬哀思與榮格討論過這個可能性嗎？魯西雅於一九三四年進行熱療。費里斯請教一位神經學家，他說魯西雅的熱療「實際上是華格納—姚瑞格著名的以瘧疾熱療麻痺性痴呆方法的再版」㉔。喬哀思來看她，魯西雅告訴他不要假裝不知道怎麼回事；她得梅毒，不過是自己的錯，而非他的錯，這就讓人捉摸不透。

喬哀思回到蘇黎世，他與諾拉幾乎四十年前就在此生活。一九四一年一月，他嚴重胃痙攣，用擔架抬進醫院。十二指腸潰瘍穿孔必須立刻動手術。起初他拒絕，最後屈服了。他需要輸血，聽說捐血的兩位瑞士士兵來自紐夏特（Neuchâtel），他說這是好兆頭，因為他喜歡紐夏特的葡萄酒。一月十三日，諾拉在半夜被叫到醫院，但是她抵達時已經遲了。喬哀思已經於二時十五分過世。他在下雪天入土。有人通知魯西雅父親的死訊，她說：「他在地下幹嘛？這個白痴，他什麼時候決定出來？」㉕

喬哀思說他寫《尤利西斯》：「我在這本書設置了許多迷津，將迫使幾個世紀的教授學者爭論我的原意，這就是確保不朽的唯一途徑。」㉖梅毒是不是作品的主題，是不是作者痛苦可怕的真實生活，讓這迷津更加撲朔迷離。

註釋

①詹姆斯・喬哀思（James Joyce）《尤利西斯》（*Ulysses*, New York: Random House, 1986），p.534。

②康乃爾大學，奧林（Olin）圖書館，「喬哀思收藏」no.31；凱薩琳・佛瑞斯（Kathleen Ferris）《喬哀思與疾病的負擔》（*James Joyce & the Burden of Disease*, Lexington: University Press of Kentucky, 1995），p.26。

③康乃爾大學，no. 534。

④康乃爾大學，no. 536。

⑤布蘭達・馬多克斯（Brenda Maddox）《諾拉傳》（*Nora: A Biography of Nora Joyce*, New York: Fawcett, 1989），p.27。

⑥馬多克斯，p.141。

⑦理察・艾爾曼（Richard Ellmann）《詹姆斯・喬哀思》（*James Joyce*, New York: Oxford University Press, 1982），p.150。

⑧康普梅爾寫了一篇文章批評媒體處理塔斯克吉梅毒研究的方式。

⑨佛瑞斯，p.5。

⑩修・肯納（Hugh Kenner）〈Review of James Joyce and the Burden of Disease〉，《*The Bulletin of the History of Medicine*》70, no. 2（Summer1996）。

⑪里昂（J. B. Lyons）《喬哀思與醫藥》（*James Joyce and Medicine*, Dublin: Dolmen, 1973），p.204。

⑫里昂《喬哀思與醫藥》，p.204。

⑬司脫克《現代臨床梅毒學》第三版（*Modern Clinical Syphilology*, Philadelphia: Saunders, 1944），p.641。

⑭昆恩（J. D. Quin）〈James Joyce: Seronegative Arthropathy or Syphilis?〉，《*Journal of the History of Medicine and Allied Sciences*》46, no.1（January 1991）: 86-88。

⑮柏頓・威恩布倫（Burton A. Waisbren）與佛羅倫斯・瓦瑟爾（Florence L. Walzl）〈Paresis and the Priest: James Joyce's Symbolic Use of Syphilis in "The Sisters"〉，《*Annals of Internal Medicine*》80（1947）: 758-762。

⑯威恩布倫與瓦瑟爾，p.760。

⑰威恩布倫與瓦瑟爾，p.761。

⑱史坦・蓋伯樂・戴維斯（Stan Gêbler Davies）《喬哀思》（*James Joyce: A Portrait of the Artist*, London: Granada Publishing, 1982），p.392。

⑲戴維斯，p.169。

⑳有人認為風濕熱是造成這種疾病的原因，但是里昂在《*Thrust Syphilis Down to Hell and Other Rejoyceana: Studies in the Border-Lands of Literature and Medicine*》（Dublin: Glendale, 1988）中認為，具虹膜炎症狀的風濕病症候群應歸因於肉狀瘤病或是雷特氏症候群。

㉑里昂，p.26。

㉒馬多克斯，p.291。

㉓馬多克斯，p.301。

㉔佛瑞斯，p.111。

㉕艾爾曼《詹姆斯・喬哀思》，p.755。

㉖戴維斯《喬哀思》，p.290。

20 希特勒
Adolf Hitler, 1889-1945

與梅毒奮戰顯然是「國家的工作」。不只是**又一件**工作。……每件事情——未來或毀滅——就看這個問題是否能解決。

——阿道夫．希特勒（Adolf Hitler）

關於希特勒的文獻記載可謂浩瀚無邊——參考書目多達十二萬本——他生活中的每個細節都有人詳細研究調查。但是，有許多線索證明**梅毒**這件大事的存在，卻無人費心去調查整理。有關希特勒的文獻可謂車載斗量，提到梅毒通常只短短一兩句帶過。以希特勒可能得過梅毒來仔細查看他的生活，一個線索引出另一個，又引出另一個，將所有的線索按照順序組合起來，可以看出他感染與病程進展的模式。想了解希特勒的生涯、他的動機、二次世界大戰，甚至種族大屠殺，必須考慮到梅毒的因素。

一九三六年，希特勒僱用梅毒學家希奧・摩瑞爾（Theo Morell）當他的私人醫生。希特勒出現的症候（脛部創傷，以及激烈的胃痛），任何梅毒專家都會提高警覺。摩瑞爾顯然也很小心。他從一九四一年起開始寫秘密日記，我們可以從這日記建構出希特勒的梅毒模式，先從後期梅毒最可怕的一種症狀，也就是心臟疾病開始。從希特勒晚年的健康狀況來看，有必要重新探索他的病歷，在各種不同的診斷中，梅毒是一個很值得重視的因素。

如果希特勒與摩瑞爾躲在地下碉堡時，正在掩飾希特勒嚴重惡化的健康，那麼還有誰知道這秘密？他們又是如何掩飾呢？有什麼文件支持希特勒得過梅毒？他的著作曾提及梅毒嗎？在一九三六年之前，有什麼梅毒的線索？

感染的傳言

梅毒學家審閱摩瑞爾所做的筆記，應該會先問，有沒有傳言說他從事高風險的性活動，有沒有任何健康或狀況的顯著改變，或是提到任何的治療。年輕時的親密友人通常會在病患死亡多年後洩漏秘密，以希特勒的案例而言，普希・漢夫斯泰格（Putzi Hanfstaengl）是一九二〇年代啤酒館時代的朋友，在他出版的回憶錄中提到，希特勒一九〇八年於維也納感染。普希的話有多少可信度？希特勒在他掌權之前會告訴朋友這個秘密嗎？或者這是隨便捏造的？普希可能以此報復希特勒，不過西蒙・威森塔爾（Simon Wiesenthal）這位著名的納粹捕獵者，發現普希在初期就已經洩漏希特勒得梅毒，那時候並沒有復仇的動機。

在希特勒的時代，已盛傳他於維也納被一名猶太妓女傳染。這些都是道聽塗說，有的還時間相差甚多。尋索這些傳言有什麼用？這些傳言當然無法證明希特勒患有梅毒；事實上，這些傳言往往轉移辯論的重心，從另一個角度使得希特勒的故事更複雜：如果謠言盛傳希特勒年輕時感染梅毒，那麼他的將領與黑衫隊一定聽過傳聞，在他晚年出現第三期梅毒症候時，就會小心翼翼地注意觀察他身心的快速崩潰。確實如此。

著名的倫敦梅毒學家安維爾—戴維斯（T. Anwyl-Davies）提到有兩個人告訴他，自稱被一位猶太妓女傳染梅毒，正是傳染給希特勒的同一個妓女。他的見證當然不被採信，因為是晚上喝酒時聽來的。有趣的是，這位受人尊敬的英國權威收集夠多的資訊，因此他認為希特勒在戰爭後期已經是梅毒第三期。威森塔爾熱心地探討希特勒與梅毒的關係，承認他發掘的資料是道聽塗說，結論為：「我就像是犯罪調查員，發現兩個不相干的資料來源，指引出來的線索卻一致。如果是犯罪案件，我會照著這線索繼續追蹤下去。」①

威森塔爾的線索值得繼續追蹤。他問道，為什麼研究人員對於梅毒的問題如此不重視？他猜測可能是舊納粹控制言論，禁止他們的偶像遭踐踏，其他人可能無法認同將這麼重大的事件歸咎於個人疾病的惡化。他同時感到很迷惑，因為自己也不希望看到希特勒是梅毒病患。戰爭結束前希特勒在地下碉堡的身心狀況，引導我們回到開始的時候。探索希特勒梅毒的故事，必須從普希與感染的傳言開始。

一九二二年，普希聽到希特勒在啤酒館煽動群衆之後，兩人開始交往。他邀請希特勒到他富裕的家中，借錢給他購買兩部美國印刷機印製納粹報紙，並且彈鋼琴款待他。普希就讀哈佛時，曾經在比賽前的加油大會上彈奏鋼琴，普希將哈佛足球隊所唱的歌中「戰鬥（Fight）！戰鬥！戰鬥！」，翻譯成「勝利萬歲（Sieg Heil）！勝利萬歲！勝利萬歲！」希特勒模仿哈佛的啦啦隊，繞著普希的起居室行進，後來精心複製用於紐倫堡群衆大會上。

普希成爲希特勒的外國媒體秘書，在希特勒掌權之後，他仍然忠心追隨，但是很難駕御。普希的故事是好萊塢納粹電影的材料。他逃過一次陰謀暗殺，覺得這是希特勒策劃，打算當他從飛機上跳傘時槍殺他。在他逃亡的路上，榮格花了好幾個小時進行訪問。他最後在華盛頓爲哈佛俱樂部的老友羅斯福（Franklin D. Roosevelt），撰寫希特勒以及納粹核心人物的心理概況。

一九五七年，他出版《希特勒：失去的年代》（*Hitler: The Missing Years*），記述他對希特勒墮落的觀察。希特勒從一位受歡迎的演說家，其滔滔雄辯曾帶給普希一種希望，讓他回到年輕時自在與傳統的價值觀；最後變成對權力飢渴的魔鬼與兇手，身邊圍繞著不學無術的狂熱者與罪犯；當然，普希本人除外。從他認識希特勒以來，觀察到希特勒似乎從來沒有跟任何女人有「傳統的」性關係。他猜測希特勒受到壓抑，以手淫自行解決，因爲某種不確定與奇怪的性傾向——虐待狂與受虐狂都有可能，承受巨大的精神壓力而造成陽萎。

「希特勒不吃魚、不吃肉、不吃禽類，我覺得他既不是完全的同性戀，也不是完全的異性戀，」他解釋說：「你可以喝很淡的茶，或是很淡的苦艾酒，也可以忍受淡淡的性倒置。」他又裝作若無其事地說：「希特勒受壓抑的同性戀傾向，可能從他一九〇八年在維也納感染梅毒開始。」②

魯道夫・賓尼恩（Rudolph Binon）在一九七〇年代初期爲《德國人中的希特勒》（*Hitler Among the Germans*）這本書作研究時，曾到普希位於慕尼黑的別墅拜訪，希望他能指認希特勒早期隨員中一些比較不知名人物的名字。他回憶這次會面：「普希知道希特勒的性傾向，因爲他性喜窺探；而且希特勒在政變（Putsch）之後，比較不受到衆人注意，這時他和希特勒很親近。他告訴我說，希特勒從維也納一名妓女那兒感染到梅毒，因爲〔別訝異！〕他不知道如何不射精。……普希一開始解釋希特勒的性行爲是屬於梅毒病患的模式，他很快就轉移話題，說他自己年輕的時候害怕在妓女身上射精：『我們必須忍住，到最後時刻抽出來，』他睜著大眼睛，以柔和嘶啞的聲音說，然後演戲似地抓住我的手，回想起他那一世代所承受淒慘的心理道德苦難，『但是希特勒太沒有經驗了，不知道在關鍵時刻抽出來。』這實在很詭異：解釋希特勒的問題，變成普希苦難的訴苦（也是他那一世代的苦難，包括希特勒），對於他自己在這場苦難中生存下來，而希特勒卻失敗，絲毫看不出他有什麼驕傲或滿足。」③

普希或希特勒爲什麼認爲射精會造成感染？蕭定第一次以顯微鏡看到梅毒螺旋體，確定傳染的媒介，到這時不過才三年。一般人關於梅毒如何散播，仍抱持許多生物學上不正確的觀念。射精會造成感染，這是好幾世紀前的觀念，認爲梅毒只會進入軟弱的陰莖。十七世紀，蒙波利爾（Montpellier）醫學教授團的成員法蘭西斯・藍欽（François Ranchin），寫過一本專門討論梅毒的書，他警告說要避免從「墮落的女人」那兒感染，「男人的陰莖要保持堅挺，不要軟軟的，否則就會像海綿一樣吸取感染液體，任何保護措施都沒有用。」④普希的話，證明那個時代還是這麼認爲。

啤酒館政變之後，希特勒被關在蘭茲柏格（Landsberg）監獄，他寫出《我的奮鬥》（*Mein Kampf*），其中有十三頁關於梅毒，認爲這是種族未來的一大威脅。有一段是關於妓女，這段自白和普希回想的往事一樣：「結果就是那個人得到不愉快的驚奇，甚至完全毀壞他的腦，想不出是哪個女人給他的，在柏林或是慕尼黑這樣的城市，不足爲奇。此外，必須注意的是，我們經常要處理這些從鄉下來的訪客，他們完全被城市的魅力所迷惑。」⑤希特勒自己也完全被城市的魅力所迷惑？他有沒有得到這個不愉快的驚奇？

威森塔爾問自己：戰爭最後幾年，希特勒的病情可能是第三期梅毒造成的嗎？羅恩・羅森伯姆（Ron Rosenbaum）在《詮釋希特勒》（*Explaining Hitler*）這本書中，透過各個傳記作家的結論，嘗試去了解希特勒的本質。他發現威森塔爾在一九八〇年代以唐吉訶德式的方法搜尋幽靈般的梅毒螺旋體，以解釋希特勒的心理，這是研究希特勒又一個找尋聖杯的例子：為他反閃族尋求解釋。威森塔爾根據第三手的傳言，猜測是維也納的妓女傳染的，並且確定是猶太妓女，羅森伯姆認為這樣太沒天理：將大屠殺的重擔都放在「那個可憐的阻街女郎，如果她眞的存在的話」⑥，實在很不公平。

威森塔爾於一九八九年出版他對希特勒梅毒的調查結果，距離他第一次聽到慕尼黑議會議員赫爾．費克勒（Herr Fackler）不經意地說希特勒是梅毒病患，已經有二十年。資料來源還是普希，他告訴費克勒說，第一次世界大戰時希特勒駐紮於法蘭德斯（Flanders）時差點遭受軍法審判。他被控「自殘」，說他感染梅毒以逃避服役。根據普希的話，希特勒證明自己早就感染梅毒，因而避免送交軍法審判。

威森塔爾的第二個來源更進一步說明。一九五二或五三年，艾德蒙．羅納德醫生（Dr. Edmund Ronald）在西雅圖一家醫院工作，他遇到一位奧地利同事，這位同事的父親說曾經為年輕時的希特勒治療過梅毒，據云感染自猶太妓女。一九三八年之後，德國特務沒收這位醫生所有關於希特勒的索引卡片與病歷資料。羅納德另一個資料提供者則更重要：他訪問過波多．斯皮托夫（Bodo Spiethoff）教授，耶拿大學第一位皮膚科與梅毒科主任，他說希特勒曾經向他求診治療梅毒。一九七七年，《國際先驅論壇報》（*International Herald Tribune*）刊載羅納德寫的一封信，他說根據倫敦著名的性病學專家安維爾—戴維斯所言，希特勒因為在維也納被一名猶太妓女傳染梅毒，二十年來曾經斷斷續續接受梅毒治療。

安維爾－戴維斯以研究水銀與鉍在血液檢測的效應而出名，並有一篇專題論文探討女性子宮頸下疳的各種位置，所以不難找到他的言論。不過，只在註腳中發現艾倫・懷克思（Alan Wykes）說希特勒在維也納的男子旅舍中出過玫瑰色疹子，線索就此中斷。懷克思著有一系列二次大戰的書籍，包括兩本安維爾－戴維斯以及希特勒紅疹的故事《醫生與他的敵人》（*The Doctor and His Enemy*, 1966）和《希特勒》（*Hitler*, 1970）。

安維爾－戴維斯在一九六三年的訪問中，提到下述故事與懷克思有關。有兩個人，當時他們還在世，爲了保護當事人，姑且叫「史蒂芬」（Stefan）和「丹尼爾」（Daniel），他們於一九一〇年四月一個傍晚，回到維也納西北邊梅德曼斯特拉斯（Meldemannstrasse）二十七號借宿的男子之家（Men's Home）。他們和房客阿道夫・希特勒爲了一名妓女打架，一九三三年在司圖加特（Stuttgart）的皇家旅館說了這個故事，居住環境比在維也納好多了，雖然男子之家當時算是不錯的旅社，有獨立客房與公用的廚房，房客一起烹煮餐飲。這兩個人跟英國醫生提到他們認識希特勒，他的照片貼在旅館的公佈欄。後來，他們一起喝一瓶酒，他們問他的職業；當他說是性病學家，他們就承認年輕時都得過梅毒，還說他們的同胞希特勒也有。

安維爾－戴維斯告訴懷克思另一個有趣的資料：一位專家朋友有一次和德國眼科專家維科特・克魯克曼（Viktor Kriickmann）聊天，他說曾經在帕澤瓦爾克（Pasewalk）治療過希特勒，因爲英國毒氣傷害希特勒的眼睛。當時就發現希特勒染有梅毒，還隨便給他一些現成的療法，在感染八年之後，這些方法已經沒有什麼用。根據懷克思所說的，一九六五年，克魯克曼寫下他的診斷：「神經出現症狀，顯示有第三期梅毒的跡象。我建議應該檢查這個人，證實後予以治療。他將可以恢復視力。」⑦克魯克曼說，希特勒當時接受性病治療，納粹領導人威廉·弗立克（Wilhelm Frick）後來銷毀記錄。

雖然保羅·埃利希於一九〇九年推出神奇特效藥胂凡鈉明，但是依希特勒的環境，不太可能每個人都能用此藥治療。安維爾—戴維斯指出，這表示希特勒可能以水銀治療。希特勒在《我的奮鬥》中提到，「這個藥物的發明，性質可疑，而且商業廣告誇大效果」⑧對於梅毒其實沒有什麼療效。他指的是胂凡鈉明嗎？

懷克思提到在希特勒掌權初期，曾經請一位名叫康提（Conti）的醫生治療胃疾、頭痛與失眠。一九三三年，李奧納多·康提醫生（Dr. Leonardo Conti）出任普魯士政府醫療事務特別委員。後來，出任帝國健康領導人與帝國內政部健康書記官，他與希特勒出席會議討論安樂死計劃的法律與道德問題。

安維爾—戴維斯提出假設說，《我的奮鬥》表現出希特勒想要嚴厲的報復：「只報復猶太人社會那個傳染給他的人是不夠的，整個種族必須受到迫害以做爲懲罰。」⑨安維爾—戴維斯發現希特勒晚年有典型的後期梅毒症候，精神錯亂胡言亂語，以及左邊的手腳麻痺，不斷發癢，失眠，頭痛胃痛，和他的僕從漢茲·林吉（Heinz Linge）說的一樣。〔摩瑞爾的日記雖然沒有出版，但是給安維爾—戴維斯後期梅毒症候的線索。〕如果希特勒沒有自殺，他也很快就會死，因爲最後的胡言亂語顯示腦皮層與腦的基本部分都受病菌侵襲，無可避免將引起精神性全身癱瘓。躺在瘋人院裡的元首（führer）（納粹統治時期對希特勒的稱呼），無法成爲德國人的救世主。安維爾—戴維斯下結論說：年輕時的希特勒是個「優柔寡斷無所事事的狂想家」，要不是受到梅毒的影響，將會是個無足輕重的人，由此可見梅毒從很早期就改變人的個性。

懷克思想知道，安維爾—戴維斯有沒有將他所知道的告訴別人？應該沒有，否則英國情報機構M15一定知道，雖然他後來知道他錯了。懷克思不禁想到，性病學家與軍事策略學家合夥同謀，這是多麼奇怪的合夥關係。

懷克思在第二本書中說得更詳細。

史蒂芬和丹尼爾回想與希特勒爭執，是因爲他想「佔用」一位名叫漢娜（Hannah）（不是她本名）的猶太妓女，可是他們已經付錢買下她那天晚上。他們痛擊他的頭與肋骨，將痛苦呻吟的希特勒扔到街上去，也把他的畫與畫筆扔到街上。漢娜在火車站附近的出入口工作，有時候一小時接四個客人。他們以香煙賄賂男子之家的看門員，可以無視「女性禁入」的禁令，讓漢娜到他們的房間。他們指出，以前在漢娜身上看到淡紅色疹子，以爲是熱疹或跳蚤咬的，後來疹子就消失了。

希特勒一兩個星期之後回來，他們已不再生氣，也就讓他回來。他們注意到，當希特勒脫去衣服在爐邊抓蝨子，身上有粉紅色的痕跡。他們也有，並且有其他不舒服的症狀與生病的感覺，所以他們去看醫生，醫生警告他們這是梅毒，用水銀藥膏治療。他們「很興奮又惡意地」說，希特勒可能就在他們吵架的那天晚上感染。

這兩人深夜時喝了酒，回憶他們年輕時與獨裁者有過的不愉快事件，如果以他們的話當作證據，這調查就有問題。基於安維爾－戴維斯性病專家的聲望，這兩個人可能是跟他開玩笑的。我們最好避免引用這種道聽塗說的證據。

安維爾－戴維斯這段話可能是針對希特勒後期的疾病：「腦性梅毒會導致誇大狂，面對任何挫折困境總是可以增強信心去克服，面對潛伏著毀滅性的大災難，仍是以救世主勝利的心態看見光明的前途。」⑩

希特勒嚴密掩飾他的性生活，可以說相當成功，找不出任何他性活動的證據，傳記作家有各種猜測，包括禁慾守貞、性無能、異性戀、同性戀、雙性戀、虐待狂、被虐待狂及戀童症等。學者將他的許多隨員列入有性關係的名單，包括外甥女葛莉・勞巴爾（Geli Raubal）、他的同伴愛娃・布朗（Eva Braun）（僕役注意到他們沒有性活動），許多男性（羅塔・馬赫坦（Lothar Machtan）在《希特勒的秘密》（*Hidden Hitler*）一書提出的觀點），甚至於理查・華格納的孫子，這是華格納的曾孫在《紐約客》（*New Yorker*）一篇文章上說的。⑪大多數人都認爲，希特勒性慾很低，這很不正常，不過也只是猜測。

根據希特勒當時的友人古斯特・庫比思克（Gustl Kubizek）所述，希特勒在維也納時非常迷戀嫖妓，他們討論性可以談幾個小時，曾經兩次帶希特勒到「藏污納垢的場所」，街上的妓女坐在窗戶前勾引顧客。庫比思克回想，有一次逛街之後，希特勒訓誡他妓女的禍害與危險。大多數學者認爲，希特勒在維也納只是理論上對性有興趣。例如，埃恩・科蕭（Ian Kershaw）認爲「幾乎可以確定，希特勒二十四歲離開維也納時還沒有性經驗。」⑫但是他如何肯定，希特勒沒有偷偷溜去玩一次？

爲什麼希特勒直到最後時刻才和愛娃完婚宣誓「至死不分」，然後雙雙自殺慶祝蜜月？希特勒以前曾經鄭重宣告，他只與德國人結婚，這是爲什麼？是不是因爲他認爲自己有梅毒，會遺傳給子孫，害怕生出退化與精神錯亂的後代？

威森塔爾諮詢的第二個梅毒學家波多・斯皮托夫教授，和安維爾－戴維斯一樣，在梅毒學領域上非常有名。他研發新藥「司脫瓦索」（stovarsol），治療出疹階段的梅毒，他也研究使用肝臟抽取液以防止肝臟受損。上網路搜尋，可以在耶拿大學的首頁上發現斯皮托夫，他於一九一九年擔任耶拿大學皮膚科與梅毒科的第一位主任（尼采的醫生奧圖・賓士旺格在耶拿大學的最後一年）。斯皮托夫教授離開耶拿大學之後，成爲納粹狂熱份子。希特勒傳記作家羅伯特・威特（Robert Waite）寫道，德國醫學界盛傳斯皮托夫爲希特勒治療因爲梅毒引起的心理失調。⑬他說耶拿的醫學權威找不到希特勒的治療記錄，但是正如懷克思所說的，斯皮托夫的診療記錄被弗立克沒收銷毀。如果弗立克沒收斯皮托夫的記錄，他就知道希特勒治療梅毒的詳情，這一點關係重大。

《我的奮鬥》：梅毒在希特勒政治議題的地位

友阿欽．費斯特（Joachim Fest）寫道，「有個奇怪齷齪淫穢的氣味」從《我的奮鬥》中散發出來，「在難以置信透露實情、討論梅毒那一章」最是強烈。⑭希特勒在《我的奮鬥》以大篇幅熱情洋溢地要對抗梅毒，譴責以前的領導人沒有對抗這個疾病，如果不加以控制，只要幾個世代就可能摧毀人種。希特勒在這幾頁的構想，包含不正確的醫學假設、流傳的民間知識以及反閃族主張，再加上一個冷酷的事實：第一次世界大戰之後，感染梅毒的人數急遽增加，沒有趨緩的跡象。

希特勒的政治議題很清楚，但是他可能知道自己感染，明白這對他已經太遲，因此增添他的挑釁行為。他寫這些段落時，知道體內有梅毒的毒素，認為血液與血管已經永遠被污染了？當他寫說：「終於，不過：誰知道他是生病還是健康？不是有許多病患表面上治癒，自己卻不知道已留下可怕的禍根。」⑮他認為自己也是這樣嗎？歷史學家大都不重視《我的奮鬥》，認為是文筆不佳、不成熟、不合理的著作。大衛．歐文（David Irving）就是其中之一，他從來沒有讀過。（他說他只對戰爭年代的希特勒有興趣。）如果仔細琢磨上下文來龍去脈，《我的奮鬥》包含大屠殺的理由與令人心寒的計劃。

一九二四年，希特勒在蘭茲柏格監獄中，從啤酒館政變失敗的領導人變成全國英雄。支持者送給他許多臘腸與水果餡餅，獄方必須用一個房間放他的食物。他開始掌控法院，並且向同牢房的魯道夫・赫斯（Rudolf Hess）口述他的回憶錄，打在由忠誠追隨者，理查・華格納的媳婦溫妮費德（Winifred）所捐贈的紙張上。這本書叫《與謊言、愚蠢、懦弱奮戰四年半》（*Four and a Half Years of Struggle Against Lies, Stupidity and Cowardice*），最後改名為《我的奮鬥》。總共印製了一千萬本，國家贈送每對新婚夫婦一本。在銷售量上僅次於《聖經》，《我的奮鬥》使希特勒成為富翁。

希特勒在《我的奮鬥》中對於梅毒有三個不正確的觀念，這也是當時的民間看法。第一個是梅毒可能遺傳好幾個世代。「梅毒髒東西」會傳染給微生物、精子或卵子，梅毒病患一次性接觸，就會造成家族的退化、精神錯亂與智能遲鈍，父祖之罪，可能禍延十代子孫。第二個錯誤觀念是梅毒污染血液。甚至當時的醫學教科書都警告說，治療下疳以及服用幾個星期或幾個月的藥物，也無法治療血液中的梅毒毒素。第三個也是最危險的錯誤觀念，就是梅毒是猶太人的疾病，猶太人要對梅毒的散佈負責。

將疾病的散播歸罪於猶太人，可說由來已久。一三四八年，黑死病殺死數百萬的歐洲人，腐爛的屍體堆積在街道上，猶太人被控在井中下毒，是國際性陰謀殺死基督徒的一部分。猶太人社區遭受攻擊，數千名猶太人被活活燒死。那不勒斯梅毒流行時，怪罪猶太人將這疾病從西班牙帶過來。在希特勒花言巧語的著作中，猶太人從疾病的帶原者變成梅毒的同義詞。他在《我的奮鬥》中的梅毒部分，一開始就譴責猶太人的報紙散佈惡毒的思想，使用的比喻是：「這個毒素能夠滲透到人民的血液，未受阻撓地做它的工作，國家沒有力量去控制這個疾病。」⑯在下一部分，他將梅毒與猶太人連結在一起，將猶太人比喻成傳染流行的象徵。

在〈血罪：梅毒與猶太人身分的建立〉（Blood Sin: Syphilis and the Construction of Jewish Identity, *Faultline*, 1992）中，潔．蓋勒（Jay Geller）調查對猶太人的這種看法，是梅毒血液中毒之說的起源，這種普遍的觀念在《我的奮鬥》中大加宣揚。再加上猶太醫生禁止從事較受尊敬的專門科目，大多是在皮膚科與梅毒科，更加深這種觀念。梅毒在科學上的新發現，通常與猶太研究者有關，如埃利希、奈瑟與瓦瑟曼。

希特勒寫道，年輕的亞利安男子受到妓女的毒素傳染，年輕女子和這樣的丈夫結婚就暴露在風險中。當時年輕人的性啓蒙，無論風險有多大，大都是找妓女，所以這麼說也是事實。但是在妓女這一行業的背後，希特勒認爲猶太人：「在都市的浮沫中，從事這令人噁心的賣淫行業，冷血、無恥、又愛算計……猶太人和娼妓關係密切，甚至與白奴買賣交易也有關，在西歐可能沒有其他城市比維也納更可以看出兩者間的關係，法國南方的港口可能更加普遍。如果你晚上走過里奧波斯坦（Leopoldstadt）的街道巷弄，每一步你都可以看到大部分德國人所不知道的隱蔽現象。」⑰里奧波斯坦是猶太人聚居的地區，當地梅毒甚爲流行。

「對抗梅毒與妓女是人性最艱鉅的工作，」希特勒寫道。⑱如果這場對梅毒的戰役沒有奮戰到底，五百年內將只剩下少數上帝的形象——「除非你要褻瀆萬能的上帝。」⑲他譴責戰前的領導人「完全遵守投降協定」，造成「人民感染梅毒」，他宣稱全國必須了解，「與梅毒奮戰顯然是『國家的工作』。不只是**又一件**工作。……每件事情——未來或毀滅——就看這個問題是否能解決。」⑳

在兩次世界大戰之間，梅毒的散播急遽增加，引起歐洲各國的關注。希特勒在《我的奮鬥》提到梅毒病患因為遺傳造成民族退化，這種錯誤觀念不只是德國如此，在其他歐洲國家也一樣。例如，一九〇五年八月十九日出版的《英國醫學期刊》（*The British Medical Journal*），倫敦軍醫院主管性病的醫官藍金（Lambkin）中校寫道：「主要目標是找出治療英國人民梅毒的方法，這是最燃眉之急的問題，事關民族身體健康的退化。」甚至卓越的梅毒學家艾佛瑞・傅立葉都認為梅毒具有遺傳性，他在一九〇四年也說梅毒與種族退化有關：「從目前的調查發現，梅毒可能造成遺傳性的後果，生育出低等、頹廢、營養失調、有缺陷的下一代，造成種族的品質低落與腐化。是的，有缺陷的人，智力降低、殘障、心智簡單、心理不平衡、精神錯亂、弱智或是白痴。」㉑

希特勒計劃消除「心智有缺陷的人」，並且防止他們繼續繁殖「一樣心智有缺陷的下一代」，其背後的理由之一，就是相信梅毒有遺傳性。他說，這項計劃將是最人道的行動，避免數百萬生靈遭受不必要的痛苦，只要「有計劃地執行……要有決心往這個方向，防止性病繼續散播。一個世紀的痛苦可以換來一千年不再遭受此苦難。」㉒他提議解決這問題必須「眞正的敏銳決斷力，有時候要承受幾乎難以忍受的重責大任」，以及「無情的手段與外科手術的方法」。㉓他建議以幾年的時間讓全國下定決心，直到願意採取強硬的手段，這需要最大的犧牲，才能達到幾乎不可能的要求。他要求全民全心全意在消除梅毒這問題上，生死端賴於此，即使必須投入所有的精力也要做。

希特勒在《我的奮鬥》中有關梅毒的部分，所下的標題是：梅毒、血罪與種族的侮辱、戰勝梅毒的工作、健全的心智—身體、消除無法治癒的人，以及人民靈魂的賣淫。在《我的奮鬥》之後，不知道爲什麼希特勒公開演講不再出現梅毒這字眼，但是他所謂「國家的工作」是要消滅梅毒，可能在他心裡或是計劃中從未消失。他告訴律師漢斯．法蘭克（Hans Frank），他很後悔寫了這幾頁，因爲暴露太多自己的秘密。梅毒這字眼消失了，希特勒談到猶太人時，改用毒血與感染。他在演講中提到猶太人是毒害全國人的血液與身體。他一再提到比喻，交互使用猶太病菌、猶太病毒、猶太癌症等名詞：「猶太人的血液有毒，種族有毒」；「致死的猶太人之毒」；「國際猶太人是所有民族的世界之毒」；「血淋淋的裁決以處罰毒害我們人民的人」；「要好幾個世紀，我們全民身體中的毒素才可能完全消除」；「今天猶太人正在有系統地污染我們的血液，成千上萬的同胞毫無所知」；「最大的危險是我們體內有外來民族的毒素存在，其他的危險都是短暫的。」

一九四二年二月，希特勒發表他最驚人的僞科學聲明。他說猶太人的病毒是全界最毒的一種，比上世紀巴斯德（Pasteur）與考克（Koch）所發現的更毒。有多少疾病是與猶太人病毒有關？希特勒抱怨說，只要我們消滅猶太人，就可以重新獲得健康。

將猶太人視爲透過性交傳染梅毒的人，受到鼓吹種族仇恨的小報《攻擊者》（*Der Stürmer*）的歡迎。小報的經營者朱利厄斯·史崔喬（Julius Streicher）是一位粗暴的教師，他會動手攻擊猶太人，和希特勒早年一樣，總是公開抨擊猶太人。史崔喬第一次聽到希特勒在啤酒館的演講，認爲他看到希特勒頭上有光圈。他很快就投奔希特勒反閃族的陣營。一九三五年，《攻擊者》宣稱發行七十萬份，紐倫堡群衆大會期間特刊則發行高達兩百萬份。希特勒說這是他唯一從頭看到尾的報紙，而史崔喬是少數幾個人他稱呼時使用親密的「du」（雖然兩人的關係並非都很平靜）。史崔喬和他報紙的用字充滿了虐待狂的形象，二十二年來（於一九四五年二月停刊）經常報導猶太男人玷污純種亞利安的處女，他塑造可怕的形象，共同陰謀策劃種族謀殺。

史崔喬寫道，另一個種族男人的精液含有「性質不同的清蛋白」，一次性交就會被女性身體所吸收，永遠破壞她生育健康德國小孩的能力。希特勒在《我的奮鬥》也寫同樣的話：「今天猶太人正在有計劃地污染我們的血液，成千上萬的同胞毫無所知。這些黑色寄生物正在有計劃地玷污我們沒有經驗的金髮少女，摧毀世界上永遠無法取代的東西。」㉔史崔喬成爲國家社會主義的重要宣傳者，發表演講煽動暴民，並且出版煽動的文章。一九三三年，希特勒請他負責對猶太商店的杯葛。一九四六年十月十六日，他與其他九名納粹戰犯在紐倫堡大審被判絞刑。他走上絞刑台時，還大聲喊著：「希特勒萬歲。」

希特勒後期的身心狀況

一九三六年春天，希特勒以私人飛機去接摩瑞爾醫生，前來治療他的攝影師海因里希·霍夫曼（Heinrich Hoffmann）的淋病。摩瑞爾在柏林一條熱鬧的街上開業，他爲富人與名人治療性病，尤其是男女演員，生意非常好。波斯國王曾經邀請擔任私人醫生。摩瑞爾治療霍夫曼，兩人成爲好朋友，在威尼斯歡慶他們的友誼。耶誕節那天，摩瑞爾、霍夫曼與他們的妻子在希特勒山中別墅伯格霍夫（Berghof）打保齡球，希特勒要求和摩瑞爾私下談談。希特勒請他治療，答應送他一棟別墅，摩瑞爾決定放棄開業賺錢，專心爲元首治療。

希特勒可以找任何醫生，爲什麼選擇摩瑞爾？摩瑞爾是大衆寵兒，每天換兩次白色絲質襯衫，爲什麼選擇照料這位聲名狼籍、不整潔且有難聞氣味的人的健康？是希特勒的堅持請求，以及豐厚的報酬。希特勒出現的症候使得他害怕梅毒的進展，所以選擇摩瑞爾這位梅毒專家。如果只是治療皮膚與胃痛就送一棟別墅，這可是很高的報酬。但是以希特勒的地位，如果要保守他罹患後期梅毒的秘密，這樣的代價會太高嗎？希特勒想找摩瑞爾，也是因爲他願意嘗試不同的療法。他的療法比較高檔，而且有點名氣。另外，他不是猶太人，當時治療性病的醫生大都是猶太人。

西蒙・威森塔爾開始追蹤希特勒感染的傳言時，曾問希特勒的建築師與軍需部長亞伯特・施佩爾（Albert Speer），有沒有聽過這些傳言。施佩爾說沒有聽過，但是希特勒僱用皮膚科與梅毒科專家摩瑞爾當他的私人醫生時，全體隨員都覺得很奇怪。據施佩爾所言，摩瑞爾簽約受聘時，小心翼翼地隱瞞他的專業身分。

希特勒的隨身醫生卡爾・布朗德（Karl Brandt）以及其他隨員，曾經鼓勵希特勒到醫院做完整的診斷檢查，希特勒以不符合他的公衆形象爲由拒絕。同時他以各種自己的療方治療，包括改變餐飲，不吃油膩的甜點，喜歡簡單的蔬菜與穀類。

一九三六年，希特勒第一次找摩瑞爾看診，他的胃痙攣，脹氣打嗝，幕僚最關心的是胃腸脹氣，使他全身無力。脛部的創傷非常嚴重，使得他無法穿靴子。對於梅毒患者來說，皮膚的創傷尤其麻煩，因爲後期的發作〔相對於早期感染而言〕宣佈疾病的進展，而且全世界皆然。梅毒造成胃痛較少見，但是會造成多日絞痛、抽筋、嘔吐之後，接著神經衰弱、腹部腱鞘囊腫或迷走神經受損。㉕梅毒病患的胃痛與內臟疼痛發作時，一般都會痛到昏厥，最後只能無助地嗚咽。約翰・司脫克比較神經痛發作起來，可以跟「超級過敏的女人生小孩」相比。㉖梅毒學家詹姆斯・柯比・赫利斯（James Kirby Howles）寫道，梅毒病患內臟疼痛發作時，強壯的人也會變成歇斯底里，無法控制地啜泣。㉗一九四四年，〔根據約翰・杜蘭（John Toland）的資料〕希特勒曾經嚴重到痛得尖叫。㉘

摩瑞爾最初的治療顯然奏效。施佩爾引用希特勒的話：「眞幸運能遇到摩瑞爾，否則我可能早就死了。他救了我的命，他救我的方法眞是神奇……如果摩瑞爾發生什麼事，那眞是悲慘。沒有他我活不下去。」㉙摩瑞爾承諾在一年內治癒；六個月內濕疹不見了，腸胃痛也沒了，但這表面上的康復只是暫時的。希特勒付給摩瑞爾相當於將領四倍的薪水，並且給他寬裕的研究經費。雖然當時的醫生不贊成他激烈與非傳統的療法，但是摩瑞爾常常成功。希特勒推薦朋友給他，包括墨索里尼與戈林。

摩瑞爾四十九歲時擔任希特勒的醫生。他畢業於慕尼黑醫學院，第一次世界大戰時擔任軍醫，當船醫時則學習熱帶的民間療法。他的多重藥物療法使他飽受其他醫生批評，並且指責他過分使用藥物可能引起希特勒許多症候。他的藥物包括 Mutaflor，是從保加利亞農夫的糞便取得的細菌；Eupaverin，以罌粟製成的抗抽筋藥物；馬錢子（Nux vomica）包含有莨菪（belladonna）；以及從人類胎盤抽取提煉的 Homoseran。希特勒是個配合度很高的病人，主動參與摩瑞爾的治療。

希特勒非常注意保密，沒有寫日記，在書信中也沒有透露健康情形。一九四一年八月七日，摩瑞爾開始每天記錄元首的醫療狀況，以藍色鉛筆寫在小紙片上。這本日誌詳細記錄希特勒心理與生理的健康，以及後期梅毒的症候，我們不禁懷疑摩瑞爾留下記錄，是想將來爲他的非傳統療法辯白。

希特勒與他的**私人醫生**一起演出醫學史上最大的掩飾？

摩瑞爾開始寫日誌時，希特勒自訴暈眩、左邊太陽穴有不舒服的感覺，耳鳴多日，這個症候已經多年。摩瑞爾以水蛭在太陽穴上放血，以緩和耳鳴。「希特勒坐在鏡子前，興致盎然地看著水蛭飢渴地吸著他的血。」㉚這個月他也因發燒而顫抖、寒顫及嘔吐。摩瑞爾將這次發作稱爲腦炎，腦部組織發炎。第二次同樣的發作是在十二月。一九四二年三月，戈培爾（Goebbels）有本筆記寫說希特勒告訴他，正遭受「最強烈的頭暈目眩」。㉛摩瑞爾指出另一個重大的醫療事件是一九四二年七月，希特勒在烏克蘭的總部文尼察（Vinnitsa）：「腦部水腫、右眼視力受損、血壓高（超過一七〇毫米水銀柱）。」㉜他稱之爲「俄羅斯頭痛」，指出這不像是腦炎。希特勒自訴右眼視力受損，左腿顫抖且無力。

此後三年，希特勒逐漸失去行動能力，舊疾復發未癒，又增新病折磨。他自訴頭兩邊有壓力、失眠、更加頭暈目眩、連續多日頭部抽痛。他的腿抽筋，手也顫抖。說話有氣無力，嚴重胃腸脹氣，腸子緊縮，後頸部長膿與癤。摩瑞爾以電熱墊與濕敷布熱敷他的胃與肝，在他房內裝設氧氣，送他到拉斯騰堡（Rastenburg）的野戰醫院照射頭部X光，結果發現有發炎。他的臉部變成平板缺乏表情，皮膚呈現紅色調。他變得冷淡、無動於衷，記憶力逐漸衰退，還出現黃疸病。他的管家安妮・溫特（Anni Winter），描述他很虛弱，手臂像是稻草人不由自主地搖擺。他有未老先衰的跡象，口水從嘴角流出。

耶魯大學醫學院退休院長弗立茲・瑞德利奇（Fritz Redlich），著有《希特勒：毀滅性先知的診斷》（*Hitler: Diagnosis of a Destructive Prophet*），這本書他寫了十五年，是目前有關希特勒最完整的醫學分析，對於希特勒的一些謎提出「粗略的診斷」。這些診斷狀況有多少符合梅毒發病的模式？

〔類似帕金森氏症〕的症候群，其病因尚未確定。……腸胃的診斷不確定。……肝臟的病理，發現非典型的症狀，有三種診斷……甚至更令人迷惑。眼睛檢查……很難做出滿意的評估。耳鳴的病因通常很難確定，希特勒的耳鳴也一樣……皮膚與眼睛對光敏感，也沒有滿意的解釋。㉝

希特勒可能有後期梅毒，因此可以從這個診斷重新探討他的各種疾病。最後幾年希特勒的身體狀況，有十幾種症狀符合梅毒學教科書所說的，因此很有可能幾乎身體每個部位都在宣告後期梅毒的進展。

雖然希特勒大部分的器官在這段期間都有病痛，而且每種病痛分析起來皆與梅毒有關，但最直接指向梅毒的是心臟問題。第三期梅毒最可怕的三個症候就是精神錯亂、癱瘓與心臟病，尤其是大動脈瘤破裂造成死亡。司脫克定義心臟性梅毒爲「到處存在、暗中爲害、病情慘重」：應該比其他症狀優先治療，而且要持續許多年。「直到老師與教科書有所改變……觀察時要習慣性懷疑，並且敏銳分析搜尋掩飾的病因，否則心臟與大動脈的

梅毒一直是造成死亡的原因，臨床醫生往往在這方面慘遭滑鐵盧，死後病理解剖才發現死因。」[34]（見附錄二）

希特勒的醫療狀況本身並沒有指向心臟性梅毒。許多卓越的心臟專家檢閱他的病歷，以他的年齡看不出有什麼不正常之處。[35]但是，摩瑞爾以梅毒專家的觀點每天觀察，如果我們仔細查看他的觀察，可以發現有些疾病模式與治療不容忽視。

這日記提出充分的理由懷疑，摩瑞爾以聽診器所發現的，就是第一個指標。司脫克與其他人發現，有下述狀況的話，就疑似有心臟性梅毒：**大動脈的第二心跳音**（編註：即心跳怦怦的第二個「怦」），**有明顯類似鼓膜發出的變調聲音**。司脫克發現心臟這種特殊的樂音，是大動脈梅毒最重要的早期警訊。他描述這種聲音不僅是重音，而且是清晰的樂音。「有許多字可以描述這種樂音，像是輕拍一種阿拉伯鼓的空曠聲，又像是德國的喇叭聲。常用的字眼是『Amphoric』，我們認爲最恰當的是『tambour』。」[36]其他梅毒學家也都同意此說。一九三二年，約瑟夫・摩爾爲塔斯克吉梅毒研究建立一份體檢清單，以確定研究對象染有梅毒，所列出的十五項跡象之一，就是「大動脈第二心跳音，有沒有出現類似鼓膜發出的鐘鈴重音。」[37]

司脫克警告說要非常仔細聽，而且需要靈敏的技巧，才能檢測出大動脈的早期梅毒。摩瑞爾顯然有那種敏銳的感覺與技巧，因爲他一再發現希特勒的心臟有早期大動脈受損的特徵，他在日誌上記載：一九四〇年一月九日——「脈搏正常，每分鐘七十二至七十六下，規律有力；第二心跳音加重」；同一天晚上稍後——「心跳聲有點加速，第二心跳音加重」；一九四四年九月二十三至二十四日——「除了平常第二心跳音加重之外，不確定心臟的問題，心臟動作規律，聲音清晰」；一九四四年十月十九日——「他的心臟聲音清晰但微弱，第二心跳音強烈加重。」㊳

戰爭結束之後，摩瑞爾接受美國人審問，他很清楚說明希特勒的心臟有異樣的第二心跳音。「以聽診器可以聽到大動脈有第二個重音，在右邊胸骨旁邊第二肋骨之間。」㊴在異樣的第二個心跳音之後，大動脈梅毒損害的第二個指標，是司脫克所謂的「重大的心電圖跡象」，就是出現負T波，大動脈梅毒病患百分之八十五有此異常現象。摩瑞爾也相當注意希特勒的T波變動。他每個月至少做一次心電圖，經常是一星期一次，希特勒有時候會自己要求。他們一起到各地總部時，就偷偷帶一台手提式機器。希士頓夫婦（Hestons）奇怪為何這些神秘的心電圖做得「異常頻繁」，結論是他們「愛管閒事，甚至很怪異」。㊵他們也發現摩瑞爾對於希特勒的心臟狀況非常神秘，甚至希特勒的貼身男僕都不知道這些檢測。

摩瑞爾發現希特勒的心電圖T波為負。他將心電圖交給專家卡爾・韋伯醫生（Dr. Karl Weber）確認，第一次是一九四一年八月，然後是一九四三年五月，最後是一九四四年十二月，都是以匿名方式，只說是「外交部的紳士」。韋伯的一九四三年報告指出，心臟無疑退化「鑑於ST明顯降低，而T1當時還是明顯為正，現在為負。T11當時還是明顯為正，現在實際上已經與底線重疊。」㊶他發現一九四四年的心電圖「T在所有三個導線都變平坦」，又說「情況惡化並沒有令我們感到訝異。」㊷

一九四〇年代，治療後期心血管梅毒用的是碘化鹽藥物——碘化鉀或碘化鈉。一九三七年，司脫克寫道：「最近德國再度流行以非特效藥的療法來治療梅毒，將各種碘化物記入文獻內……許多藥物已經使用幾個世紀，但是沒有一種像碘化鉀在治療這疾病上有如此永恆的價值。」㊸「在治療心血管梅毒上，碘化物有很高的價值，但卻不爲人知。梅毒引起的血管疾病，都應該一開始就用碘化物治療。」㊹

安維爾—戴維斯猜想，一九一〇年，依希特勒的狀況，應該沒有人會使用「神奇藥物」胂凡鈉明（Salvarsan）606，但是爲什麼在多年後摩瑞爾沒有使用？司脫克的答案是：「阿斯凡納明（arsphenamine）〔Salvarsan 爲其一種商標〕對於梅毒心血管病患來說，基本上是有毒的；胂凡鈉明606更是毒性強烈。」㊺梅毒心血管疾病的治療「碘化物是極有效的，有時候在考慮使用水銀或阿斯凡納明之前應該單獨使用。」㊻

摩瑞爾用在希特勒的藥物，大多數不是經常使用，但是有些在日誌上經常出現。最常注射的是物質是 Septoid，和各種碘化鹽的百分之三溶液：碘化鉀。摩瑞爾使用 Septoid 時總是與希特勒的心臟狀況及有異樣的第二心跳音有關：「第二心跳音加重……以一〇CC的 Septoid 注射靜脈。當天稍後：「第二心跳音加重……在靜脈注射一〇CC的百分之二十葡萄糖溶液與一〇CC的 Septoid……「血壓高達一七〇—一八〇毫米水銀柱！在靜脈注射兩次一〇CC的Septoid……血壓一五六／一一〇毫米水銀柱，脈搏規律，沒有症狀。照樣注射。靜脈注射葡萄糖與Septoid……照常注射（一〇CC的百分之二十Glycovarin與一〇CC的Septoid注射靜脈）。」[47]他寫信給韋伯，說他已經給「外交部的紳士」注射葡萄糖與碘化物，每天注射二到三次。

一九四一年秋天，摩瑞爾開始注射毒毛旋花素（Strophanthin），這是快速作用的強心劑。希士頓夫婦（Leonard Heston and Renate Heston）覺得很困惑：「使用強心劑讓我們很難理解，因爲完全沒有明顯的理由要讓希特勒使用強心劑……摩瑞爾說他給強心劑是因爲卡爾．韋伯醫生的心電圖報告，但是根據當時或現在的標準做法，那些報告並沒有提供充分必要的理由。」[48]司脫克與其他人[49]則是建議，梅毒病患心臟問題不嚴重還可以走動的話，就可以長期使用粉狀的強心劑。

司脫克列出早期梅毒病患大動脈炎的症候，有胸口痛、呼吸不順暢、心悸（心跳快速或是不規則跳動）、消化不良、頭暈、咳嗽、失眠、水腫、虛弱、心絞痛、聲帶麻痺、夜驚[50]，以及聲音嘶啞。希特勒可能除了心悸之外，其他症候都出現過。雖然每個症候本身可能是其他狀況造成的，但這模式明顯是梅毒病患的心臟疾病。摩瑞爾以Septoid下猛藥治療，可見他也是這麼認爲。

希特勒停止散步，向漢斯—卡爾．哈塞爾巴哈醫生（Dr. Hans-Karl von Hasselbach）說他心臟衰弱。一九四二年七月，他與外交部長喬辛．雷門多普（Joachim von Ribbentrop）爭吵，突然臉色發白，手抓心臟部位跌坐在椅子上。一九四四年七月二十日，暗殺希特勒的計劃失敗之後，希特勒召專家艾德溫・紀辛（Edwin Giesing）來治療他的耳朵，紀辛認爲希特勒的聲音嘶啞是因爲聲帶肌肉（麻痺性痴呆造成）有點薄弱。

一旦心臟性梅毒的損害已經進展到可用聽診器聽出來，無論多麼積極治療，病患通常只剩下幾年壽命。希特勒一直說他沒剩下多少時間，這可能是事實。歷史學家認爲，希特勒到最後毫無道理地加速戰爭，或加速大屠殺超越他的軍事計劃，可能是因爲他自己知道，一個致命的動脈瘤隨時可能讓他的心臟停止跳動。

摩瑞爾以匿名「病患A」所做的瓦瑟曼血液檢測呈陰性反應，其實是不相干的，這稍後再討論；現在要注意的是，心臟性梅毒的病人不一定會有陽性反應。司脫克注意到，「可以確認心血管梅毒在血清上完全呈陰性反應，」⑤而且「單以一種診斷標準，像是瓦瑟曼血液檢測，很難準確鑑定，因此醫生觀察心血管疾病時往往沒有發現梅毒。」⑫

一九四四年二月中，希特勒自訴他好像隔著不透明的帷幕看東西。之前他覺得右眼有輕微的刺痛。摩瑞爾介紹希特勒看眼科醫生洛林（Löhlein）教授，他於一九四四年三月二日提出報告，發現右眼的玻璃體（視網膜與晶體之間的果凍狀物質）有渾濁且開始擴散。一九四五年四月七日，在希特勒自殺前沒多久，洛林第二篇報告又顯示，玻璃體有輕微的渾濁，功能不良，有殘餘的出血，因此影像出現斑點。他建議使用百分之二的黃色水銀藥膏。

紀辛觀察到，希特勒的玻璃體呈現渾濁有八年之久，出現雲霧是典型的梅毒症狀。他猜想希特勒可能有先天性梅毒，注意到他的牙齒並沒有梅毒兒童特有的槽溝（赫奇遜發現之後，稱爲赫奇遜牙齒）。奇怪的是，他沒有想到是後天梅毒。紀辛看希特勒的醫療報告時，發現眼睛有後期梅毒的症狀，他認爲是什麼因素呢？

摩瑞爾注意到希特勒在一九四一年手會輕微顫抖。此後幾年，左手與左腿開始明顯顫抖。他的姿勢變成彎腰駝背，坐下站立都需要人扶持。希士頓描述他步履蹣跚的樣子：「右腳步伐雖然正常，但是有點搖擺，然後骨盆旋轉向前，拖曳著左腳向右腳靠攏，左腳的腳趾貼著地。」㊸希特勒說話困難，寫字的字跡開始變小。雖然這些都是後期梅毒的跡象，但也可能是帕金森氏症，因此希特勒可能兩者皆有。有帕金森氏症，並不因此排除梅毒，反之亦然。

雖然現在普遍認爲希特勒有帕金森氏症，但也引起相當大的爭議，認爲應該將梅毒包括進去，這樣的診斷比較完整。希士頓認爲是安非他命中毒，「引起類似帕金森氏症的所有症候」，他指出戰爭末期治療希特勒的六位醫生沒有一個認爲是帕金森氏症；事實上，其中五位醫生（紀辛、摩瑞爾、哈塞爾巴哈、布朗德以及希特勒最後的幕僚醫生路維德·史坦普菲格（Ludwig Stumpfegger））都明確否定。㊹希士頓向認識希特勒晚年的人說明帕金森氏症的顫抖，他們都說那不像是希特勒的顫抖。威納・馬瑟（Werner Maser）強烈反對：「然而，評估摩瑞爾的神經學方面的發現，傾向於希特勒有帕金森氏症。」[55]希士頓夫婦說他們歡迎其他有充分證據的診斷。那麼，梅毒是否符合所有的條件呢？

一九四五年四月初，希姆萊（Himmler）的情報主管華特・薛倫伯格（Walter Schellenberg）拜訪他的友人馬克・克里尼（Max di Crinis），克里尼是柏林查利特（Charité）醫院心理治療的主任，也是黑衫隊的醫生，專門研究神經學。保加利亞的國王包瑞斯（Boris）與希特勒見面之後不久就病危，克里尼特地飛去治療他。克里尼從新聞影片的連續鏡頭判斷希特勒是帕金森氏症，他將這意見告訴薛倫伯格。他們討論送藥物給希特勒，由史坦普菲格治療。[56]薛倫伯格向希姆萊報告一切，但希姆萊禁止討論。一九四五年四月八日，摩瑞爾開始電療。四月十五日，他說希特勒的顫抖是「搖晃麻痺」（*paralysis agitans*）的變種。他開始注射 Homburg-680 與 Harmin，這兩種都是提煉自可致人於死的茄屬植物；由於這兩種藥物皆治療帕金森氏症，很可能摩瑞爾後來懷疑是這種疾病。

麻痺性痴呆發作之前的特徵是偏執狂、狂妄自大、沮喪、狂躁、瘋狂暴怒與突然的犯罪行爲，由於希特勒的身分個性與戰爭的環境，這些症候不適用於希特勒身上。威森塔爾懷疑第三期梅毒的理由之一，是希特勒有偏執狂。瑞德利奇也認爲是偏執狂：「偏執狂妄想是希特勒最顯著的心理疾病情結，偏執狂患者相當多疑，認爲別人要迫害他。」[57]當然有其他人是想除掉希特勒，但他躲在空氣不好的地下碉堡，不是因爲妄想症，而是因爲聯軍；屢次暗殺行動都失敗⑱，有幾次差點炸死他，都被他逃掉。甚至施佩爾也計劃謀殺希特勒，紀辛則考慮用高劑量藥物。紀辛在日記中承認，當時他很想除掉這位掌握生死大權的人。在他採取行動之前，希特勒的隨身僕役打斷了他的衝動。七月二十日的暗殺行動失敗，因爲希特勒在炸彈爆炸之前，恰好在他和炸彈之間有一張厚重的橡木桌。他認爲這是他不敗的跡象，覺得很高興，證明上天保佑他。他說，如果就這樣死了，倒也樂得解脫，不必整夜失眠憂慮，也不再有嚴重的神經病痛。⑲

對於一個差幾步就可以征服全世界的人，怎麼可能診斷他狂妄自大的心理疾病？對於一個正要輸掉一場世界大戰的人，如何診斷他的沮喪？或是一個服用高劑量碘化鉀，因爲沮喪而經常停止服藥的人，又如何診斷他？施佩爾提到，希特勒經常流淚。一九四二年最後四、五個月，希特勒經常興高采烈，摩瑞爾因此認爲他是躁狂症壓抑失調，這在診斷上和梅毒病患的狂躁與沮喪難以辨別，因此經常會誤認。但是，希特勒這時候也有服用安非他命。

希特勒最後幾年神志還是非常清楚，從他在後期的軍事會議上可以看出來。但他是不是有些行動非同尋常地突然缺乏判斷力？施佩爾沒有遵照他的命令「殺死所有的戰俘」（他說這是病態的產物）；也沒有人執行他的焦土命令，以免德國成爲一片廢墟。有可能梅毒使他更狂熱、更殘酷、已經扭曲的道德意識更加扭曲，助燃他火爆可怕的脾氣。他本來就經常對幕僚發脾氣，到後來更常生氣也更暴躁。他會咆哮幾個小時，唾沫四濺，在地板上滾動。有些資料甚至說他咀嚼地毯。

希特勒最後幾年的行爲，可以看見其他較細微的痲痺性痴呆跡象。略舉數端如下：衝動（希士頓提到突然的決策帶來可怕的後果）；注重細節（施佩爾提到希特勒不再充分授權，而是每個細節都要管，導致嚴重的後果）；思考沒有組織（一九四四年對軍火工業代表演講時，說話沒有邏輯且不知所云）；短暫錯誤的看法（前一分鐘堅決認爲有一支新的軍隊，後一分鐘就知道自己搞錯了）；以及心智變得僵化重複（幕僚注意到他經常一再說同樣的事情）。

施佩爾提到希特勒的心智：「（從一九四二年夏天）開始有僵化發呆的奇怪狀態；冷漠易變，優柔寡斷，顯然無力處理重大的問題，面對問題又很固執；經常刻薄易怒。以前他總是以輕鬆的態度下決策，現在他必須絞盡腦汁思考。」⑽

希特勒對漢斯．法蘭克說，一個人可能發瘋多年而沒有人知道，他是論及自己，還是說將來可能如此？隆美爾元帥在最後的暗殺行動時，對於希特勒的心智相當確定，他說：「這個病態的說謊者已經完全瘋了！」⑾

戰爭最後一年，希特勒躲在地下碉堡，上有十六呎厚的混凝土與六呎厚的泥土。嘈雜的抽風機所送的空氣，都是他自己胃腸脹氣以及摩瑞爾噁心的體臭味。最後一年，除了幕僚、將領及核心人物，很少人看見他。施佩爾描述他的衰弱：

現在他皺縮乾枯像個老人，四肢顫抖，走路蹣跚，拖曳著步履。甚至聲音也震顫，喪失以前的威嚴。說話語調含混支吾，完全沒有力量。他經常像個老頭子一樣興奮起來，聲音開始破碎……他的臉色變成灰黃色，臉部腫脹；制服本來都是小心翼翼地保持整潔，在他生命最後階段，經常就忽略了，而且衣服上常有食物沾染的污斑，因為吃東西時手會顫抖……我經常忍不住同情他，和以前的希特勒相比，實在差太多了。也許這是每個人都會靜靜聽他下令的原因，因為長久以來情況已經沒有希望了，他繼續調派已不存在的師團，或者命令以飛機運補，但是飛機因為缺乏汽油已經無法起飛。也許這就是大家沒有說話的原因，他越來越常脫離現實，進入他的幻想世界。㉜

那些負責打仗的將領，對於希特勒這位領導人心智如此渙散，感覺又是如何呢？從一九四三年春天起，就有許多次暗殺行動，但全失敗了，每次都令希特勒更加自大，認爲上天在保佑他。這其中有多少次暗殺行動，是因爲相信希特勒得了後期梅毒隨時可能發瘋？在一九四〇年代，梅毒病患會精神錯亂是衆所皆知的事，那麼有誰知道在地下碉堡裡即將發生梅毒病患帶來的大災難，這對於戰爭最後幾個月希特勒與他的高級將領之間的關係，有很大的影響。如果敵軍、德國軍方或德國人民聽過這個傳言，會對戰爭造成什麼樣的可怕結果。這種事情一定會在權力中心流傳，雖然是小心謹愼地討論。多少次秘密會議討論此事？我們無從得知。目前我們認為，只有沒收希特勒病歷檔案的威廉・弗立克可能知道希特勒有梅毒。其他人呢？

希姆萊與秘密檔案

一九四二年底，摩瑞爾與布朗德面對一個困境。他們知道希特勒正逐漸陷入梅毒性痴呆，但是要如何處理這超級敏感的訊息呢？他們一起簽署一份報告，交給希特勒忠實的追隨者，這些人曾經宣誓「我的忠誠就是我的榮譽」，這時候他們有過什麼內心掙扎，害怕自己的生命難保嗎？黑衫隊頭子希姆萊聽說過傳言，他的元首得了後期梅毒，可能會死，甚至更糟的是隨時可能發狂。希姆萊將這個最高機密告訴他所信任的男按摩師費立克・科斯坦（Felix Kersten），他於一九五六年出版他們談話的日記。

科斯坦出生於愛沙尼亞，在芬蘭人爭取自由脫離俄國的戰爭中歸化芬蘭。他在柏林向一位中國醫生學習按摩，為希姆萊治療腸痙攣之前，已經有許多皇家與貴族的客戶，希姆萊有時候會因為腸痛而昏厥。崔若伯（Hugh Trevor-Roper）在科斯坦的回憶錄上寫了一篇序文，他說希姆萊的男按摩師為他解除身體上的痛苦，「不僅操控他的腸胃，也操控他的意識，讓這位在新秩序中可怕、無人情味、沒有人性，但又天真、神秘、輕信的專橫人物，向他懺悔自白。」[63]

科斯坦的日記中，第一次重要的對話是在一九四二年十二月十二日。「這是我治療希姆萊以來最刺激的一天，」科斯坦說：「他非常緊張不安；我了解他有心事，便問他是什麼事。他反問我：『你能夠治療嚴重頭痛、頭暈目眩與失眠的人嗎？』」㊹科斯坦回答說可以，但是他必須先檢查病患，知道症候的原因。希姆萊說，除非他先發誓絕不告訴任何人，否則無法透露此人是誰，於是科斯坦鄭重其事發了誓。

希姆萊從保險箱拿出一個黑色公文夾，裡面有藍色手稿。「你看了就知道，這是元首疾病的秘密文件。」㊺這二十六頁的報告引用一九一八年十月希特勒在帕澤瓦爾克住院的病歷，當時他因為英國毒氣暫時眼盲接受治療。報告指出在帕澤瓦爾克有某種症狀和梅毒有關，一九三七年又有更多的症候出現（摩瑞爾治療希特勒整整一年），證明梅毒繼續蹂躪希特勒。在一九四二年初，這些症候顯示「毫無疑問地」希特勒有進行性癱瘓。「除了瞳孔固定與口齒不清之外，梅毒的每個症狀都曾出現。」㊻

科斯坦告訴希姆萊，他無法治療心理疾病，並且詢問希特勒目前治療的情形。希姆萊回答說，摩瑞爾醫生為他注射，檢查疾病的進展，讓他有能力工作。當然，那時候認為進行性癱瘓無藥可治。

希姆萊向科斯坦求助：「這不是普通的病人，而是德國的元首，帝國正處於生死存亡間，只有在元首領導下才能勝利，因為只有他才擁有這個力量；他不能捨棄我們。」希姆萊繼續說：「我們必須嘗試各種療法讓他繼續活下去，我不相信元首的心智就這樣結束，他曾經有如此偉大的勳業……我一想到元首對我們的貢獻，簡直無法相信竟然沒有辦法挽救元首免於梅毒的蹂躪。現在來了個摩瑞爾，宣稱可以救治元首。我沒什麼好反對的，因爲他爲元首注射，元首的思想馬上就恢復成以前驚人的睿智理性。」⑰希姆萊認爲希特勒應該到心理醫院徹底檢查，但是他從來沒有答應，況且如何能夠保守秘密？如果外國的情報人員聽到風聲，敵方用無線電廣播警告德國人民，可以想像結果將是兵敗如山倒。第一要務就是要贏得戰爭。希姆萊再次強調要保守秘密，並將文件放回保險箱。他探詢道：「現在告訴我，你會怎麼辦，科斯坦？」⑱

下個星期（一九四二年十二月十九日），科斯坦記錄他與希姆萊關於希特勒梅毒的第二次交談。希姆萊問科斯坦有什麼方法可以協助希特勒，科斯坦建議採用華格納—姚瑞格瘧疾療法，這個治療後期梅毒方法的開山祖曾經贏得諾貝爾獎，又說希特勒應該避免太操勞。科斯坦解釋說，這疾病可能使希特勒的判斷力變差、身體機能衰退、產生幻覺以及誇大狂。生理上可能會「頭痛、失眠、肌肉無力、雙手顫抖、口齒不清、四肢抽搐與癱瘓。」⑲科斯坦說，這疾病眞是對德國人民最大的威脅。一道命令可能影響數百萬人的命運，是在神志清明的時候，還是受到疾病影響的時候下達，希姆萊如何分辨呢？根據科斯坦回想所看的報告，希特勒於一九一八年在帕澤瓦爾克接受當時標準的治療（可能是水銀），他的症候已經消失。

科斯坦建議希姆萊採取行動，將希特勒拉下台。希姆萊說他做不到。因爲沒有安排好接班人，勢必引起爭權奪利。此外，他如何證明希特勒的症候不是因爲過度操勞？這次談話就在希姆萊悶悶不樂的沈思中結束，他會仔細觀察，在適當的時機採取行動。

一九四三年二月四日，負責黑衫隊禁衛軍總部的柏格（Berger）將軍問科斯坦說，國外謠傳希特勒有梅毒與進行性癱瘓之事。希姆萊曾經暗示地問，科斯坦知道什麼？科斯坦承認好像聽過這種傳聞。柏格認爲希特勒受到毒氣傷害，可能引發先天性梅毒。科斯坦說，最好不要討論此事，這是很危險的話題。柏格贊同說：「我們會閉上嘴，好像從來不知道這回事。」⑳

科斯坦再一次不顧保密的承諾，問希姆萊的私人秘書魯道夫・布朗德（Rudolf Brandt），他知不知道秘密檔案。魯道夫「嚇得臉色發白。『天啊！』他說：『你不知道你有多危險。你是外國人，知道我們國家最重大的機密！』」㉑

魯道夫猜測，只有馬丁・伯曼（Martin Bormann）知道，可能赫曼・戈林（Hermann Göring）也知道。科斯坦問他誰寫的報告，魯道夫說他不能講，但他透露：是「非常負責的人，他的忠貞不容懷疑」，他覺得有責任告知希姆萊。這個人最近與他在戰場上的總部有過長談。科斯坦也問希姆萊知道此事多久，魯道夫說，他一直知道有此傳言，但是拒絕承認，直到這份報告出現。現在他不再懷疑此事。

大衛・歐文（David Irving）排除科斯坦與希姆萊的對話以及黑色檔案，他說：「根據這贗造的資料，希特勒第一次出現梅毒性癱瘓是在一九三七年，一九四二年復發。在〔他所寫的《希特勒醫生的秘密日記》（*Secret Diaries of Hitler's Doctor*）〕這本書中所做的血液檢測，則是完全否定。希特勒的副官朱利厄斯·蕭伯（Julius Schaub）說：「從來沒有科斯坦所說的『黑色檔案』，也沒有進行性癱瘓。」⑫但是，我們稍後將討論到，血液檢測並非是決定性的。何況，希特勒的副官朱利厄斯·蕭伯怎麼可能知道在希姆萊保險箱這大逆不道的秘密報告？歐文在《希特勒的戰爭》（*Hitler's War*）的序言中，說科斯坦杜撰事實，並且以二十六頁病歷檔案爲證，與摩瑞爾的日誌相比，就知道是僞造的。如果摩瑞爾的日誌是秘密梅毒病患的醫療記錄，科斯坦的文件比較之下才能證實。更重要的是，科斯坦在日記中詳細記錄希特勒在帕澤瓦爾克醫院的治療，以及目前的健康狀況，除非他有看過秘密報告，否則怎麼可能知道。

如果希特勒沒有得梅毒，那麼希姆勒與科斯坦的對話就是無聊的虛構。不過，摩瑞爾的日誌被認爲是梅毒進展的記錄，希姆勒與科斯坦的對話其實也很合理，顯示喜好爭權奪利的希姆萊正小心翼翼地注意希特勒隨時可能病情惡化，試探發生意外的機會。如果希姆萊緊張地等待，納粹核心裡還有誰也在等待呢？那些流傳多年，說希特勒已經發瘋的傳言，有多少是認爲希特勒因爲梅毒而精神錯亂？

不管科斯坦爲何出版日記，報告的簽名者才更令人吃驚，他卻漏而不提。天主教的神學研究者阿欽·貝思金（Achim Besgen）後來發現簽名者，他的書《沈默的命令》（*The Silent*

Command, 1960）詳細探索科斯坦出版的資料。貝思金經科斯坦遺孀的同意，詳細閱讀日記原本。他摘錄科斯坦與希姆萊有關黑色檔案的對話，大部分和科斯坦的回憶錄相符，但是加上：

「**報告有布朗德醫生與摩瑞爾醫生的簽名**」。⑬

這個不引人注目的句子，貝思金放在書中最後一段。證明這兩位希特勒的隨身醫生布朗德與摩瑞爾冒著生命危險，在史達林格勒之役開始時，告訴大權在握的黑衫隊頭子，說希特勒因梅毒隨時可能死亡或發瘋。只有布朗德與摩瑞爾知道希特勒的詳細病情，爲什麼科斯坦在他出版回憶錄中沒有提到他們？他基於尊重死去的同事，不想透露是他們洩漏秘密的病情？雖然摩瑞爾設法讓希特勒維持正常運作，但是聯合簽名暗示布朗德協助他，他們顯然都覺得有必要警告希姆萊，控制好內部的安全，隨時準備應變緊急狀況。

摩瑞爾與布朗德並不親近。摩瑞爾取代布朗德，成爲希特勒健康的最高負責人。布朗德於一九三四年擔任希特勒的隨身醫生，跟著他飛去會見墨索里尼。他與摩瑞爾勉強維持合作關係，直到一九四四年十月，希特勒將他開除，因爲他抱怨摩瑞爾所開的藥丸含有番木虌鹼。這次兩人拆夥是因爲紀辛注意到希特勒早餐盤中有六顆黑色藥丸，從摩瑞爾的「寇斯特藥丸」（Koester's Antigas Pill）發現番木虌鹼是其中成分。希特勒當時黃疸病初癒，布朗德要求摩瑞爾將他納入醫療計劃中。摩瑞爾記錄如下：

與布朗德交談。他說：「如果你說你只是按照命令，你以為有人會相信你嗎？你以為希姆萊會對你比其他人好？現在許多人被處以絞刑，必須非常冷靜判斷整件事情。如果元首出了什麼差錯，你能想像接下來會如何？別人不會要求哈塞爾巴哈負責，但是你要負責，而最可能的人就是我。因此，從現在開始最好讓我知道發生什麼事情。」⑭

我們知道這兩人告知希姆萊有關希特勒進行性癱瘓的事情，希姆萊在危機發生時是否支持布朗德與摩瑞爾，這問題就有不同的意義。一九四五年四月十六日，希特勒逮捕布朗德並且判處死刑，因為他為了安全將家人移出柏林到美國人地區。希特勒自殺後幾天，施佩爾與布朗德獲釋，但不久美國人又將他逮捕。

一九四四年十月，希特勒的其他醫生都解散，只剩下摩瑞爾單獨負責元首的健康，他也知道希姆萊監督他的工作。從一九四四年十月到次年五月，希姆萊命自己的醫生史坦普菲格進入地下碉堡加入醫療團隊。史坦普菲格是希姆萊指派的，肯定會告訴他有關梅毒的問題，希特勒也知道史坦普菲格知道。但是希特勒認為希姆萊知道嗎？

戰後，希特勒的醫生被俘，他們在軍事情報中心的工作，就是撰寫希特勒的病歷，布朗德與摩瑞爾關同一間牢房。一九四五年十月十五日的聯合審問報告中（一九六四年解密），「希特勒的醫生認為」，布朗德、紀辛與哈塞爾巴哈描述希特勒健康甚佳、記憶力很好、注意力集中，沒有癱瘓。胃病顯然一開始就很嚴重。哈塞爾巴哈寫道，希特勒喜愛尋歡作樂。除了布朗德，說希特勒有「精神病的人格」，其他人都說希特勒心理正常。(75)醫生的描述相對於戰爭末期摩瑞爾的日記與施佩爾的描述，差異很大。美國人提的問題似乎更無法想像，只要他們描述希特勒身體的各部位，像是他身上有什麼小傷疤、如何分他的頭髮，卻沒問病理學上較重要的問題，也許是沒懷疑希特勒有嚴重的健康問題。這些醫生在囚禁等待發落的時候，可能以編造這些假資料為樂。摩瑞爾告訴《紐約時報》記者唐尼亞·隆恩（Tania Long），他從來沒有給希特勒安非他命。他很快就獲釋，住在巴伐利亞，死於一九四八年。布朗德於一九四八年六月二日在蘭茲柏格監獄執行死刑，因為他參與了希特勒安樂死的計劃。

帕澤瓦爾克報告

關於希姆萊的黑色檔案還是有兩個問題。如果摩瑞爾與布朗德在文件上簽名，顯示希特勒正處在第三期梅毒，那麼當他被英國毒氣弄瞎了眼，在醫院接受治療時，帕澤瓦爾克的文件為何可證明他有「第二期梅毒的症候」？哪個忠貞不二的人跟希姆萊在野戰總部秘密會面？第一個問題必須回到一九一八年的帕澤瓦爾克醫院。

希特勒坐在水泥碉堡內，與幾名同袍被英國毒氣侵襲而暫時失明。一名比較不嚴重的人帶著他們逃離，像瞎子一樣一個接著一個走到布魯塞爾的野戰醫院。希特勒獨自被送回德國，住進帕澤瓦爾克醫院。他的眼瞼痙攣，眼皮腫脹無法睜開。

希特勒在《我的奮鬥》中回想這次意外：

> 十月十三日晚上〔正確日期是一九一八年十月十五日〕，在葉普斯（Ypres）之役前英國以毒氣攻擊南邊前線；他們使用黃色十字（yellow-cross）毒氣，會有什麼影響我們還不知道。當天晚上我自己也親身體驗到。在威委克（Wervick）南邊山上，我們在十月十三日晚上遭遇幾個小時的連珠砲火與毒氣彈，相當猛烈且持續整個晚上。午夜時，許多人昏倒，我們有些同袍就永遠死了。到了早上，我也開始感到痛苦，每十五分鐘就更加痛苦。早上七點，我眼睛如火在燒，只能蹣跚踉蹌而行；帶著我最後的戰爭報告。幾個小時之後，我的眼睛變得像灼熱的煤炭；黑暗逐漸包圍了我。⑯

希特勒恢復視力，但是休戰的消息傳到醫院時，他再度失去視力。「我的眼前再一次陷入黑暗，我摸索著蹣跚回到宿舍，躺在帆布床上，將燃燒的頭埋入毯子與枕頭中。」⑰此後多年，他一再說起這個故事，在他第二次恢復視力之後，有個超自然的願景激勵他成爲德國的救星。一九一八年十一月底，希特勒從帕澤瓦爾克醫院出院，回到軍中。後來，在叛變審判中他說只能閱讀報紙最大的標題，很怕失去閱讀書籍的能力。

《見證人》（*The Eyewitness*）一書是相當令人注目的虛構報導，描述希特勒在帕澤瓦爾克的故事，魯道夫・賓尼恩閱讀此書時，懷疑作者猶太醫生恩斯特・魏思（Ernst Weiss）可能有參考眞正的文件，才能寫出這麼詳實的故事，並且眞有一位精神病醫師在P爲「AH」治療。賓尼恩最後研究發現這位醫生是愛德蒙・佛斯特（Edmund Forster），然後又發現佛斯特有一段曲折漫長的戲劇性故事。

一九三三年，佛斯特帶著希特勒的記錄到巴塞爾，然後去巴黎，爲了安全起見他給德國移民周刊《*Das Neue Tage-Buch*》的同事副本，包括恩斯特・魏思。佛斯特回到德國之後，被格萊佛斯華（Greifswald）的醫學院解聘，然後校方在蓋世太保的監視下審問他十三天。此後，佛斯特這位見證人知道自己已經被懷疑到巴黎的目的，因而自殺。賓尼恩訪問佛斯特的長子，他回想父親就像小說中的敘述者一樣，想要自己保存希特勒的「醫療秘密」。即使是佛斯特的死訊，巴黎的德國新聞記者也覺得這消息太危險而沒有刊載。

魏思以小說形式透露這醫療秘密，他的小說在他自殺之後倖存下來，是因爲要與美國的版本一別苗頭。一九六三年，在遺失多年之後，終於出版德文版《見證人》（*Der Augenzeuge*）。一九七七年，霍頓・米夫林（Houghton Mifflin）出版社發行英文版，賓尼恩在序言中指出佛斯特就是叙述者。同時，魏思和佛斯特一樣，於一九四〇年六月十四日在巴黎舉槍自殺，這時德軍占領巴黎。湯瑪斯・曼與艾蓮娜・羅斯福已經爲他取得美國移民簽證和機票，但是他不知道。

在小說中，見證人被指派到P醫院，他治療在戰場上心理創傷的士兵，像是緊張不安、神經過敏、歇斯底里、神經衰弱。其中有一位病患AH，身體衰弱、失明、缺乏睡眠而高度興奮、喜歡狂熱煽動，需要訓導懲戒。他的眼睛因爲毒氣手榴彈而「像灼熱的煤炭」。⑱魏思這裡是擷取希特勒自己在《我的奮鬥》中的叙述。晚上他召集士兵在床前，煽動他們仇視猶太人，將德國的失敗歸咎於猶太人。

見證人施展催眠術，並且引導他自己有意願去看見，然後讓他能夠入睡，結果奏效。「我扮演命運之神，讓這失明的人恢復視力。」⑲AH掌權之後，向千萬群衆施展催眠術，告訴沮喪消沈的德國人，在神奇的治療下德國也能夠恢復國威。見證人將他的病歷保存起來，並且埋在沼澤裡。

魏思的叙述者懷疑AH的種族仇恨，可能是因爲情慾經驗造成，後來感染梅毒，認爲未來要禁止與那些血液受到污染的人發生性關係：

這位失明者仇恨猶太人，而這已經成為他靈魂的核心。我知道我已經永遠治療好他的失明，暫時使他不再失眠，但是無法使他一秒鐘不仇恨猶太人。他可能是在維也納生活困頓時，被某位猶太女人所害？他是自願守貞，或是被迫的？他再也不能將自己奉獻給德國血統的女人？這讓他很痛苦，使他無法入眠，使他無法愛人，無法滿足，也使得他擁有狂熱可怕的力量？他的指甲被這刺所刺傷，因此他以狂暴的拳頭反擊？[80]

一位穿著黨制服的人要求與見證人說話。他要求交出有關AH的文件，見證人拒絕了，然後將文件從沼澤裡拿出來，放進防火的保險箱。但是這文件在屋子裡，讓他很擔心。他以一般郵件寄給自己，收件地址在很遠的郵局，這樣可以保存三個月。最後他決定將文件藏在瑞士，開車到巴塞爾，在聯邦中央銀行租了一個保管箱。爲了救他的妻子，他被引誘回來遭到逮捕，嚴刑逼問十三天，差點被打死。但他還是沒有放棄，他告訴自己：「不要洩露秘密給他們，要撐到底！」[81]

見證人獲准離開，與妻子重聚。他打開保管箱一看，空無一物；他白白忍受那些折磨。妻子爲了讓他獲釋，在他們朋友赫馬（Helmut）的慫恿下，交出了文件。不過，即使蓋世太保現在有AH病患的醫療記錄，他們還是沒有醫療秘密。見證人描述這狀況：

> 有一天，他（赫馬）開始談起這件事情，說還有附帶的證明。他為了營救我，將這文件交出去。他是將我放在保管箱的筆記文件都交給秘密警察，但是他們並不滿意。最重要的部分不見了，就是有關他與女人關係的部分。在P和他交談許久，我已經知道許多秘密。但是即使在一九一八年，我一個字也沒有寫下來。我

知道詳情，這是非常重大的案例。但你找不到任何蛛絲馬跡。這個秘密我以難以理解的文字記下，只有我才看得懂。[82]

見證人，也就是佛斯特，有關AH與女人關係的醫療秘密，到底是什麼？羅森伯姆在《詮釋希特勒》的序言中，表達他自己探索希特勒的心理、大屠殺及惡魔本質背後的渴求，就是希望找到有佛斯特秘密文件的瑞士保管箱，他說：「希特勒性生活的秘密，帕澤瓦爾克的催眠師以難理解的文字記載下來，藏在一個保管箱中。」[83]羅森伯姆有個悲願，這個遺失的關鍵一環可以解釋希特勒，他說：「有個東西遺失了……就在地球上，我們可以想像，就在瑞士銀行的保管箱裡妥善保存著。這並非超出我們的理解範圍，只是我們無法取得。不是因爲那難以忍受的恐懼，而是要探索難以理解的罪惡」[84]——他說，這就像是找尋聖杯，但卻是爲了解釋希特勒。

一九四二年，交給希姆萊的帕澤瓦爾克報告，裡面的秘密就是梅毒。見證人在巴塞爾保管箱所藏的秘密也是嗎？

希姆萊黑色檔案有一部分是摩瑞爾與布朗德所寫的報告，是關於希特勒目前的醫療狀況，其他部分則是希特勒在帕澤瓦爾克有梅毒症狀。帕澤瓦爾克的病歷報告副本是如何流到希姆萊的手中？一開始似乎不可能追蹤第一次世界大戰在帕澤瓦爾克一位無名士兵的治療記錄，尤其是希特勒已經下令弗立克沒收銷毀這些資料，所以一九四二年希姆萊重新得到這份資料，顯然有許多可能性。事實上，可能醫療記錄資料就有許多份（而且各有許多副本），像是佛斯特的病歷記錄、醫院病歷摘要、希特勒治癒之後出院發給軍方的報告。佛斯特爲了安全起見，做了兩份副本給在巴黎的德國流亡者，其中一份給魏思。當然，依照小說的記載，他也可能有第三份在巴塞爾的保管箱。

蓋世太保多年來奪取這些記錄，問題是蓋世太保中誰負責此事，不確定在希特勒核心有多少人是他的對手，而元首有梅毒的報告在黑衫隊高層又會引起多少不安。誰能夠信任呢？根據薛倫伯格的說法，秘密警察頭子萊因哈德・海德里希（Reinhard Heydrich）收集希特勒所有的健康記錄，海德里希於一九四二年被暗殺，這些資料就轉交希姆萊。如果此說屬實，那麼希姆萊在收到黑色檔案之前就有希特勒的健康資料，那麼他委請布朗德與摩瑞爾撰寫意見報告，就更有可能。

啤酒館政變審判的記錄，包含帕澤瓦爾克報告的副本。根據賓尼恩所說，威廉・霍格納（Wilhelm Hoegner）從政變時代就是希特勒的政敵，他從政變審判中取得希特勒在帕澤瓦爾克的文件，直到一九三三年才被蓋世太保奪走。㊭戈林當時主管蓋世太保，但是霍格納的副本被奪走時，巴伐利亞的警察歸希姆萊管轄。根據賓尼恩所言，佛斯特擁有的病歷正本由威廉・卡納里斯（Wilhelm Canaris）（德國國防軍（Wehrmacht）的情報頭子）與希姆萊本人保管。顯然勃萊道（von Bredow）將軍也有一份，他於一九三四年在「長刀之夜」（Röhm

Purge）被槍殺。簡言之，希特勒的帕澤瓦爾克醫療記錄有許多副本，如果最後連一份都沒有傳到希姆萊手上，那才眞是奇怪。

回到希姆萊的報告，我們還不知道第三個神秘人物。如果希姆萊已經有希特勒的醫療記錄，他可能直接找布朗德與摩瑞爾隨時掌握希特勒的近況。但是科斯坦所看的報告有布朗德與摩瑞爾的簽名，他還問希姆萊的秘書魯道夫，誰是那「忠誠度沒有問題的人」。當時誰會有帕澤瓦爾克文件，可以接觸布朗德與摩瑞爾了解最新病情，而且負責正直，能夠將消息告訴希姆萊？

希特勒的隨員中三位有希特勒過去的健康記錄，他們是萊因哈德・海德里希、威廉・卡納里斯（Wilhem Canaris）、威廉・弗立克。海德里希已經被暗殺，他的檔案都移交給希姆萊，所以先排除。根據薛倫伯格的說法，前國防軍情報頭子海軍上將卡納里斯有一份希特勒帕澤瓦爾克的記錄。卡納里斯於一九四二年經常與希姆萊會面，是對抗希特勒的關鍵人物，也參與一九四四年七月二十日暗殺計劃，他有很好的理由要希姆萊注意希特勒的危險狀況。希姆萊沒有懷疑卡納里斯自己的密謀，還告訴卡納里斯他知道有個叛變計劃。一九四三年，德國一位重要的間諜在土耳其變節叛逃聯軍，此事和卡納里斯有關，希特勒大發雷霆將卡納里斯撤職。卡納里斯涉及軍隊許多暗殺與叛變的計劃，他向英國透露許多戰略上的秘密。一九四三年三月，他飛往斯摩林思克（Smolensk）協助七月二十日的暗殺計劃，但他於密謀時間之前在家被逮捕。紐倫堡大審時，發現卡納里斯在占領俄國時曾經阻止種族滅絕屠殺。

另一個更有可能的人就是威廉・弗立克，他從一九三三年一月起擔任希特勒的內政部長，是希姆萊高層的信使，忠誠度沒有問題。弗立克一開始就跟著希特勒，在啤酒館政變中與史崔喬還有其他人一起被捕，當時被控以通敵。最初是弗立克與希特勒一起任命希姆萊掌權的，希特勒三次沒收健康記錄：斯皮托夫的記錄、霍格納的記錄以及帕澤瓦爾克文件，都跟他有關。希特勒心智逐漸失能，弗立克知道多少呢？有人說希特勒正在帶領國家走向毀滅，弗立克夫人的回答是：「是的，這個人精神錯亂。」這也許可以代表這個家庭的意見。[86]

診斷與希特勒的傳記作者：忽略梅毒

歐文於一九八三年出版《希特勒醫生的秘密日記》（*The Secret Diary of Hitler's Doctor*），他提議「消滅」關於希特勒染有梅毒的迷思，因爲摩瑞爾於一九四〇年以「病患A」送交實驗室做血液檢測，結果是陰性反應。但是歐文此說太過輕率。梅毒學的教科書警告說，不要被不正確的血液檢測誤導。司脫克寫道：「病患可能瓦瑟曼檢測多年來都是陰性反應，結果還是死於梅毒。」[87]尤其是晚期、熱療與局部治療的病例。他引證在許多研究中，後期梅毒有很高的比例出現錯誤的陰性反應。有個研究和希特勒有關，特別值得注意。一九二〇至二一年，梅約診所研究梅毒病人，有百分之五十六瓦瑟曼檢測是陰性的。這群病患有個共同的後期梅毒重要症候：腸胃痛。一九三六年，合作臨床小組（Cooperative Clinic Group）發現，病患以前接受過治療的話，只有百分之五十二會出現瓦瑟曼陽性反應。瓦瑟曼血液檢測只有在感染初期，傷口充滿螺旋體的短暫時間內才會接近百分之百準確。希特勒感染已經三十年後才做瓦瑟曼檢測，其間有許多機會接受治療。塔斯克吉梅毒研究的原設計人對於使用瓦瑟曼檢測法來篩選實驗對象感到質疑，因爲他們預估有百分之二十五的病患會出現錯誤的陰性反應，即使這些病患是年輕人而且大都沒有接受治療過。希士頓夫婦甚至傾向於希特勒是安非他命中毒，不認爲是第三期梅毒，也指出瓦瑟曼陰性反應並不排除以前感染過，而且梅毒在當時無法治癒，以前感染過就表示持續感染。

瓦瑟曼陰性反應被認爲是鐵證，一直用來否定希特勒染有梅毒的其他線索：否定維也納妓女事件，認爲科斯坦與希姆萊的對話是捏造的，希特勒在帕澤瓦爾克從來沒被診斷有梅毒，斯皮托夫或是其他人從來沒有爲他治療過梅毒。

歐文又說：「從尿液分析可得知希特勒從來沒有得過梅毒。」⑱但是，尿液分析不適用於診斷梅毒。許多傳記作者與醫療學者因爲錯誤的梅毒檢測，沒有看到希特勒在二次大戰最後幾年，因爲第三期梅毒的連續摧殘，無論生理或心理都已經頹敗不堪。歐文很樂觀地認爲，他出版摩瑞爾日記之後「全世界最有名的獨裁者阿道夫·希特勒的醫療經過就完整無缺了。」⑲

血液檢測並不是絕對的證據。即使結果是陽性反應，希特勒與摩瑞爾也不可能說實話。如果他們要掩蓋梅毒快速進展的事實，甚至不能相信「病患A」就眞的是希特勒的血液樣本。也許「病患A」與他的私人醫生，正是要完美地掩飾祕密。

埃恩・科蕭發現，雖然對於希特勒的研究可謂車載斗量，但只有少數是「完整的嚴肅學術性傳記」⑽。這些嚴肅的學術傳記作者只有艾倫・布洛克（Alan Bullock）考慮到梅毒，在一九五三年的傳記中有一段提到，摘自普希・漢夫斯泰格的評論，但說這是傳言而非第一手資料。布洛克寫道：「例如，根據報告，普希一再說希特勒年輕時在維也納感染梅毒。這可能是惡意的謠言，但不只一位醫學專家暗示，希特勒後來的症候，無論是心理與生理，可能是第三期梅毒的症狀，因此這個說法很值得參考。不過，除非哪天有希特勒的醫學報告出現，否則這還是未定之論。」⑾布洛克的結論是，希特勒在一九四三年之前很少生病，他認爲身心失調的可能性也不大。

布洛克所假設的希特勒醫療報告，其實曾經存在，至少是以暗語寫成，在摩瑞爾的報告中，戰爭末期由一名德國軍官拿去掩埋。一九五九年這些文件被發現，送到美國華盛頓的國家檔案處製作成微縮膠片，希士頓使用這些膠片（T253, reels 34-45），做爲他們寫作《希特勒的醫學個案》（*Medical Casebook of Adolf Hitler*）的主要資料來源。四年後，歐文編輯摩瑞爾的日記出版，使用了附加的摩瑞爾資料，它「意外地」於一九八一年出現在國家檔案

〔T253, reel 62〕。

李奧納德·希士頓是精神病學的教授，他專研希特勒的心理狀況，認爲他有濫用安非他命的跡象。施佩爾在希士頓夫婦的著作上寫序言，也同意說：「我寫了幾百頁對希特勒的長期觀察，以及我對他與他親密夥伴的經驗。關於他個性的改變，頗符合希士頓夫婦的研究結果。」㉜

希士頓夫婦指出，希姆萊在一九三七年的行事曆中，曾暗示有中樞神經系統的梅毒：「希姆萊：『神經性梅毒的跡象。』來自科斯坦的回憶錄。」他們發現：「梅毒的症狀千變萬化，善於模仿其他疾病。」㉝但是，他們基於兩個理由，認爲沒有必要深入探討梅毒的可能性。第一，沒有痴呆現象，尤其是沒有喪失記憶力。「神經性梅毒無可避免會造成痴呆，通常是第一個症候，如果不是第一個，在幾個月之內也會出現。第二，梅毒會出現特殊的眼睛症狀，不過洛林醫生詳細檢查沒有發現不正常。」㉞但是，神經性梅毒的個性改變是逐漸發生的，完全麻痺性痴呆出現痴呆現象可能要許多年。問題是希特勒還沒出現麻痺性痴呆或痴呆就死了。許多資料顯示，希特勒神奇的記憶力已經大不如前。雖然洛林沒有發現瞳孔固定與不規則，他卻發現眼睛有其他症狀。

希士頓夫婦寫道：「德國獨裁者希特勒的腸胃、神經系統與心血管，這三個器官系統有重大疾病。從文獻的敘述來看，顯然他病得很嚴重，但是很少人注意到這些疾病的性質，或是對歷史可能的影響。」㉟他們認爲這種疏忽是因爲缺少足夠的證據，他們從摩瑞爾的報告以及訪問過去認識希特勒的人，覺得現在累積相當足夠的證據。雖然他們認爲希特勒得的不是梅毒，後來的症狀是因爲服用安非他命，但也正確指出，瓦瑟曼陰性反應並不排除早期的感染。由於當時梅毒無藥可治，早期的感染表示會繼續感染。他們描述希特勒疾病的發展，所用的言語有梅毒的暗示：「從一九四二年中到一九四五年四月自殺，希特勒出現已知的跡象、症候與對行爲可預期的影響，間歇性因爲腦部機能疾病而失去能力。」㊻

弗立茲．瑞德利奇在註腳中將傳記作者的意見做個摘要，統計出只有少數的書籍與文章討論到希特勒的病歷。每個人都很快若無其事地排除梅毒。例如，安東．紐梅耶寫道：「摩瑞爾的日記中沒有出現痴呆現象，血清檢測又是陰性反應，這些證據足以否定希特勒罹患這種疾病的可能性。」㊼；伯特．愛德華．帕克（Bert Edward Park）的結論是：「可以排除梅毒的可能性」㊽

有個人認爲希特勒是患腦梅毒，即大屠殺的倖存者亞歷山大．金姆（Alexander Kimel），他曾在網站上張貼這個訊息。金姆提出的觀點是，希特勒於一九〇八年不見蹤跡，卻沒有留下轉信的地址，殊不可解，可能是因爲他感染梅毒。希特勒家在林茲（Linz），一九〇八年二月他離家到維也納（這一年普希感染梅毒）。在維也納的第一個月，他穿著黑色外套，拿著一根象牙柄的枴杖。古斯特是他在林茲的朋友，也是在維也納的室友，他與古斯特觀賞歌劇，尤其是華格納的歌劇，《崔斯坦》（*Tristan*）他就看了三十幾遍。然後他失蹤，一句話也沒有跟古斯特交代；他再度出現時，整個人已經變了。一九〇九年耶誕節，以科萧的話來形容，他又瘦又髒，身上有虱子；他「潦倒至極」，與「社會底層的妓女、酒鬼、窮困無望的人一起鬼混。」⑨⑨

耶魯大學醫學院退休院長瑞德利奇，著有《希特勒：毀滅性先知的診斷》，這是目前關於希特勒心理最完整的研究。瑞德利奇寫道：「這是可以確定的，然而（我很少用這個字眼），希特勒並沒有全身性癱瘓，這是嚴重的梅毒轉變疾病，病徵與症狀很容易診斷出來，包括心智快速退化、精神病、不合理的自大行爲，獨特且容易辨認的精神病症候（像是瞳孔對於光線的反應不規則），嚴重的口齒不清（dysarthria），如果沒有治療的話，血清與脊髓液做梅毒檢測呈現陽性反應。」⑩⓪瑞德利奇說得沒錯：「希特勒沒有麻痺性痴呆，但是這並不表示他沒有出現警訊階段。

沒有絕對的證據說希特勒染有梅毒，也沒有證據足以否認。然而，他的生活顯然可以看出是梅毒病患發展的模式，這讓我們提出一些問題，重新探索檔案。如果說希特勒在一九〇八年經由性交感染一種他認爲是源自猶太人的疾病，讓他從少年時就遭人排斥，而這事不斷蹂躪他的身心，那麼又會對他的行爲產生什麼影響呢？

註釋

①西蒙・威森塔爾（Simon Wiesenthal）〈Did Hitler Have Syphilis ?〉，參考威森塔爾《*Justice Not Vengeance*》（London: Weidenfeld & Nicolson, 1989），p.132；另請參考艾倫・李維（Alan Levy）《*The Wiesenthal File*》（Grand Rapids, Mich.: William B. Eerdmans, 1999），p.17-22。

②恩斯特・漢夫斯泰格（Ernst Hanfstaengl）《希特勒：失去的年代》（*Hitler: The Missing Years*, New York: Arcade, 1994），pp.123-124（Orig. pub. 1957）。

③與魯道夫・賓尼恩（Rudolph Binion）的個人通訊，二〇〇〇年八月三日。

④克勞德・揆特（Claude Questél）《梅毒史》（*History of Syphilis*, Baltimore: Johns Hopkins University Press, 1990），p.77。

⑤阿道夫・希特勒《我的奮鬥》（*Mein Kampf*, Boston: Houghton Mifflin, 1971），p.257。

⑥羅恩・羅森伯姆（Ron Rosenbaum）《詮釋希特勒》（*Explaining Hitler*, New York: Random House, 1998），p.197。

⑦艾倫・懷克思（Alan Wykes）《希特勒》（*Hitler*, New York: Ballantine, 1970），p.23。

⑧希特勒，p.247。

⑨懷克思《醫生與他的敵人》（*The Doctor and His Enemy*, New York: Dutton, 1966），p.40。

⑩懷克思《希特勒》，p.98。

⑪《紐約客》在一九九四年九月十九日刊登一篇書評，評論 Frederic Spotts 所寫的《拜魯特：華格納節的歷史》（*Bayreuth: The History of the Wagner Festival*, New Haven, Conn.: Yale University Press, 1994），書評中提到一則傳聞：「似乎將小華格納放到床上後，希特勒予以性侵害。經由小華格納其中一個孩子向 Spotts 透露此事，揭露了

這件事。不過，因 Spotts 認為此事與書沒有什麼相關，出版之際，Spotts 將此一情節刪除。」（p.110）

⑫埃恩・科蕭（Ian Kershaw）《傲慢的希特勒，1889-1936》（*Hitler 1889-1936: Hubris*, New York: Norton, 1998），p.44。

⑬羅伯特・威特（Robert G. L. Waite）《*The Psychopathic God: Adolf Hitler*》（New York: Basic Books, 1977），p. 410。很遺憾，威特在此處並未標示出訊息來源。

⑭友阿欽・費斯特（Joachim C. Fest）《希特勒》（*Hitler*, New York: Harcourt Brace Jovanovich, 1974），p.204。

⑮希特勒，p.257。

⑯希特勒，p.246。

⑰希特勒，p.59。

⑱希特勒，pp.255-256。

⑲希特勒，p.256。

⑳希特勒，p.250。

㉑ Mary Spongberg《性病女性化》（*Feminizing Venereal Disease*, New York: New York University Press, 1977），p. 160。

㉒希特勒，p.255。

㉓希特勒，p.249。

㉔希特勒，p.562。

㉕約翰・司脫克（John H. Stokes）《現代臨床梅毒學》第三版（*Modern Clinical Syphilology*, Philadelphia: Saunders, 1944），p.819，研究梅毒病人中有嚴重胃痛者，其中百分之五十六的人瓦瑟曼檢測呈陰性。

㉖司脫克《現代臨床梅毒學》第一版，p.938。

㉗詹姆斯・柯比・赫利斯（James Kirby Howles）《臨床梅毒概要》（*A Synopsis of Clinical Syphilis*, St. Louis: Mosby, 1943），p.417。

㉘約翰・杜蘭（John Toland）《希特勒》（*Adolf Hitler*, Garden City, N.Y.: Doubleday, 1976），p.824。

㉙李奧納德・希士頓（Leonard L. Heston）與芮內・希士頓（Renate Heston）《希特勒的醫學個案》（*The Medical Casebook of Adolf Hitler: His Illness, Doctors, and Drugs*, Briarcliff Manor, N.Y.: Stein & Day, 1979），p.17。

㉚大衛・歐文（David Irving）《希特勒醫生的秘密日記》（*The Secret Diaries of Hitler's Doctor*, New York: Macmillian, 1983），p.87。

㉛歐文《希特勒醫生的秘密日記》，p.97。

㉜歐文《希特勒醫生的秘密日記》，p.51。

㉝弗立茲・瑞德利奇（Fritz Redlich）《希特勒：毀滅性先知的診斷》（*Hitler: Diagnosis of a Destructive Prophet*, New York: Oxford University Press, 1999），pp.234-235。

㉞司脫克《現代臨床梅毒學》第三版，p.893。

㉟希士頓請兩個美國心臟醫生檢視希特勒的心電圖，並沒有發現特殊的S波與T波變化，因此認為心臟不正常的原因不明。弗立茲・瑞德利奇請四位心臟醫生檢視醫療記錄，根據他們的報告，瑞德利奇認為，血管變化的原因不能確定。大衛・歐文讓哈利・史崔（Harley Street）檢視心電圖，他們認為，以希特勒的年紀有那些問題是正常的。

㊱司脫克《現代臨床梅毒學》第三版，p.906。

㊲致美國衛生局副局長Taliaferro Clark博士的信，參見《塔斯克吉的眞相》（*Tuskegee's Truths*, Chapel Hill: University of North Carolina Press, 2000），Susan Reverby編，p.79。

㊳歐文《希特勒醫生的秘密日記》，p.27。

㊴歐文《希特勒醫生的秘密日記》，p.50。

㊵李奧納德・希士頓與芮內・希士頓《希特勒的醫學個案》，p.56。

㊶歐文《希特勒醫生的秘密日記》，p.292。

㊷歐文《希特勒醫生的秘密日記》，p.300。

㊸約翰・司脫克《護士的皮膚學與梅毒學》（*Dermatology and Syphilology for Nurses*, Philadelphia: Saunders, 1937），p.229。

㊹司脫克《現代臨床梅毒學》第三版，p.959。

㊺司脫克《現代臨床梅毒學》第三版，p.944；魯道夫・康普梅爾同意，在梅毒病程或復發的反應中，若是屬於侵襲心臟血管的梅毒，症狀無法因接受胂凡納明的治療而顯著減緩。參考康普梅爾〈Final Report on the Tuskegee Syphilis Study〉，《*Southern Medical Journal*》67, no.11（November 1974）: 1349-1353。

㊻司脫克《現代臨床梅毒學》第二版，p.959。

㊼歐文《希特勒醫生的秘密日記》，自一九四一年八月七日開始寫日記。

㊽李奧納德・希士頓與芮內・希士頓《希特勒的醫學個案》，pp.79-80。

㊾約瑟夫・摩爾（Joseph Earle Moore）指出，心臟血管受梅毒侵襲而仍能行走的病人，若施以洋地黃治療，會有呼吸困難的情形。《現代梅毒治療》（*The Modern Treatment of Syphilis*, Springfield, I11.: Charles C. Thomas, 1943），p.290。

㊿有一項關於夜驚的報告〔稱之為陣發性夜晚呼吸困難〕，通常發生於嚴重病情發作之際，如氣喘發作。Hermann Rauschning 回憶道：「希特勒在夜晚醒來，驚厥地尖叫著，恐懼地顫抖，大喊一些混亂而難以理解的話，他喘著氣，好像快窒息……希特勒站在房間裡搖擺著，眼神狂野地看著他。」伯特・艾德華・帕克（Bert Edward Park）《疾病對世界領導人的影響》（*The Impact of Illness on World Leaders*, Philadelphia: University of Pennsylvania Press, 1986），p.163。此段敘述引用時得小心，因為 Rauschning 善於編造有關希特勒的故事。帕克認為，這種陣發性

而無從解釋的恐懼，可能是患有心理性肌肉運動癲癇。

(51)司脫克《現代臨床梅毒學》第三版，p.932。

(52)司脫克《現代臨床梅毒學》第一版，p.826。

(53)李奧納德・希士頓與芮內・希士頓《希特勒的醫學個案》，p.50。

(54)希士頓提到四次，馬瑟補充道，史坦普菲格認爲不是帕金森氏症，參見威納・馬瑟（Werner Maser）《*Hitler: Legend, Myth and Reality*》（New York: Harper & Row, 1971），p.231。

(55)馬瑟，p.231。

(56)當馬瑟看到克里尼與薛倫伯格在爲史坦普菲格準備一些藥時，他認爲有暗殺的陰謀正在醞釀，但對這項揣測的背景並沒有加以說明。

(57)瑞德利奇，p.293。

(58)詳細的暗殺次數，參見費斯特。

(59)始自一九四四年八月三十一日的晚上會議。

(60)李奧納德・希士頓與芮內・希士頓《希特勒的醫學個案》引言，p.13。

(61)安東・紐梅耶（Anton Neumayr）《*Dictators in the Mirror of Medicine: Napoleon, Hitler, Stalin*》（Bloomington, Ill.: Medi-Ed, 1995），p.240。

(62)施佩爾（Albert Speer）《第三帝國的內幕》（*Inside the Third Reich*, New York: Macmillan, 1970），p.472。

(63)崔若伯（H. R. Trevor-Roper）爲科斯坦（Felix Kersten）《*The Kersten Memories: 1940-1945*》一書所寫的引言，（New York: Macmillian, 1957），p.11。

(64)科斯坦，p.165。

(65)科斯坦，p.166。

(66)科斯坦，p.166。
(67)科斯坦，p.168。
(68)科斯坦，p.166。
(69)科斯坦，p.171。
(70)科斯坦，p.171。
(71)科斯坦，p.171。
(72)歐文《希特勒醫生的秘密日記》，p.122。
(73)阿欽・貝思金（Achim Besgin）《*Der Stille Befehl: Medizinalrat Kersten, Himmler und das Dritte Reich*》（München: Nymphenburger Verlagshandlung, 1960），p.175。
(74)李奧納德・希士頓與芮內・希士頓《希特勒的醫學個案》，p.91。
(75)美國駐歐洲劇院軍事情報中心總部第 APO 752,2 未出版之聯合審問報告資料，「醫生們眼中的希特勒」，一九四五年十月十五日。
(76)希特勒，pp.201-202。
(77)希特勒，p.204。
(78)恩斯特・魏思（Ernst Weiss）《目擊者》（*The Eyewitness*, 1963; Boston: Houghton Mifflin, 1977），p.95。
(79)魏思，p.106。
(80)魏思，p.139。
(81)魏思，p.159。
(82)魏思，pp.184-185。
(83)羅森伯姆，p.xlvi。

㉞羅森伯姆，p.xlvi。
㉟魯道夫・賓尼恩（Rudolph Binion）《德國人中的希特勒》（*Hitler Among the Germans*, DeKalb: Northern Illinois University Press, 1976），p.5。
㊱杜蘭，p.723。
㊲司脫克《護士的皮膚學與梅毒學》，p.202。
㊳歐文《希特勒醫生的秘密日記》，p.40。
㊴歐文《希特勒醫生的秘密日記》，p.8。
㊵科蕭在註腳中接受瓦瑟曼檢測的結果：「後來有謠言認爲希特勒被一猶太妓女傳染而得梅毒，這是沒有根據的，一九四〇年的醫學檢驗顯示，希特勒並沒有感染梅毒。」《希特勒，1889-1936》，p.618 n.146。
㊶艾倫・布魯克（Alan Bullock）《希特勒暴政研究》（*Hitler: A Study in Tyranny*, New York: Bantam Books, 1958），p.392。
㊷施佩爾在《希特勒的醫學個案》的引言，p.11。
㊸李奧納德・希士頓與芮內・希士頓《希特勒的醫學個案》，p.115。
㊹李奧納德・希士頓與芮內・希士頓《希特勒的醫學個案》，p.115。
㊺李奧納德・希士頓與芮內・希士頓《希特勒的醫學個案》，p.21。
㊻李奧納德・希士頓與芮內・希士頓《希特勒的醫學個案》，p.22。
㊼紐梅耶《*Dictators in the Mirror of Medicine: Napoleon, Hitler, Stalin*》，p.280。
㊽帕克，p.348。
㊾科蕭《希特勒：1889-1936》，p.52。
⑩⓪瑞德利奇，p.231。

IV | *POX：Genius, Madness, and the Mysteries of Syphilis*

梅毒走廊

Pox Gallery

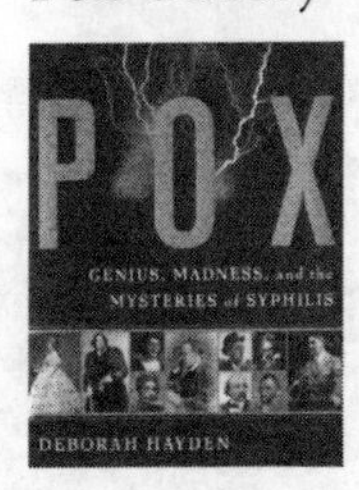

梅毒之所以被低估，在於個人得病後的
保密、誤診與死亡證明沒有載明。
疑似患者有達爾文、杜斯妥也夫斯基、
列寧、莫札特、拿破崙、帕格尼尼、愛倫坡、
拉伯雷、史達林、托爾斯泰、威爾遜總統……

21 梅毒名人展：梅毒之迷思

A Gallery of Pox: The Myth of Syphilis

利可醫生被控告，因為他說到處都看得到梅毒，利可反駁道，我看的還不夠多呢。艾利斯·赫德遜（Ellis H. Hudson）估計，未經治療的人口中，密螺旋體疾病的感染率是百分之十五。為了讓大家全面了解此一大衆健康危機的可怕之處，請想想看，要是在今天的人口中，有百分之十五的人感染了此一慢性的、無法治癒的、經由性所傳染的疾病……當然，很多人馬上會想到愛滋病。

梅毒之所以被低估，在於個人得病後的保密、誤診與死亡證明沒有載明。雖然，在一九四三年盤尼西林被使用之前，許多知名人士都曾受到梅毒感染，但是，今天大部分的歷史學家只記得一小部分知名的患者。最為人所知的大概是艾爾·卡邦（Al Capone，譯註：芝加哥教父）與藍道夫·邱吉爾（Randolph Churchill，譯註：溫斯頓·邱吉爾之父）。

也許是無意的，也許是惡意的，許多人都被貼上梅毒的標籤，但往往沒有什麼實證。

二十世紀初期，認爲梅毒來自希斯盤紐拉島的艾文·布洛克（Iwan Bloch）發表一篇文章，認爲叔本華（Arthur Schopenhauer）在一八一三年受到感染①，因而開始了他的悲觀主義。叔本華採用當時最富幻想的預防療法，把陰莖放在一杯添加了漂白粉的水中清洗。小羅斯福總統第一次競選時，有人惡意中傷他患有梅毒；當他過世時，卻沒有驗屍，謠言再度流傳。根據施佩爾所述，這是希特勒最愛一再提及的故事。在《愛因斯坦的女兒》（*Einstein's Daughter: The Search for Lieserl*）一書中，作者米雪·瑞克翰姆（Michele Zackheim）提到愛因斯坦也許將梅毒傳染給第一任妻子塞爾維亞人麥莉娃·馬瑞克（Mileva Maric），但卻沒有多做評論。

疑似〔或已知〕梅毒患者包括阿敏（Idi Amin，譯註：前烏干達總統）、達爾文、董尼采第（Donizetti, 1797-1848，編註：義大利美聲歌劇大師）、杜斯妥也夫斯基、杜勒（Dürer）、列寧、劉易斯（Meriwether Lewis，譯註：美國探險家）、莫札特、拿破崙、帕格尼尼、愛倫坡、拉伯雷（Rabelais，譯註：法國人文主義作家）、史達林、托爾斯泰以及威爾遜（Woodrow Wilson）總統。梅毒病患的名單，包括了國王、王后、皇帝、教宗、主教、崇高的藝術家以及邪惡的罪犯。沃爾西主教被指控在亨利八世的耳邊吹氣，而將梅毒傳染給他。血腥瑪莉有先天性梅毒的跡象。優雅地生活於咖啡館與妓院的畫家羅特列克（Henri Toulouse-Lautrec, 1864-1901），三十五歲時因麻痺死於療養院。下列小故事的主角是若干知名的梅毒患者，他們的確患有梅毒，但哥雅是其中例外，他的故事仍有爭議。

恐怖伊凡（Ivan the Terrible），1530-1584

俄羅斯的伊凡四世是最殘忍的梅毒患者之一，人稱「恐怖伊凡」。伊凡二十三歲時生了一場重病，發著高燒，這也許是他梅毒症狀的開始。後來，他在臥室裡從冒著泡泡的大鍋中吸取大量的水銀。

在他主政時期，他的敵人被鞭打、吊死、燒死，以及受到各式的肢體傷殘。傳聞諾夫哥羅（Novgorod）城謀叛，爲了報復，數千人被鞭打致死、在小火裡被燒烤，並被推進冰裡。屍體使得河水溢出了河岸。一群忠實的軍人跟隨著他，人稱「奧波奇尼基」（Oprichniki），他們身著黑衣，騎著黑馬，蹂躪鄉野。伊凡放任這些人殘虐百姓，舉行強暴與拷打的儀式。

在一次爭吵中，伊凡刺死了兒子，那次爭吵是因爲伊凡出手打媳婦，導致媳婦流產。伊凡娶了八個老婆，當他在新婚之夜，發現第七任太太瑪莉亞不是處女時，第二天就把她淹死了。伊凡聲稱他爲一千位處女開苞。

伊凡最後死於中風，那時他正準備下西洋棋。過世前的一段日子，伊凡無法入睡，變得很恐怖，他撫摸著收藏的珠寶，聲稱它們有治病的威力。

哥雅（Goya），1746-1828

四十六歲時，哥雅被疾病纏身數月之久，導致他耳鳴、耳聾、失明、失去方向感、腹部不適、衰弱以及精神抑鬱。他的朋友薩巴特（Zapater）說，哥雅的疾病是因爲行爲不檢，疑似因性交而傳染得病：「他缺乏自省而遭致惡果，現在我們要對他的恥辱寄予同情，對一個生病的人，要盡一切力量治療他。」②哥雅後來病情轉好，但是依然耳聾。

哥雅是去安達魯西亞的旅途上染病，因爲病得太重以致無法繼續旅程，他在加迪斯（Cadiz）停下，住在友人夕巴斯汀・馬提涅茲（Sebastian Martinez）的家中，因腹絞痛而纏綿病榻兩個月。薩巴特回信給馬提涅茲，擔心哥雅的病情：「因爲他這種病十分可怕，我不禁擔憂他復元的情形。」③馬提涅茲說，因爲頭痛，哥雅不能寫字，「所有的毛病都在頭。」哥雅失去胃口，而且因爲昏眩，無法上下樓梯，他的情緒極不正常，「胡言亂語的幽默，我都無法忍受。」④

哥雅得病之後，就變得不一樣了。以前感情豐富的明亮色彩不見了，取而代之的是另一種風格，主題都是些精神錯亂或巫術魔法之類，例如有些畫的名稱是《睡眠所產生的怪物》（*The Sleep of Reason Produces Monsters*）以及《老婦與骷髏的進食》（*Old Woman and Skeletal Figure Eating*）。一八一九年，哥雅又生了一場重病。一八二五年，他患有泌尿上的問題，三位醫生發現哥雅的膀胱麻痺並且變硬。哥雅死於波爾多（Bordeaux），享年八十二歲。

〈是什麼讓哥雅痛苦？〉（What Ailed Goya?）一文的作者指出，雖然一些早期的調查者懷疑哥雅患有梅毒，但也認爲診斷可能有問題，因爲哥雅在得病之後，又活了三十六年，而且一直很有創作力。可是也有人認爲，從梅毒的發展進程來看，四十年並不稀奇；而比較不尋常的是，哥雅得病時間略晚。哥雅患病的其他原因包括：鉛或奎寧中毒、瘧疾、麻疹、小柳原田症候群、柯剛氏病、腦膜炎、腦炎以及大細胞動脈炎。

海涅（Heinrich Heine），1797-1856

下面這一段是克利奇利對德國詩人海涅的描繪，他把海涅列爲「患有神經系統梅毒最傑出的五個人」之一，尼采曾形容海涅是德國人之中，唯一可以與之相提並論的人。海涅的脊髓癆症狀始於一八三七年，眼睛劇烈疼痛，但直到一八四九年才被匈牙利醫生大衛．葛拉碧診斷出來，並開始治療。海涅身體上的衰敗，在他的詩中很抒情地表達出來：

我只是煤渣，
只不過是麻煩、垃圾、腐爛的火種，
失去了出生時的形體，

腐朽而終歸於塵土。⑤

他說麻痺有如鐵線綁在胸腔之上，左眼失去視力，他得用手指撐開掉下的眼瞼才能看東西，無知覺的唇，無法感受到妻子的吻，食物吃起來有如塵土，他的腿像棉花般無力。他自修醫學書籍，開玩笑說他要在天堂教這些愚蠢的醫生如何醫治脊髓的疾病。威廉・夏普（William Sharp）的自傳生動地描述了海涅的情形：「一直的發燒，燒焦了他的血管，活生生地掐住他的肌肉，尚未出現的痛苦已佔據毀壞的神經。」⑥當海涅的詩被翻成日文時，他抱怨這遠播的名聲對他已不重要，因爲他的現況是如此可悲。「當熱情的年輕人與女士爲我的大理石半身像加上桂冠，但同時，一名老護士正用她枯萎的手在我的耳後把斑蝨捏死，這一切對我又有何益？當玫瑰盛開，而在我陰鬱的獨居臥房裡，我什麼都聞不到，聞到的只是熱毛巾上的香水味，這一切又有何益？」⑦在他臨終之時，有人問他是否已與上帝講和，海涅回答道，你不用擔心，上帝會原諒我，那是祂的責任。

海涅下面所寫的詩，曾被舒曼譜成樂曲：

瘋狂在我的靈魂中翻攪，我的心又病又痛，
血從眼中淌下，從身體奔流而出，
熱血記錄著我所受的苦難。⑧

儒勒・龔固爾（Jules de Goncourt），1830-1870

艾德蒙・龔固爾描述他看見弟弟儒勒・龔固爾輕度癱瘓時，自己亦深感絕望，認爲兩人的生命已到盡頭。這心智退化的症候，最初是發生在餐廳，儒勒把一整瓶鹽灑在魚上，用雙手狂亂地抓住叉子。在社交聚會時，儒勒不再得體機智。

儒勒的徵兆之一是，再也無法長時間工作。身體上的神經失調損毀了對快樂與悲傷的感知程度，以極端的方式呈現。他哥哥注意到，儒勒的面容變得「憔悴而無知」⑨。演講退化成破碎的句子。儒勒在被單下恐懼地蜷縮著，病痛佔據了全身，手臂扭轉，嘴角冒出血泡。儒勒昏迷四十八小時之後過世，時爲一八七〇年六月二十日。

馬奈（Edouard Manet），1832-1883

奧古斯都・馬奈（Auguste Manet）的脊髓癆使他不良於行，便以爲自己患有風濕病。他兒子愛德華・馬奈在畫《奧古斯都・馬奈先生與夫人的畫像》（*The Portrait of M. and Mme. Auguste Manet*）時，奧古斯都的身體已部分癱瘓。如同父親一樣，愛德華・馬奈患有脊髓癆。

一八七八年，他的左腿開始疼痛，然後不良於行，開始用枴杖。巴黎的報紙刊登消息，說是馬奈生病了，馬奈要他們重發聲明，說他的跛行只是因爲足踝扭傷；他的秘密因而得以保全。

馬奈死於截肢，他的腿因爲麥角症而生壞疽，病毒是一種在黑麥以及其他穀物上的一種眞菌，會使肌肉組織變得平滑。他的醫生曾警告他不要過度使用，到了八月十四日，馬奈的腿變黑，五天後，他在自家的畫室把腿截掉，在混亂之中，把腿丟到壁爐裡，馬奈死時非常痛苦而且精神錯亂。

藍道夫．邱吉爾爵士（Lord Randolph Churchill），1849-1895

法蘭克．哈里斯（Frank Harris）這位誇張故事的叙述者說了以下的故事，也許有些誇張，那是關於他的朋友藍道夫爵士染病的經驗。經過一夜的喝酒，藍道夫在一個奇怪的房間醒來，口中有著討厭的氣味，他看到一綹髒亂的灰髮躺在他身旁的枕頭上。他被嚇壞了，同床的是一位老婦，只有一顆黃牙，當她叫他「愛人」時，黃牙還在顫動。他把身上所有的錢都丟在床上，恐懼地落荒而逃。三星期後，他發現有梅毒瘡，開始接受水銀治療。

羅伯特．葛林布萊特（Robert B. Greenblatt）描寫溫斯頓．邱吉爾（Winston Churchill）的父親：「藍道夫爵士的垮台，不是因爲善變的政治風向改變，而是狡詐的螺旋體毀滅了一個大膽而有天賦的靈魂，在他的工作尚未完成之際，就毀滅了他的生活。」⑩藍道夫於一八七四年當選議員，進入國會，服務了二十年，葛林布萊特簡述了藍道夫的許多症狀：「腦脊髓梅毒的症候，包括失去心智的機敏、頭疼一再復發、易怒；脊髓癆的症候則包括陽萎、閉尿……夏爾科氏關節（Charcot's joint）、步履蹣跚、運動失調、腳步沈重；以及潛伏的全身性癱瘓症狀，如個性改變、判斷力降低、說話困難、痴呆導致的全面性失能。」⑪藍道夫同時會暈眩、手部麻木、耳聾加劇、說話不清楚，書寫也變得顫抖。

藍道夫爵士，一個暴躁的國會議員，他原本應該既聰明又邪惡，是少數梅毒患者在生前病情即為大衆所知。他在國會的演說變得令人尷尬：「當藍道夫站起來……他的臉顯得早衰，手在顫抖，從第一句開始，演講就變得斷章取義，令人難以理解，國會議員都逃到大廳上……藍道夫的臉變得可怕瘋狂。」⑫

更多有關藍道夫病情惡化的消息，來自於她的太太珍妮（Jenny），她陪伴藍道夫去世界各地旅行，眞是非常勇敢，因爲藍道夫的瘋狂行徑正逐漸增加。有一次，藍道夫在火車包廂中用槍威脅珍妮，她解除了藍道夫的武裝。當藍道夫進行瘋狂大採購時，珍妮小心地跟在他後面，把他所買的東西退還。他們旅行時，還帶著一口鉛棺材，因爲醫生覺得藍道夫可能隨時會過世。

都德（Alphonse Daudet），1840-1897

小說以及短篇故事作家都德有一本日記⑬，詳細地記敘他患有脊髓癆的巨大痛苦，以及在十九世紀的溫泉浴場一個可怕的治療過程。朱利安・邦尼（Julian Barnes）在寫《福樓拜的鸚鵡》（*Flaubert's Parrot*）時，找尋梅毒的資料，發現了都德長路漫漫的痛苦過程，私自計劃想將之翻譯出來。

都德的梅毒被一位上流階層的女士傳染，她是法院的速記員。都德四十四歲時第一次出現脊髓癆的跡象，生病十三年後過世。他將閃電般的痛苦形容得很生動：「火焰凌厲地點燃我的軀體……拉扯著人體上的弦，調整樂器……人體痛苦的管弦樂……燃煤的火舌，尖銳有如針刺。」⑭都德覺得自己有如變形的女神，漸漸變爲樹，變爲石頭。「我昨天晚上腳後跟與身體側邊所受的苦痛，沒有字眼可以形容，只能吶喊。」⑮都德小便有困難，對噪音極敏感，抱怨身體麻木，對自己的步履蹣跚感到羞愧，胃部不適，幾乎每天嘔吐。

都德有一位著名的醫生朋友馬丁・夏爾科（Jean-Martin Charcot），也是弗洛依德的老師之一，他是夏爾科氏關節的發現者，在一八七四年第一個說明脊髓癆對胃部所造成的傷害。夏爾科診斷出都德患有脊髓癆，另一醫生卻沒有發現，反而送他去溫泉浴場進行在俄國採用過的實驗性牽引式療法。都德先是被吊在天花板的鈎子上達數分鐘，然後下顎被懸掛達六十秒。艾德蒙・龔固爾看到此一景象，覺得不可思議：「眞像是哥雅。」⑯

都德因爲陰囊腫大，在一八八四年求診艾佛瑞・傅立葉，這已是傅立葉發現脊髓癆與梅毒感染之間的關係八年後。此次拜訪瞞著都德夫人，都德動了手術，並接受碘化物的治療。夏爾科證實了都德的情況很嚴重，都德說：「與夏爾科長談之後，與我想的差不多，我終生不癒。」⑰到最後，因爲實在太痛苦，只有大量的藥劑可以讓都德不尖叫。

普魯斯特（Marcel Proust）目睹了朋友十年來的痛苦，他發現都德被疾病所提煉，甚至淨化：「我看到這位英俊的病人因苦痛而美化，這位詩人把痛苦變爲詩歌，就像鐵因爲接近磁石而產生磁化，這位詩人將自己抽離，完全奉獻給我們，全神投入我的未來，以及其他朋友的未來，讓我們神魂顚倒，讚美快樂與愛。」⑱

韓波（Arthur Rimbaud），1854-1891

韓波在十九歲時寫了最後一首詩，如果傳記作家史塔基（Enid Starkie）說得沒錯，韓波是在一八八七年才得梅毒，那麼，韓波是作品未受梅毒影響的詩人。當時，韓波到索馬利沙漠（Somali）和哈拉（Harar）旅行，因爲「不夠小心或是因爲比別人不幸」感染了梅毒。在哈拉時，韓波由於嘴巴裡有潰瘍傷口，小心地不使用別人用過的器皿。一八九一年四月，因爲膝蓋上的腫瘤，韓波被以擔架抬離哈拉，他歷經內部器官漸進式癱瘓，還有不良於行。他曾想使右手臂再度恢復生機，但是失敗了。十一月，他住進醫院，死於一八九一年十一月十日。

雨果．沃爾夫（Hugo Wolf），1860-1903

一八九七年九月十九日，雨果．沃爾夫嚇壞了他的朋友，自己以爲是維也納歌劇院的總監，雨果妄想他可以解僱馬勒（Mahler）。當天晚上，雨果攻擊門房。朋友了解到，雨果出了大問題，他們騙雨果要去劇院簽約，結果把他帶到精神病院。雨果在那兒還是有妄想，不時以爲自己是丘比特可以呼風喚雨，或是精神病院院長正計劃要治療尼采。

雨果後來大有改善而出院，但是無法再工作。「最微小的心智工作都讓我感到疲倦，我想疾病戰勝了我，我不能讀、不能作曲、不能想；換言之，我茫然無所從。」⑲十月的時候，他投入河裡，不是眞的要自殺，又游回岸上。他去了另一家精神病院，情況好的時候，他可以彈琴；但其他時候，他忘了自己是誰，朋友拜訪他時，也叫不出朋友的名字。他經歷了痲痺的痙攣與擴散式的痲痺。一九○一年八月，他被幽禁在像一個籠子的床上，直到一九○三年二月二十二日過世爲止。在一場嘉年華會中，雨果的遺體被抬過維也納的街道，埋在貝多芬與舒伯特附近。

一些音樂理論家追蹤雨果一八七七年到一八八八年，他最重要作品中的痛苦聲音，以找出他何時被感染。厄尼斯特・紐曼（Ernest Newman）認爲音樂形式中最偉大的大師不是貝多芬，也不是華格納，而是雨果・沃爾夫。也許這項推崇，足以解釋爲什麼在一九〇六年當紐曼介紹到雨果的生平時，只有提及他進行性癱瘓與腦部疾病，卻未提及他所知雨果的眞實情況，也就是梅毒。根據愛爾瑪・馬勒（Alma Mahler，譯註：馬勒的妻子）的說法，雨果十七歲時在妓院受到感染。鋼琴家朋友亞德伯（Adalbert）爲了酬謝送他禮物，就是與一位年輕女人共度一夜，雨果將這可憐的禮物帶回家，「創傷始終沒有痊癒。」⑳

艾爾・卡邦（Al Capone），1899-1947

爲艾爾・卡邦寫傳記的羅倫斯・柏格林（Laurence Bergreen）認爲，他是得了梅毒之後才成爲幫派份子的。年輕時的艾爾安靜而內向，後來變爲兇殘的艾爾。「我們所記得的艾爾是疾病的產物，疾病讓他的個性變得誇大。梅毒讓艾爾草菅人命。」㉑性情變得喜歡殺人。在他麻痺性痴呆以前，喪失了判斷能力，「幼稚而不顧一切」豪賭。

在獄中，這位 40886 號囚犯接受鉍的治療。出獄後，他成爲約翰霍普金斯醫院著名梅毒專家約瑟夫・摩爾的病人，因爲不喜歡有此惡名昭彰的病人在醫院中，摩爾要求艾爾另取別名。這是摩爾向他朋友孟肯（H. L. Mencken）透露的消息，根據孟肯所述，艾爾的妻子梅伊（Mae）沒有染病，是因爲艾爾在很年輕的時候就已染病。

艾爾在亞特蘭大獄中開始出現麻痺性痴呆的症狀，一九三七年被轉往阿爾卡茲（Alcatraz），出現抽搐現象，他接受瘧疾治療，但在九次的寒顫之後，抽搐又發作，遂放棄此一治療。出獄後，艾爾前往巴爾的摩找摩爾醫生診治，摩爾再次施以瘧疾治療，艾爾的妻子梅伊習於幫派手法，以爲瘧疾療法是要害死他。艾爾最後接受盤尼西林的治療，但爲時已晚，沒有多大作用。艾爾是一個冷靜的病人，通常看起來很正常，除了有時他妄想自己很偉大，擁有一家工廠，有兩萬五千名員工。在巴爾的摩接受四個月的治療後回到佛羅里達。他與大家玩撲克牌，輸的時候就叫對手把他給斃了，大家都在笑，他們當然不會當眞。

註釋

①Havelock Ellis《性心理研究》（*Studies in the Psychology of Sex*, Philadelphia: F. A. Davis, 1910）有關艾文・布洛克對叔本華的假說，參見《*Medizinische Klinik*》nos.25-26（1906）。

②Ravin and Ravin〈What Ailed Goya?〉，《*Survey of Ophthalmology*》44, no.2（September-October, 1999）:166。

③Ravin and Ravin, p.166。

④Ravin and Ravin, p.166。

⑤克利奇利《*The Divine Banquet of the Brain*》（New York: Raven, 1979），p.205。

⑥克利奇利《*The Divine Banquet of the Brain*》，p.205。

⑦克利奇利《*The Divine Banquet of the Brain*》，pp.205-206。

⑧彼得・奧斯華德（Peter Ostwald）《舒曼：音樂天才的內在聲音》（*Schumann: The Inner Voice of a Musical Genius*, Boston: Northeastern University Press, 1985），p.149。

⑨克利奇利《*The Divine Banquet of the Brain*》，p.207。

⑩羅伯特・葛林布萊特（Robert B. Greenblatt）〈藍道夫・邱吉爾爵士羞辱的死亡〉（The Humiliating Demise of Lord Randolph Churchill, 1849-1895），《*Postgraduate Medicine*》75, no.1（January 1984）: 134。

⑪葛林布萊特，p.134。

⑫Ralph G. Martin《藍道夫・邱吉爾夫人的一生》（*Jennie: The Life of Lady Randolph Churchill*, Englewood Cliffs N. J.: Prentice Hall, 1969），p.321。

⑬朱利安・邦尼（Julian Barnes）在寫《福樓拜的鸚鵡》時，開始對梅毒產生興趣，後來這本書翻譯爲《痛苦之地》（*In the Land of Pain*, London: Jonathan Cape, 2002）。

⑭克利奇利《*The Divine Banquet of the Brain*》，p.209。

⑮羅傑・威廉斯（Roger L. Williams）《恐怖的生命》（*The Horror of Life*, Chicago: University of Chicago Press, 1980），p.293。

⑯克利奇利《*The Divine Banquet of the Brain*》，p.210。

⑰威廉斯，p.293。

⑱克利奇利《*The Divine Banquet of the Brain*》，p.211。

⑲厄尼斯特・紐曼（Ernest Newman）《雨果・沃爾夫》（*Hugo Wolf*, New York: Dover, 1966），p.146。

⑳紐曼，p.xii。雨果的醫生是 Joseph Breauer，醫生的小孩當時向雨果學鋼琴，醫生的同事弗洛依德（Sigmund Freud）亦治療雨果。

㉑羅倫斯・柏格林（Laurence Bergreen）《*The Man and the Era*》（New York: Simon & Schuster, 1994），p.46。

結語

《天才、狂人與死亡之謎》這本書，一開始是因為我想更了解尼釆的疾病，而好奇梅毒對波特萊爾、福樓拜及莫泊桑在生活上的影響。但我發現一個接一個的相關資料隱諱不明，在涉及高層次的文化與政治議題時頗具爭議性，使案子變得越來越大。

貝多芬加入名單之中，與目前醫界普遍認同歐斯勒爵士（William Osler）的說法相牴觸，醫界認為貝多芬是因為性交而染患斑疹傷寒。艾胥黎・羅賓斯（Ashley Robins）討論到王爾德末期手術，開啓了這棘手案例的意見交換。凱薩琳・佛瑞斯（Kathleen Ferris）找出了詹姆斯・喬哀思的生活與小說主題。以電腦搜尋康斯坦絲・王爾德的脊髓癱瘓資料時，結果發現諾伯特・赫希洪（Norbert Hirschhorn）有關瑪麗・塔德・林肯的醫療史，我發現梅毒這妖怪也找上了瑪麗的先生。最後，西蒙・威森塔爾求證有關希特勒年輕時在維也納的一些謠言，讓我對納粹德國做了一次最長且最具挑戰性的調查。

關於梅毒如何大幅地改變了文化，若想達成一哲學性的結論，我馬上會謙卑地了解到，此一專案的挑戰並不是要推斷梅毒對生活、工作的影響，或是要對爭議性病例有所定論（每一章篇幅有限，這是不可能的）。我們的工作是蒐集線索，找出可資辨認而一再重複的模式，把問題留給大家討論。因此，藉由研究梅毒感染的傳言、朋友的說法、醫生的診斷、醫療方式、傳記作者與醫療歷史學家的意見交換，並且，在古老的梅毒參考書上找尋其中的珍貴資料，我開始講述這些人的梅毒故事。

今天看看這些故事，我震驚於梅毒晚期患者戲劇性的精神錯亂，致使他們在精神錯亂之前，長年的苦痛與久病不癒顯得相對失色。梅毒這個偉大的模仿者，一點都不抽象。許多傳記作者忽視梅毒與健康此一主題，似乎它們是無足輕重的。傳記作者或許是因為不想玷污記憶，或是為了尚在人世的傳主家人，或是避免因此一性病顯得品行不端，或是不想處理傳記人物的私生活。

有些人認為，這羞恥的五百年秘密應該繼續靜靜地覆蓋著，潘朵拉的盒子應緊緊地關上。但是今天，這古老的蒼白密螺旋體依然有傳染力，悄悄地再次感染新的犧牲者，它與性交所傳染的愛滋病毒交互作用，讓科學家們繼續受挫。也許看看這些前人遺留下的記錄，載寫著那讓人痛苦、衰弱而有時心情愉快的發病過程，可以提醒我們，我們與這頑強寄生物一起分享的悠久歷史。

〈附錄二〉

發現神秘梅毒的十個線索

1. 高風險性行為與感染的跡象

・有嫖妓的記錄

・在好友或家人的信件中透露感染

・通常是在某人過世後，朋友傳言他感染

2. 發高燒，重病

・輕微或嚴重的疹子，局部禿頭，傷口有分泌物

・從健康良好突然變成久病不癒

・自認爲被排斥

・發誓要禁慾，害怕傳染給他人，決定不要生小孩

3. 梅毒醫藥治療，有時候是在死後發表

・找梅毒專家診治

・接受水銀、砷、鉀或碘化物的治療

・向許多醫生與執業者求診，對各種神秘的病痛接受不尋常的治療，如水療或是特殊的飲食

4. 各種病痛（疾病發展過程中）

・頭：嚴重頭痛、腦膜炎

・骨頭：骨頭關節疼痛、風濕與關節炎疼痛

・內臟：腹瀉、結腸炎

・眼睛：疼痛、發炎、畏光

・耳多：痛、耳鳴、半聾、全聾、暈眩

・心臟：胸口痛、擔心有心臟病

・肝：黃疸

・肌肉：疼痛、間歇性的麻木或癱瘓

・神經：自訴神經焦躁與發作

・皮膚：局部起疹，機能受損

・胃：急性腸胃病痛

・喉嚨：疼痛、沙啞、無法說話

5. 後期梅毒患者情緒以及行為上的警訊

・反社會、怪誕、異於尋常，甚至有犯罪的行爲

- 狂熱、心情興奮、誇張、極度亢奮
- 沮喪得想自殺、有自殺的傾向
- 不理性的暴怒、暴力行爲
- 擔心發瘋或死去，感受到即將到來的災難
- 慮病症、神經衰弱症
- 自認爲是上帝的特使；聽見天使之音

6.身體的警訊

- 筆跡改變
- 不良於行、癱瘓
- 瞳孔呆滯、遲鈍或是大小不一
- 顫抖
- 神經麻木的臉
- 心跳聲改變

7.精神錯亂或癱瘓

- 突然或漸進式的痴呆
- 被送精神病院
- 被診斷出患有麻痺性痴呆、精神性全身癱瘓、痴呆中風或是脊髓癆

8. 死亡

・死於大動脈瘤或中風

・驗屍報告顯示患有梅毒

9. 死亡後診斷混亂

・進行許多診斷，診斷沒有下文

・被懷疑有梅毒，但因理由不足而被否認

10. 在創作上，梅毒是一主題

〈附錄二〉／約翰・司脫克（John H. Stokes）

現代臨床梅毒個案研究

臨床梅毒（一九二六）第七〇三號：

在鑑定早期血管受損時，皮膚有被梅毒侵犯的症候。顯示出有早期的大動脈炎。

農婦，四十二歲，於一九一八年檢查

主訴：胸口悶，左前臂濕疹，希望做一整體檢查

第一位診斷者記錄如下：主訴頸子的後方會抽痛

胸口覺得很緊，有時用力會覺得痛

輕微的頭痛，輕微的呼吸困難，手臂冷而麻木

補過牙齒，上腹部柔軟

「左前臂有許多發紅的區塊」

血壓一四六／七八毫米水銀柱

第二心跳音加重，特別是在大動脈的區域

心臟在大動脈區域有低沈且大的雜音，但未轉移

「這些跡象，再加上胸口的疼痛，幾乎可以斷定是大動脈炎。」

瞳孔對光的反應遲鈍

在接下來的四年中，病人接受強力的阿斯凡納明與水銀的治療，並研究其大動脈炎的發展過程

心臟檢查沒有梅毒，但第二心跳音有加重的現象

血液的瓦瑟曼檢測呈陰性

皮膚梅毒檢查：病人不肯脫衣，說她只是來檢查前臂的濕疹

前臂的病徵是硬化，呈弓形，並留下輕微的萎縮疤痕

病人否認受到梅毒或淋病的感染

「雖然瓦瑟曼檢測呈陰性，**但皮膚受到的創傷，幾乎可以確定是梅毒。**」

刺激反應：無

不過，皮膚的創傷在八天之後就消失了

經過進一步的衡量與討論，病人承認，她在十八歲時曾經感染梅毒

內科醫生希望進一步考慮整體的發現：顧問報告：

心臟未擴大

病人的血液瓦瑟曼檢測始終呈陰性，脊髓液也是正常的

心臟瓣膜的受損經歷過一段重音階段，在頸動脈可聽到心臟雜音，而且都是第二心跳音特別大

在第一次檢查後的第十四個月，心臟舒張時的雜音首度被聽到：胸口的疼痛益發明顯，短期之後，心臟收縮時的雜音消失。血壓在一四六／六六至一六〇／八六毫米水銀柱之間，一日三次施以酊洋地黃滴劑，短暫的輕微水腫消失了

之後，病情保持不變，已維持四年，病人健康情況良好

X光片顯示心臟輕微擴大，心電圖正常

在此一階段，梅毒的大動脈炎治療結果令人滿意

討論

1. 從皮膚的創傷和以阿斯凡納明治療，確定是梅毒。注意第一位診斷者有多輕忽。

2. 注意呼吸困難、胸口疼痛、輕微高血壓、大動脈第二心跳音都很明顯，診斷者觀察到，但解釋時卻忽略了。

3. 初期心臟收縮的雜音可以明確辨識，可能是在第一次與第二次診斷之間，有做過大動脈或心瓣膜的治療，專家以聽診器可以確認。

4. 心臟舒張的雜音後來出現，顯示未充分發展，可能是經過治療減緩症狀，沒有進一步發展的證據，反而有治療過的證據。

5. 由於未充分發展，出現短暫的代償緊縮現象，施以強心劑即可紓解。

6. 瓣膜或心肌到目前沒有進一步發展，後面描述的案例則有進一步發展。

7. 瓦瑟曼檢測的血液反應在這診斷中不重要。心血管性梅毒的血清檢測呈陰性很常見。後期梅毒臨床症候，需經完整的實驗室梅毒檢測程序才會呈現出來，要有醫師確認與正確解釋。

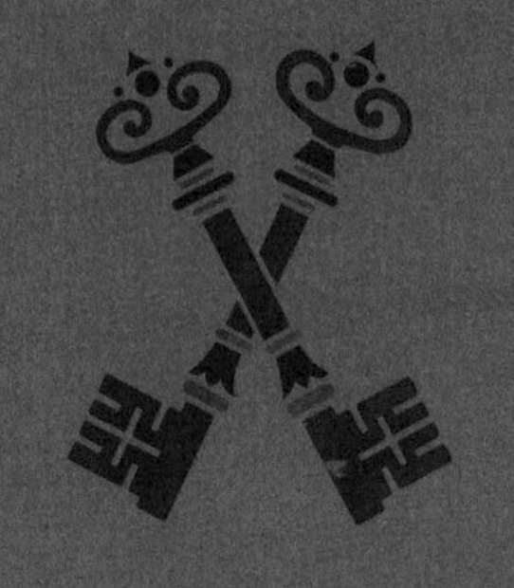

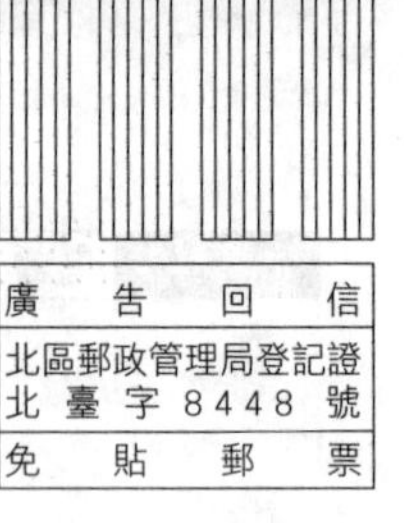

立緒文化事業有限公司 收
台北縣 2 3 1
新店市中央六街62號一樓

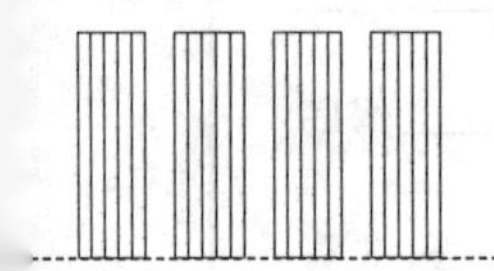

請沿虛線摺下裝訂，謝謝！

立緒文化閱讀卡

現在寄回閱讀卡，立即成為立緒文化（讀友俱樂部）會員，享有各項超值優惠

感謝您購買立緒文化的書籍，為了提供更好的服務，請您詳填立緒文化閱讀卡後寄回（免貼郵票），即可成為立緒文化會員，並享有各項超值優惠：

(1) 不定期收到寄贈之圖書目錄或書訊
(2) 國際書展購書特別折扣及精緻贈禮
(3) 平時享有購書超值折扣
(4) 免費參加立緒主辦之演講活動或新書發表會（須先報名）

太緒文化 閱讀卡

姓　名：

地　址：□□□

電　話：（　　）　　　　傳 眞：（　　）

E-mail：

您購買的書名：＿＿＿＿＿＿＿＿＿＿＿＿＿＿

購書書店：＿＿＿＿＿＿市（縣）＿＿＿＿＿＿＿＿＿書店

■您習慣以何種方式購書？

□逛書店 □劃撥郵購 □電話訂購 □傳真訂購 □銷售人員推薦
□團體訂購 □網路訂購 □讀書會 □演講活動 □其他＿＿＿＿

■您從何處得知本書消息？

□書店 □報章雜誌 □廣播節目 □電視節目 □銷售人員推薦
□師友介紹 □廣告信函 □書訊 □網路 □其他＿＿＿＿＿＿

■您的基本資料：

性別：□男 □女　婚姻：□已婚 □未婚　年齡：民國＿＿＿＿年次

職業：□製造業 □銷售業 □金融業 □資訊業 □學生
□大眾傳播 □自由業 □服務業 □軍警 □公 □教 □家管
□其他＿＿＿＿＿＿＿＿＿＿＿＿＿＿＿＿

教育程度：□高中以下 □專科 □大學 □研究所及以上

建議事項：

年度好書在立緒

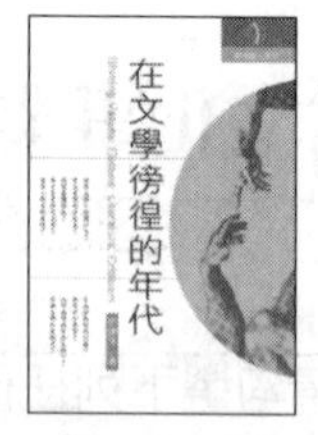

・2002年中央日報十大好書獎

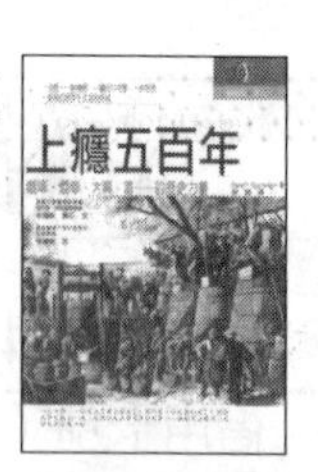

・2002年中國時報開卷好書獎

・2002年聯合報讀書人最佳書獎
・News 98張大春泡新聞2002年好書推薦

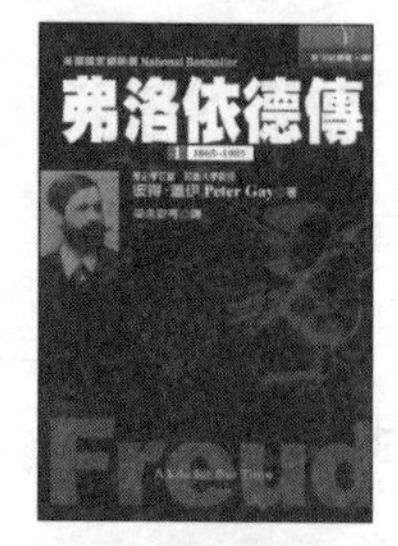

（弗洛依德傳共三冊）
・2002年聯合報讀書人最佳書獎

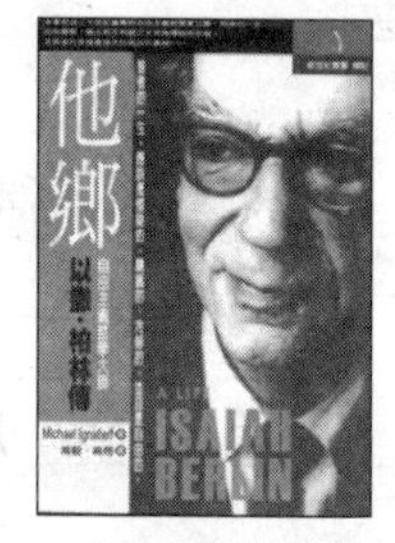

・2001年中央日報十大好書獎

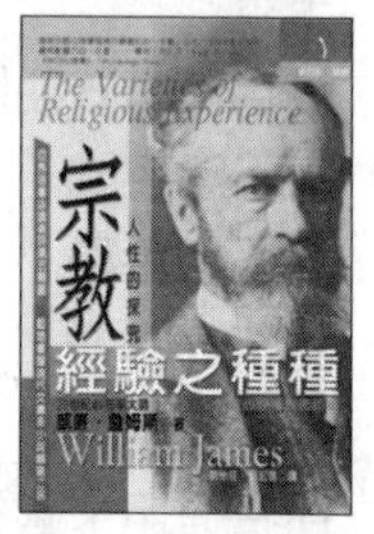

・2001年博客來網路書店年度十大選書

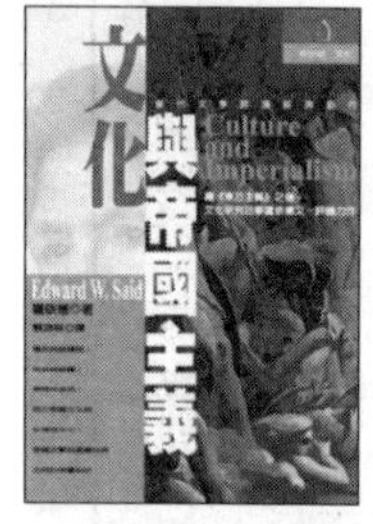

・2001年聯合報讀書人最佳書獎

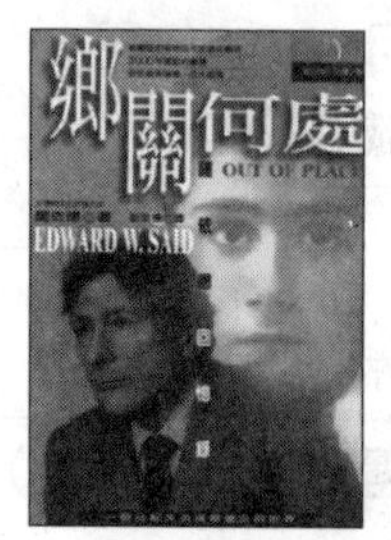

・2000年聯合報讀書人最佳書獎
・2000年中央日報十大好書獎

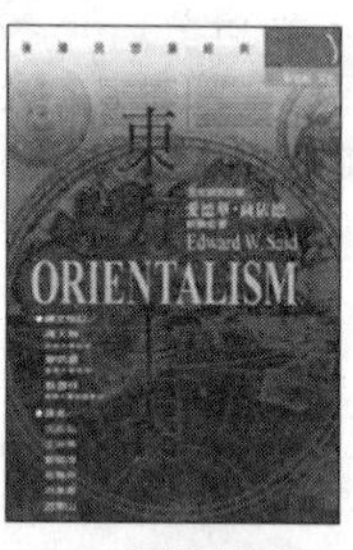

・1999年聯合報讀書人最佳書獎

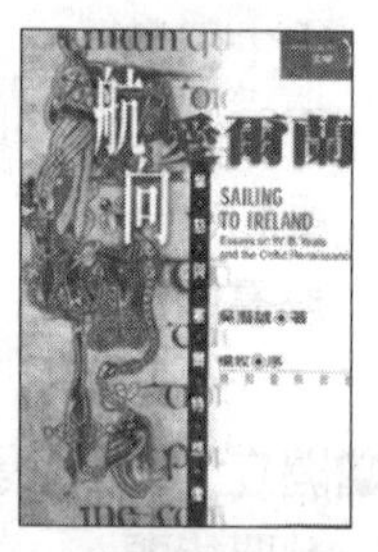

・1999年聯合報讀書人最佳書獎
・1999年中央日報十大好書獎

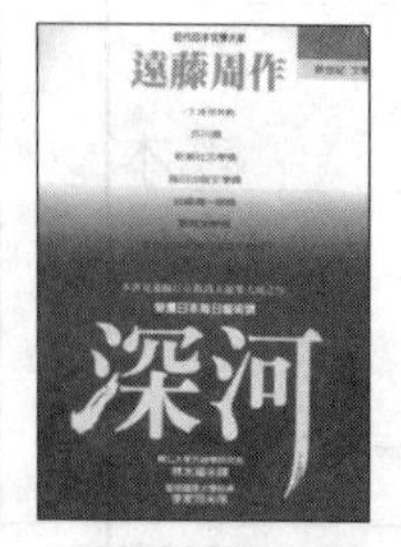

・1999年中國時報開卷十大好書獎

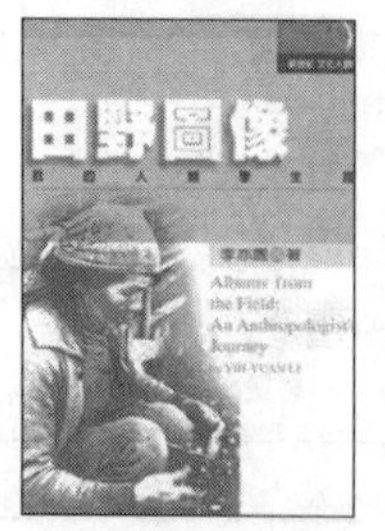

・1999年聯合報讀書人最佳書獎
・1999年中央日報十大好書獎

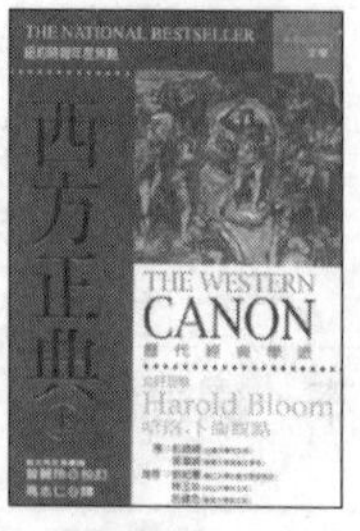

・1998年聯合報讀書人最佳書獎

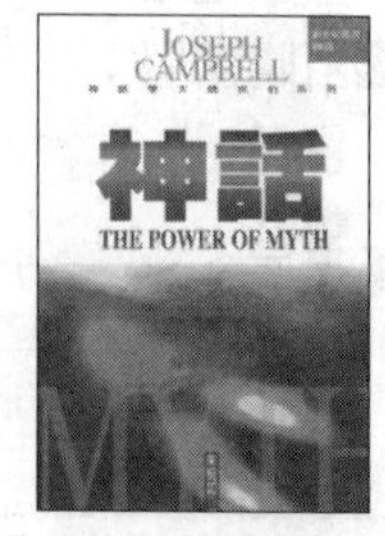

・1995年聯合報讀書人最佳書獎

立緒文化事業有限公司　信用卡申購單

■信用卡資料

信用卡別（請勾選下列任何一種）

□VISA　□MASTER CARD　□JCB　□聯合信用卡

卡號：＿＿＿＿＿＿＿＿

信用卡有效期限：＿＿＿年＿＿＿月

身份證字號：＿＿＿＿＿＿＿＿

訂購總金額：＿＿＿＿＿＿＿＿

持卡人簽名：＿＿＿＿＿＿＿＿（與信用卡簽名同）

訂購日期：＿＿＿年＿＿＿月＿＿＿日

所持信用卡銀行：＿＿＿＿＿＿＿＿

授權號碼：＿＿＿＿＿＿＿＿（請勿填寫）

■訂購人姓名：＿＿＿＿＿＿＿＿性別：□男□女

出生日期：＿＿＿年＿＿＿月＿＿＿日

學歷：□大學以上□大專□高中職□國中

電話：＿＿＿＿＿＿　職業：＿＿＿＿＿＿

寄書地址：□□□

＿＿＿＿＿＿＿＿＿＿＿＿＿＿＿＿

■開立三聯式發票：□需要　□不需要（以下免填）

發票抬頭：＿＿＿＿＿＿＿＿

統一編號：＿＿＿＿＿＿＿＿

發票地址：＿＿＿＿＿＿＿＿

■訂購書目：

書名：＿＿＿＿、＿＿本。書名＿＿＿＿、＿＿本。

書名：＿＿＿＿、＿＿本。書名＿＿＿＿、＿＿本。

書名：＿＿＿＿、＿＿本。書名＿＿＿＿、＿＿本。

共＿＿＿本，總金額＿＿＿＿＿＿元。

◉請詳細填寫後，影印放大傳真或郵寄至本公司，傳真電話：（02）2219-4998

信用卡訂購最低消費金額為一千元，不滿一千元者不予受理，如有不便之處，敬請見諒。

國家圖書館出版品預行編目資料

天才、狂人與死亡之謎／Deborah Hayden 著；
李振昌譯．初版.－臺北縣新店市：立緒文化，2003（民 92）
面；　公分.（新世紀叢書；128）
譯自：POX：Genius, Madness, and the Mysteries of Syphilis
ISBN 957-0411-84-8（平裝）
1.性病－歷史

415.23709　　　92016029

天才、狂人與死亡之謎

出版——立緒文化事業有限公司
作者——黛博拉・海頓（Deborah Hayden）
譯者——李振昌

發行人——郝碧蓮
總經理兼總編輯——鍾惠民
編輯部主編——曾蘭蕙
行銷部主編——許純青
行政專員——林秀玲
行銷專員——劉健偉
地址——台北縣新店市中央六街 62 號 1 樓
電話——(02)22192173
傳真——(02)22194998
E-Mail Address: service@ncp.com.tw
網址：http://www.ncp.com.tw
劃撥帳號——1839142-0 號　立緒文化事業有限公司帳戶
行政院新聞局局版臺業字第 6426 號

行銷代理——紅螞蟻圖書有限公司
電話——(02)27953656　傳真——(02)27954100
地址——台北市內湖區舊宗路二段 121 巷 28-32 號 4 樓
排版——伊甸社會福利基金會附設電腦排版
印刷——祥新印刷股份有限公司

法律顧問——敦旭法律事務所吳展旭律師
國際通商法律事務所黃台芬律師

分類號碼——415.00.001
ISBN 957-0411-84-8
出版日期——中華民國 92 年 10 月初版　一刷(1～3,500)

定價◎390 元

從百年家族看近代中國

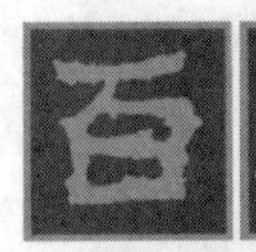
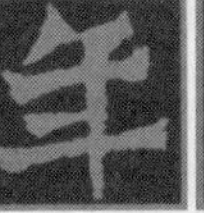
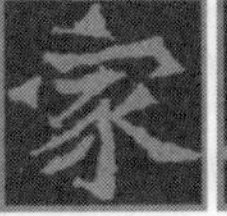
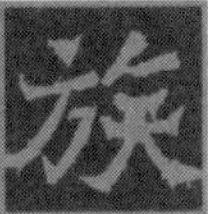

一滴水能看到大海，
一個家族的百年史，就是濃縮的大歷史

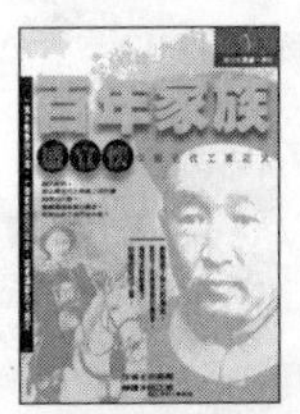

百年家族：盛宣懷

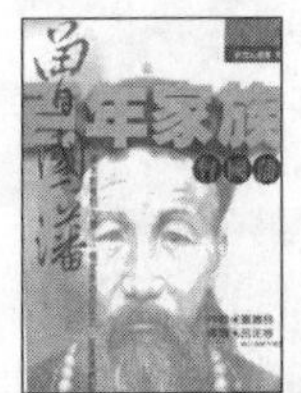

百年家族：曾國藩

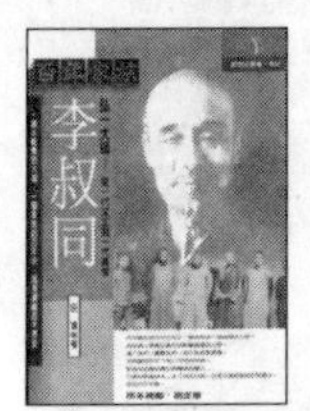

百年家族：李叔同

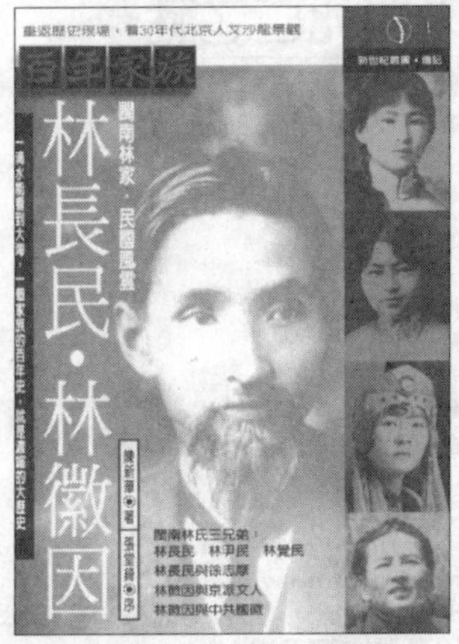

百年家族：林長民、林徽因

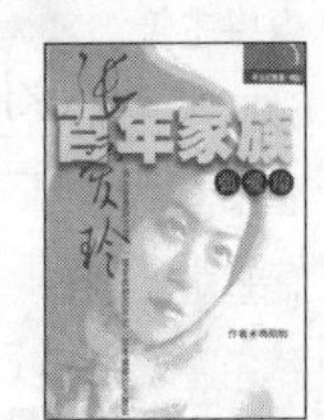

百年家族：張愛玲

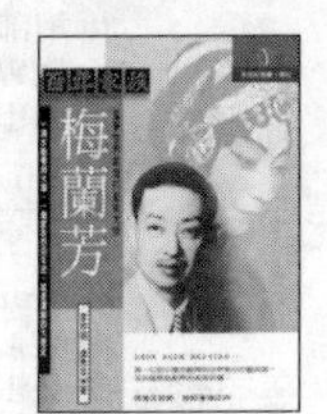

百年家族：梅蘭芳

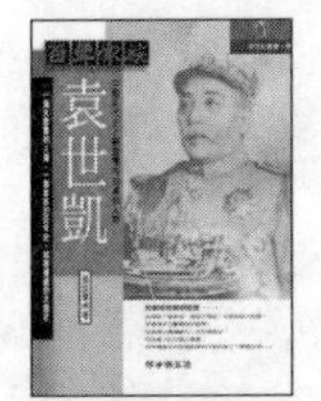

百年家族：袁世凱

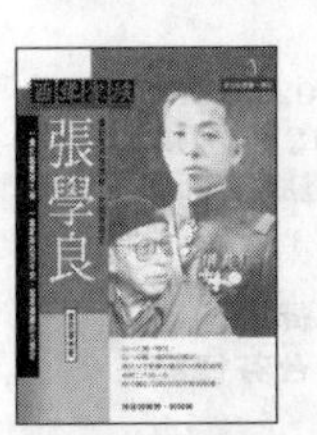

百年家族：張學良

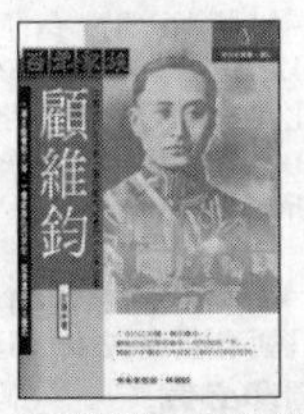

百年家族：顧維鈞

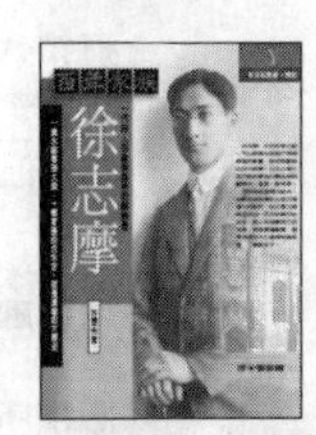

百年家族：徐志摩

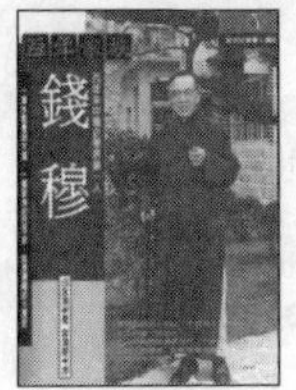

百年家族：錢　穆

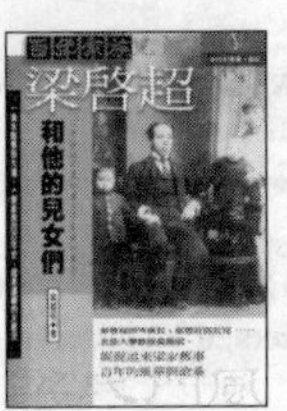

百年家族：梁啟超
和他的兒女們

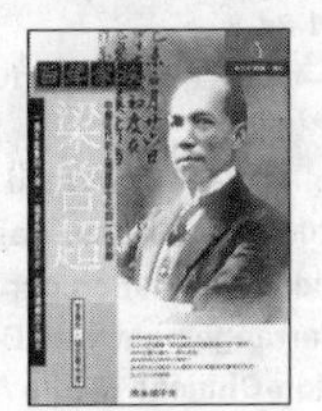

百年家族：梁啟超

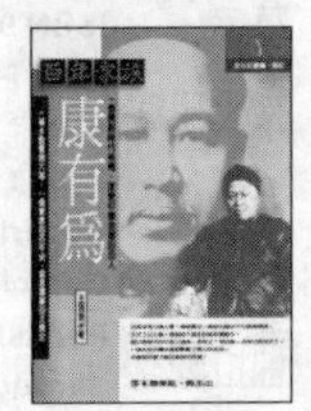

百年家族：康有為

【啟蒙學叢書】

思潮與大師經典漫畫

每冊定價／195元

弗洛依德 精神分析學大師
榮格 心理與超心理學大師
凱因斯 經濟學大師
史蒂芬·霍金 物理學大師
女性主義 20世紀重要思潮
法西斯主義 政治與社會學重要思潮
畢卡索 現代主義繪畫大師
馬基維里 政治謀略大師
德希達 結構主義大師
喬哀思 現代主義大師
拉岡 當代精神分析理論大師
後現代主義 20世紀重要思潮
卡夫卡 存在主義思想大師
遺傳學 遺傳工程的基礎
馬克思 經濟與社會思想大師
黑格爾 哲學思想大師
宇宙 宇宙起源之科學
占星學 究天人之際、通古今之變
布希亞 社會學大師
維根斯坦 現代蘇格拉底
康德 理性主義思想大師
薩德 情色文學大師
文化研究 文化研究導覽
後女性主義 後女性主義概論
尼采 自我覺察的哲學大師
柏拉圖 對後世影響深遠的哲學家

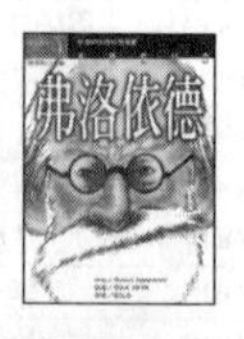

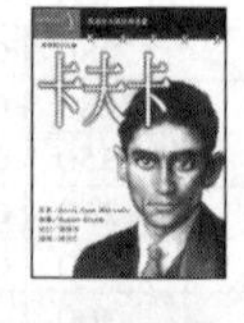

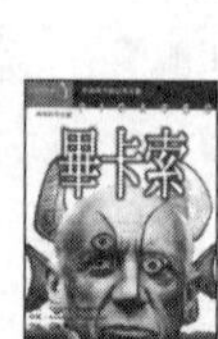

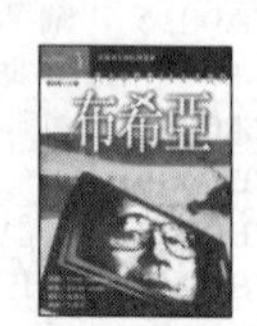

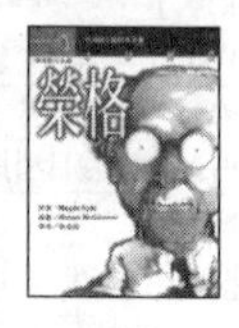

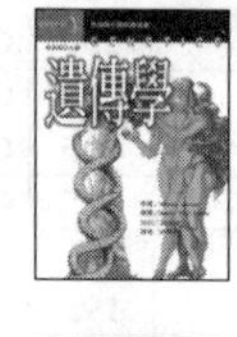

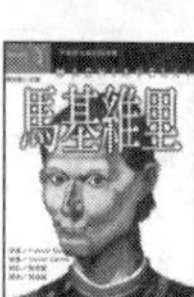

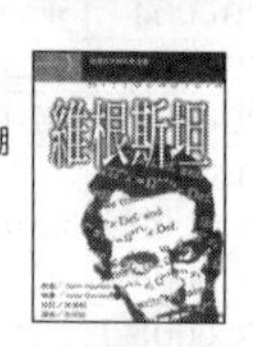
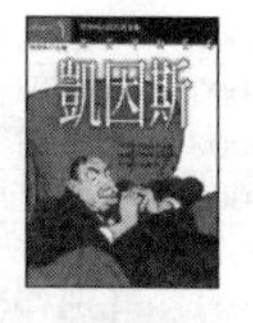

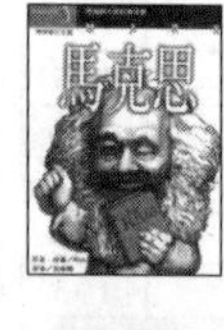

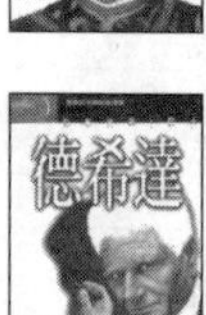

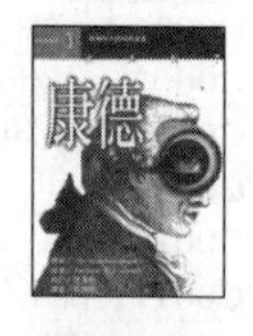

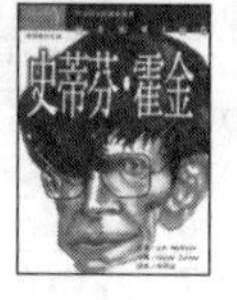

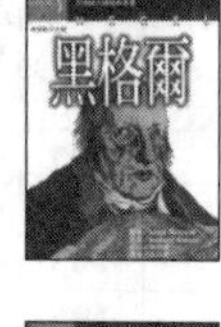

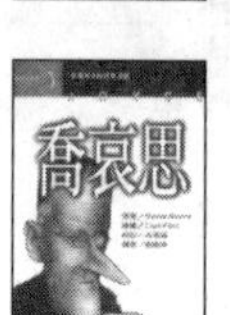

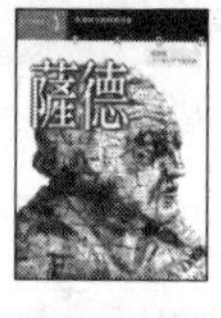

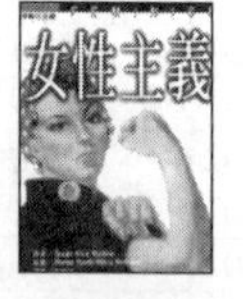

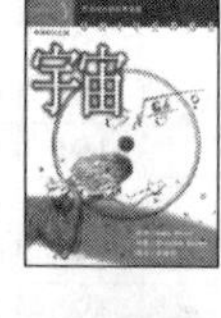

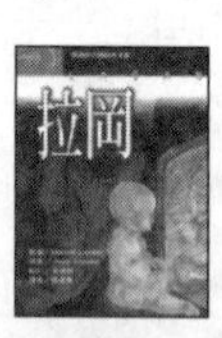

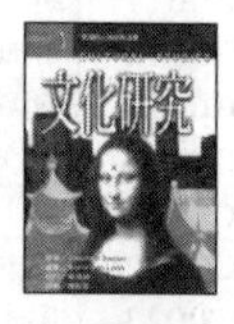

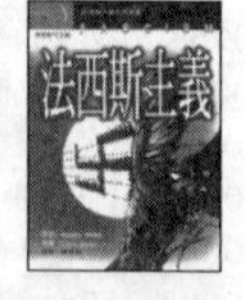

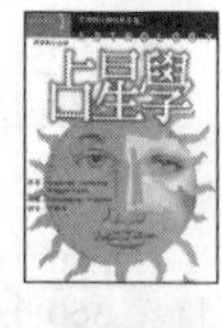

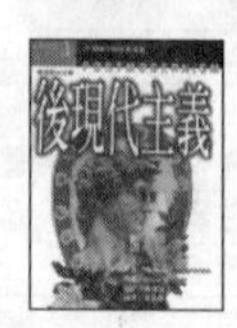

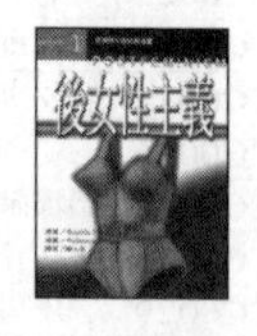

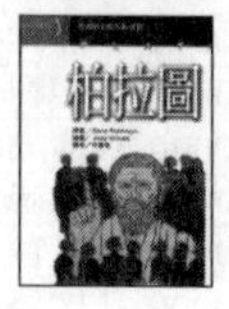

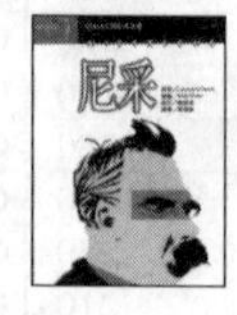

立緒文化全書目

序號	書名	售價	序號	書名	售價
A0001	民族國家的終結	300	CA0012	隱士	320
A0002	瞄準大東亞	350	CA0013	自由與命運	320
A0003	龍的契約	300	CA0014	愛與意志	380
A0004	常識大破壞	280	CA0015	聖境醫療	230
A0005-1	2001 年龍擊	280	CA0016	創造的勇氣	210
A0006	誠信	350	CA0017	運動：天賦良藥	300
A0007	大棋盤	250	CA0018	意識的歧路	260
A0008	資本主義的未來	350	CB0001	神話	360
A0009-1	新太平洋時代	300	CB0002	神話的智慧	390
A0010	中國新霸權	230	CB0003	坎伯生活美學	360
B0001	榮格	195	CB0004	千面英雄	420
B0002	凱因斯	195	CB0005	英雄的旅程	400
B0003	女性主義	195	CC0001	自求簡樸	250
B0004	弗洛依德	195	CC0002	大時代	480
B0005	史蒂芬・霍金	195	CC0003	簡單富足	450
B0006	法西斯主義	195	CC0004	家庭論	450
B0007	後現代主義	195	CC0005-1	烏托邦之後	350
B0008	宇宙	195	CC0006★	簡樸思想與環保哲學	260
B0009	馬克思	195	CC0007	認同・差異・主體性	350
B0010	卡夫卡	195	CC0008	文化的視野	210
B0011	遺傳學	195	CC0009	世道	230
B0012	占星學	195	CC0010	文化與社會	430
B0013	畢卡索	195	CC0011	西方正典（上）	320
B0014	黑格爾	195	CC0011-1	西方正典（下）	320
B0015	馬基維里	195	CC0012	反美學	260
B0016	布希亞	195	CC0013-1	生活的學問	250
B0017	德希達	195	CC0014	航向愛爾蘭	260
B0018	拉岡	195	CC0015	深河	250
B0019	喬哀思	195	CC0016	東方主義	450
B0020	維根斯坦	195	CC0017	靠岸航行	180
B0021	康德	195	CC0018	島嶼巡航	130
B0022	薩德	195	CC0019	衝突與和解	160
B0023	文化與研究	195	CC0020-1	靈知・天使・夢境	250
B0024	後女性主義	195	CC0021-1	永恆的哲學	300
B0025	尼采	195	CC0022	孤兒・女神・負面書寫	400
B0026	柏拉圖	195	CC0023	烏托邦之後	350
CA0001	導讀榮格	230	CC0024	小即是美	320
CA0002	孤獨	350	CC0025	少即是多	360
CA0003	Rumi 在春天走進果園（平）	300	CC0026	愛情的正常性混亂	350
CA0003-1	Rumi 在春天走進果園（精）	360	CC0027	鄉關何處	350
CA0004	擁抱憂傷	320	CC0028	文化與帝國主義	460
CA0005	四種愛	160	CC0029	非理性的人	330
CA0006	情緒療癒	280	CC0030	反革命與反叛	260
CA0007-1	靈魂筆記	400	CC0031	沉默	250
CA0008	孤獨世紀末	250	CC0032	遮蔽的伊斯蘭	320
CA0009	如果只有一年	210	CC0033	在文學徬徨的年代	230
CA0010	愛的箴言	200	CC0034	上癮五百年	320
CA0011	內在英雄	280	CC0035	藍	300

序號	書名	售價	序號	書名	售價
CD0001	跨越希望的門檻（平）	280	CG0001	人及其象徵	360
CD0001-1	跨越希望的門檻（精）	350	CG0002	榮格心靈地圖	250
CD0002	生命之不可思議	230	CG0003	夢：私我的神話	360
CD0003	禪與漢方醫學	250	CG0004	夢的智慧	320
CD0004	一條簡單的道路	210	CG0005	榮格與占星學	320
CD0005	慈悲	230	CH0001	田野圖像	350
CD0007	神的歷史	460	CI0001-1	農莊生活	300
CD0008	教宗的智慧	200	CJ0001	回眸學衡派	300
CD0009	生生基督世世佛	230	CJ0002	經典常談	120
CD0010	心靈的殿堂	350	CJ0003	科學與現代世界	250
CD0011	法輪常轉	360	CK0001	我思故我笑	160
CD0012	你如何稱呼神	250	CK0002	愛戀智慧	350
CD0013	藏傳佛教世界	250	CK0003	墮落時代	280
CD0014	宗教與神話論集	420	D0001	論語	380
CD0015	中國傳統佛教儀軌	260	D0002	哈佛學者	380
CD0016	人的宗教	400	D0003-1	改變中的全球秩序	320
CD0017	近代日本人的宗教意識	250	D0004	知識份子十二講	160
CD0018	耶穌行蹤成謎的歲月	280	D0005	莊子（原著）	200
CD0019	宗教經驗之種種	420	D0006	莊子（解讀）	320
CE0001	孤獨的滋味	320	D0007	老子	230
CE0002	創造的狂狷	350	D0009-1	西方思想抒寫	250
CE0003	苦澀的美感	350	D0010	品格的力量	320
CE0004	大師的心靈	480	D0011	全球倫理與宗教對話	250
CE0005	人生三論（套裝）	1200	D0012	西方人文速描	250
CF0001	張愛玲	350	D0013	台灣社會文化典範的轉移	280
CF0002	曾國藩	300	D0014	傅佩榮解讀莊子	499
CF0003	無限風光在險峰	300	E0002	空性與現代性	320
CF0004	學思與學潮：胡適傳	400	E0003-1	生命實理與心靈虛用	250
CF0005	記者：黃肇珩	360	E0004	文化的生活與生活的文化	300
CF0006	吳宓傳	260	E0005	框架內外	380
CF0007	盛宣懷	320	E0006	戲曲源流新論	300
CF0008	他鄉：以撒・柏林傳	400	E0007	差異與實踐	260
CF0009	顧維鈞	330	E0008	天啟與救贖	360
CF0010	梅蘭芳	350	E0009	辯證的行旅	280
CF0011	袁世凱	350	E0010	科學哲學與創造力	260
CF0012	張學良	350	E0011	宗教、道德與幸福的弔詭	230
CF0013	一陣風雷驚世界	350	F0001	大學精神	280
CF0014	梁啟超	320	F0002	老北大的故事	295
CF0015	李叔同	330	F0003	紫色清華	295
CF0016	梁啟超和他的兒女們	320	F0004	哈佛經驗：如何讀大學	280
CF0017	徐志摩	350	F0005	哥大與現代中國	320
CF0018	康有為	320	T0001	藏地牛皮書	499
CF0019	錢　穆	350	T0002	百年遊記 1	290
CF0020	林長民・林徽因	350	T0003	百年遊記 2	290
CF0021	弗洛依德傳 1	360	Z0001	心象風景（寄賣）	900
CF0022	弗洛依德傳 2	390	Z0002	讀書筆記	80
CF0023	弗洛依德傳 3	490	因版權授權關係，加*書籍絕版		

■ 立緒文化讀友可享全年優惠價：請註明讀友編號（見信封），享有全年單本85折、5本以上8折、8本以上75折優惠；請加郵資70元，10本以上免郵資。

（每年另有年度優惠辦法，請見本書目第2頁）

作者：

黛博拉・海頓（Deborah Hayden）

獨立學者，在加州大學舊金山分校精神病學系、舊金山音樂學校授課，主講梅毒。現居住於加州聖安塞摩（San Anselmo），負責一家行銷公司，爲非營利組織募款。個人網站是www.poxhistory.com。

譯者：

李振昌

政治大學歷史系畢業，專業譯者。譯有《親愛的總統先生》（立緒文化出版）。

責任編輯：

馬興國

中興大學社會系畢業；資深編輯。

內容簡介：

一四九二年，哥倫布不但「發現」新大陸，也帶回「天譴」揭開西方梅毒五百年史？貝多芬譜寫《快樂頌》時，正因爲梅毒末期引起心理亢奮？美國總統林肯於一八三五年左右因爲嫖妓染上這可怕的疾病？王爾德的《格雷的畫像》說的就是自己被性病折磨的痛苦？……

今天，「梅毒」以盤尼西林很容易治療。但是，在二十世紀之前，歐洲與美國大約有百分之十五的人，得過這種無法痊癒的慢性疾病。天才、狂人當然也不例外。學者黛博拉·海頓研究十五至二十世紀的知名人物，探討梅毒對他們生活與作品的影響，她認爲那些聳人聽聞的質疑，答案可能是肯定的。梅毒患者忍受極度的痛苦與狂喜的興奮，有時沮喪得想要自殺，有時變成妄自尊大的偏執狂，到了末期還會可怕地發瘋。因此，梅毒深深影響他們的世界觀、性行爲與人格，當然也影響了他們的創作。

這些梅毒患者對西方文化的影響甚鉅，但傳記作者與歷史學家低估了這種影響。音樂家貝多芬、舒伯特、舒曼，畫家梵谷，哲學家尼采，文學家波特萊爾、福樓拜、莫泊桑、王爾德、喬哀思，以及林肯、希特勒等天才、狂人，他們是否感染梅毒曾經引起熱烈的討論，海頓大膽挑戰醫學史與文化史，認爲哥倫布返航歐洲時得了梅毒，梵谷於一八八六年被診斷染上梅毒之後開始繪出死亡的陰影，而梅毒是喬哀思健康問題的根源……

海頓是一位傑出的傳記偵探，她調查以前有關梅毒與患者的線索，鑽研早就被人遺忘的檔案、信件、傳記報導，以及最新的資料，論述有據，揭開這個「生活中難堪的秘密」，使我們對於天才、狂人、創造力及其死亡，有更深一層的了解。

參考書目

HISTORY

Arrizabalaga, Jon, John Henderson, and Roger French. *The Great Pox: The French Disease in Renaissance Europe.* New Haven, Conn.: Yale University Press, 1997.

Brandt, Alan M. *No Magic Bullet: A Social History of Venereal Disease in the United States Since 1880.* New York: Oxford University Press, expanded ed., 1987.

Cartwright, Frederick F., in collaboration with Michael D. Biddess. *Disease and History.* New York: Dorset, 1991.

Cleugh, James. *Secret Enemy: The Story of a Disease.* New York: Thomas Yoseloff, n.d.

Crissey, John Thorne, M.D., and Lawrence Charles Parish, M.D. *The Dermatology and Syphilology of the Nineteenth Century.* New York: Praeger, 1981.

Desowitz, Robert. *Tropical Diseases.* New York: HarperCollins, 1997.

Ellis, Havelock. *Studies in the Psychology of Sex,* Vol. VI. Philadelphia: F. A. Davis, 1910.

Glasscheib, H.S., M.D. *The March of Medicine: The Emergence and Triumph of Modern Medicine,* trans. Mervyn Savill. New York: Putnam, 1963.

Hare, E. "The Origin and Spread of Dementia Paralytica." *Journal of Mental Science* 105 (1959): 594–626.

Hudson, Ellis Herndon, M.D. *Treponematosis.* New York: Oxford University Press, 1946.

Jones, James H. *Bad Blood: The Tuskegee Syphilis Experiment.* New York: Free Press, 1993.

Karlen, Arno. *Napoleon's Glands and Other Ventures in Biohistory.* Boston: Little, Brown, 1984.

McNeill, William. *Plagues and Peoples.* New York: Doubleday, 1998.

Margulis, Lynn, and Dorian Sagan. "The Beast with Five Genomes." *Natural History* (6 June 2001).

Merians, Linda E., ed. *The Secret Malady: Venereal Disease in Eighteenth-Century Britain and France.* Lexington: University Press of Kentucky, 1996.

Morton, R.S. "Did Catherine the Great of Russia Have Syphilis?" *Genitourin Medicine* 67, no. 6 (December 1991): 498–502.

Osborne, Lawrence. *The Poisoned Embrace: A Brief History of Sexual Pessimism.* New York: Random House, 1994.

Parran, Thomas, M.D. *Shadow on the Land.* New York: Reynal & Hitchcock, 1937.

Quetél, Claude. *History of Syphilis.* Translated by Judith Braddock and Brian Pike. Baltimore: Johns Hopkins University Press, 1990.

Rosebury, Theodor. *Microbes and Morals: The Strange Story of Venereal Disease.* New York: Viking, 1971.

Sartin, Jeffrey S., M.D., and Harold O. Perry, M.D. "From Mercury to Malaria to Penicillin: The History of the Treatment of Syphilis at the Mayo Clinic—1916–1955." *Journal of the American Academy of Dermatology* 32, no. 2, pt. 1 (February 1995): 255–261.

Schiller, Francis. *A Möbius Strip.* Berkeley: University of California Press, 1982.

Spongberg, Mary. *Feminizing Venereal Disease: The Body of the Prostitute in Nineteenth-Century Medical Discourse.* New York: New York University, 1997.

Williams, Roger L. *The Horror of Life.* Chicago: University of Chicago Press, 1980.

Wills, Christopher. *Yellow Fever, Black Goddess: The Coevolution of People and Plagues.* Reading, Mass.: Addison-Wesley, 1996.

Zinsser, Hans. *Rats, Lice & History.* Boston: Little, Brown, 1963. (Orig. pub. 1934.)

MEDICAL

Andrews, George Clinton, M.D. *Diseases of the Skin.* Philadelphia: Saunders, 1947.

Banerjee, Dr. N.K., M.Sc., M.H.M.S. *Homeopathy in the Treatment of Gonorrhoea & Syphilis.* Delhi: B. Jain, 1995.

Brown, William J., M.D., et al. *Syphilis and Other Venereal Diseases.* Cambridge: Harvard University Press, 1970.

Browning, Carl H., M.D., and Ivy Mackenzie, M.D. *Recent Methods in the Diagnosis and Treatment of Syphilis.* London: Constable, 1924.

Chase, Robert Howland, M.D. *General Paresis.* Philadelphia: P. Blakiston's, 1902.

Cornil, V., M.D. *Syphilis.* Translated by J. Henry C. Simes, M.D., and J. William White, M.D. Philadelphia: Lea's Sons, 1882.

Dattner, Bernhard, M.D. *The Management of Neurosyphilis.* New York: Grune & Stratton, 1944.

Dennie, Charles C., M.D. *Syphilis: Acquired and Heredosyphilis.* New York: Harper, 1928.

Isselbacher, Kurt J., M.D., et al., eds. *Harrison's Principles of Internal Medicine,* Vol. I. New York: McGraw-Hill, 1998.

Harvey, A. McGehee, M.D., and Victor A. McKusick, M.D., eds. *Osler's Textbook Revisited.* New York: Meredith, 1967.

Howles, James Kirby, M.D. *A Synopsis of Clinical Syphilis.* St. Louis: Mosby, 1943.

Hutchinson, Jonathan. *Syphilis.* New York: Cassell, 1909. (Orig. pub. 1887.)

Kampmeier, Rudolph H., M.D. *Essentials of Syphilology.* Philadelphia: Lippincott, 1943.

______. "Final Report on the Tuskegee Syphilis Study." *Southern Medical Journal* (November 1974):1349–1353.

Kolmer, John A., M.D. *Principles and Practice of Chemotherapy with Special Reference to the Treatment of Syphilis.* Philadelphia: Saunders, 1926.

MacCormac, Henry, M.D. *Jacobi's Atlas of Dermochromes,* Vol. II. 4th ed. London: William Heinemann Medical Books, 1926.

Moore, Joseph Earle, M.D.. *The Modern Treatment of Syphilis.* Springfield, Ill.: Charles C. Thomas, 1943.

Morton, Henry H., M.D. *Genitourinary Diseases and Syphilis.* 4th ed. St. Louis: Mosby, 1918.

Osler, William, M.D. *The Principles and Practice of Medicine.* 4th ed. New York: Appleton, 1902.

Pusey, William Allen, M.D., ed. *Dermatology and Syphilis.* Chicago: Year Book Publishers, 1930.

______. *The History and Epidemiology of Syphilis.* Springfield, Ill.: Charles C. Thomas, 1933.

______. *Syphilis as a Modern Problem.* Chicago: American Medical Association, 1915.

Ravogli, A., M.D. *Syphilis in Its Medical, Medico-Legal and Sociological Aspects.* New York: Grafton, 1907.

Schamberg, Jay F., M.D. *Treatment of Syphilis.* New York: Appleton, 1932.

Simons, Irving, M.D. *Unto the Fourth Generation.* New York: Dutton, 1940.

Stokes, John H., M.D., et al. *Dermatology and Syphilology for Nurses.* Philadelphia: Saunders, 1937.

______. *Modern Clinical Syphilology.* Philadelphia: Saunders, 1st ed. 1926; 2d ed. 1934; 3d ed. 1944.

______. *The Third Great Plague: A Discussion of Syphilis for Everyday People.* Philadelphia: Saunders, 1917.

Thom, Burton Peter, M.D. *Syphilis.* Philadelphia: Lea & Febiger, 1922.

Thomas, Evan W., M.D. *Syphilis: Its Course and Management.* New York: Macmillan, 1949.

Thompson, Loyd, M.D. *Syphilis.* Philadelphia: Lea & Febiger, 1916.

CHARLES BAUDELAIRE

De Jonge, Alex. *Baudelaire: Prince of Clouds.* New York: Paddington, 1938.

Hemmings, F. W. J. *Baudelaire the Damned.* New York: Scribner, 1982.

Richardson, Joanna. *Baudelaire: A Biography.* New York: St. Martin's Press, 1994.

Sartre, Jean-Paul. *Baudelaire.* Translated by Martin Turnell. New York: New Directions, 1950.

Starkie, Enid. *Baudelaire*. New York: New Directions, 1958.

LUDWIG VAN BEETHOVEN

Autexier, Philippe A. *Beethoven: The Composer as Hero*. New York: Abrams, 1992.

Cooper, Martin. *Beethoven: The Last Decade 1817–1827*. London: Oxford University Press, 1970.

Forbes, Elliot, ed. *Thayer's Life of Beethoven*, Vol II. Princeton, N.J.: Princeton University Press, 1967. (Orig. pub. 1921.)

Kubba, Adam K., and Madelaine Young. "Ludwig van Beethoven: A Medical Biography." *The Lancet* 347, no. 8995 (20 January 1996): 167.

Marek, George R. *Beethoven: Biography of a Genius.* New York: Funk & Wagnalls, 1969.

Martin, Russell. *Beethoven's Hair.* New York: Broadway Books, 2000.

Palferman, Thomas G. "Beethoven." *Journal of the Royal College of Physicians of London* 26 (1992): 112–114.

Sellars, S.L., M.D. "Beethoven's Deafness." *South Africa Medical Journal* 48 (3 August 1974): 1583–1587.

Solomon, Maynard. *Beethoven*. New York: Schirmer, 1977.

Sonneck, O. G., ed. *Beethoven: Impressions by His Contemporaries*. New York: Dover, 1967.

Weiss, Philip. "Beethoven's Hair Tells All." *New York Times Magazine* (30 November 1998): 108–139.

CHRISTOPHER COLUMBUS

Bradford, Ernle. *Christopher Columbus.* London: Park and Roche, 1973.

Crosby, Alfred, Jr. *The Columbian Exchange.* Westport, Conn.: Greenwood, 1972.

De Ybarra, A. M. Fernandez, M.D. "The Medical History of Christopher Columbus." *Journal of the American Medical Association* 22, no. 18 (5 May 1894).

Dutour, Olivier, et al. *The Origin of Syphilis in Europe: Before or After 1493?* Paris: Editions Errance, 1993.

Loewen, James W. *Lies My Teacher Told Me: Everything Your American History Textbook Got Wrong.* New York: Random House, n.d.

Luger, Anton, M.D. "The Origin of Syphilis: Clinical and Epidemiologic Considerations on the Columbian Theory." *Sexually Transmitted Diseases* (March-April 1993): 110–117.

Morison, Samuel Eliot. *Admiral of the Ocean Sea: A Life of Christopher Columbus.* Boston: Little, Brown, 1942.

Rothschild, Bruce M., Fernando Luna Calderon, Alfredo Coppa, and Christine Rothschild. "First European Exposure to Syphilis: The Dominican Republic at the Time of Columbian Contact." *Clinical Infectious Diseases* 31 (October 2000): 936–941.

Sale, Kirkpatrick. *The Conquest of Paradise: Christopher Columbus and the Columbian Legacy.* New York: Alfred A. Knopf, 1990.

Settipane, Guy A., M.D. *Columbus and the New World: Medical Implications.* Providence, R.I.: OceanSide Publications, 1995.

Stannard, David E. *American Holocaust: The Conquest of the New World.* Oxford: Oxford University Press, 1992.

Wiesenthal, Simon. *Sails of Hope: The Secret Missions of Christopher Columbus.* New York: Macmillan, 1973.

KAREN BLIXEN/ISAK DINESEN

Dinesen, Isak. *Last Tales.* New York: Vintage, 1975.

______. *Letters from Africa, 1914–1931.* Translated by Anne Born. Chicago: University of Chicago Press, 1981.

______. *Out of Africa.* New York: Random House, 1938.

Thurman, Judith. *Isak Dinesen: The Life of a Storyteller.* New York: St. Martin's Press, 1982.

Weismann, Kaare, M.D. "Neurosyphilis, or Chronic Heavy Metal Poisoning: Karen Blixen's Lifelong Disease." *Sexually Transmitted Disease* 22 (1995): 137–144.

GUSTAVE FLAUBERT

Barnes, Julian. *Flaubert's Parrot.* New York: Vintage Random House, 1990.

Bart, Benjamin F. *Flaubert.* Syracuse, N.Y.: Syracuse University Press, 1967.

Lottman, Herbert. *Flaubert: A Biography.* Boston: Little, Brown, 1989.

Starkie, Enid. *Flaubert: The Making of the Master,* Vol. I. New York: Atheneum, 1967.

______. *Flaubert the Master: A Critical and Biographical Study (1856–1880).* New York: Atheneum, 1971.

Steegmuller, Francis, ed. and trans. *The Letters of Gustave Flaubert 1830–1857.* Cambridge, Mass.: Harvard University Press, 1980.

Troyat, Henri. *Flaubert.* Translated by Joan Pinkham. New York: Viking Penguin, 1992.

ADOLF HITLER

Besgin, Achim. *Der Stille Befehl: Medizinalrat Kersten, Himmler und das Dritte Reich.* München: Nymphenburger Verlagshandlung, 1960.

Binion, Rudolph. *Hitler Among the Germans.* DeKalb: Northern Illinois University Press, 1976. Reprint.

Bullock, Alan. *Hitler: A Study in Tyranny.* New York: Bantam Books, published by arrangement with Harper & Brothers, 1958. (Orig. pub. 1953.)

Bytwerk, Randall, L. *Julius Streicher: Nazi Editor of the Notorious Anti-Semitic Newspaper* Der Stürmer. New York: Cooper Square, 2001.

Fest, Joachim, C. *Hitler.* Translated by Richard Winston and Clara Winston. New York: Harcourt Brace Jovanovich, 1974.

Hanfstaengl, Ernst. *Hitler: The Missing Years.* New York: Arcade, 1994. (Orig. pub. 1957.)

Heston, Leonard L., M.D., and Renate Heston, R.N. *The Medical Casebook of Adolf Hitler: His Illnesses, Doctors and Drugs.* Briarcliff Manor, N.Y.: Stein & Day, 1979. Second edition published as *Adolph Hitler: His Drug Abuse, Doctors, Illnesses.* Portland, Oreg.: Baypoint Press, 1999.

Hitler, Adolf. *Mein Kampf.* Translated by Ralph Manheim. Boston: Houghton Mifflin, 1971. (Orig. pub. 1925.)

Irving, David. *Hitler's War and The War Path.* London: Focal Point, 2002.

______. *The Secret Diaries of Hitler's Doctor.* New York: Macmillan, 1983.

Kershaw, Ian. *Hitler: 1889–1936: Hubris.* New York: Norton, 1999.

______. *Hitler: 1936–1945: Nemesis.* New York: Norton, 2000.

Kersten, Felix. *The Kersten Memoirs 1940–1945.* Translated by Constantine Fitzgibbon and James Oliver; introduction by H. R. Trevor-Roper. New York: Macmillan, 1957.

Kubizek, August. *The Young Hitler I Knew.* Translated by E. V. Anderson. Boston: Houghton Mifflin, 1955.

Langer, Walter C. *The Mind of Adolph Hilter.* New York: Basic Books, 1972.

Levy, Alan. *The Wiesenthal File.* Grand Rapids, Mich.: William B. Eerdmans, 1994.

Maser, Werner. *Hitler: Legend, Myth and Reality.* Translated by Peter Ross and Betty Ross. New York: Harper & Row, 1971.

Manvell, Roger, and Heinrich Fraenkel. *Himmler.* New York: Putnam, 1965.

Moriarty, David M., M.D. *A Psychological Study of Adolf Hitler.* St. Louis: Warren H. Green, 1993.

Neumayr, Anton. *Dictators in the Mirror of Medicine: Napoleon, Hitler, Stalin.* Translated by David J. Parent. Bloomington, Ill.: Medi-Ed, 1995.

Park, Bert Edward. *The Impact of Illness on World Leaders.* Philadelphia: University of Pennsylvania Press, 1986.

Redlich, Fritz, M.D. *Hitler: Diagnosis of a Destructive Prophet.* New York: Oxford University Press, 1999.

Rosenbaum, Ron. *Explaining Hitler: The Search for the Origins of His Evil.* New York: Random House, 1998.

Speer, Albert. *Inside the Third Reich.* Translated by Richard Winston and Clara Winston. New York: Macmillan, 1970.

Toland, John. *Adolf Hitler.* Garden City, N.Y.: Doubleday, 1976.

Victor, George. *Hitler: The Pathology of Evil.* Washington, D.C.: Brassey's, 1998.

Waite, Robert G. L. *The Psychopathic God: Adolf Hitler.* New York: Basic Books, 1977. (Orig. pub. 1939.)

Weiss, Ernst. *The Eyewitness.* Translated by Ella R. W. McKee; foreword by Rudolph Binion. Boston: Houghton Mifflin, 1977. (Orig. pub. 1963.)

Wiesenthal, Simon. *Justice Not Vengeance.* Translated by Ewald Osers. London: Weidenfeld & Nicolson, 1989.

Wykes, Alan. *The Doctor and His Enemy.* New York: Dutton, 1966.

______. *Hitler: Ballantine's Illustrated History of World War II.* War Leader Book no. 3. New York: Ballantine, 1970.

JAMES JOYCE

Davies, Stan Gêbler. *James Joyce: A Portrait of the Artist.* London: Granada Publishing, 1982. (Orig. pub. 1975.)

Ellmann, Richard. *James Joyce.* New York: Oxford University Press, 1982.

Ferris, Kathleen. *James Joyce & the Burden of Disease.* Lexington: University Press of Kentucky, 1995.

Joyce, James. *Ulysses.* Edited by Hans Walter Gabler. New York: Random House, 1986.

Lyons, J. B. *James Joyce and Medicine.* Dublin: Dolmen, 1973.

______. *Thrust Syphilis Down to Hell and Other Rejoyceana: Studies in the Border-Lands of Literature and Medicine.* Dublin: Glendale, 1988.

Maddox, Brenda. *Nora: A Biography of Nora Joyce.* New York: Fawcett, 1989.

MARY TODD AND ABRAHAM LINCOLN

Baker, Jean H. *Mary Todd Lincoln.* New York: Norton, 1987.

Burlingame, Michael. *The Inner World of Abraham Lincoln.* Urbana: University of Illinois Press, 1994.

Herndon, William H., and Jesse W. Weik. *Herndon's Life of Lincoln.* New York: De Capo Press, 1983; reprint, Cleveland: World Publishing, 1942.

Hertz, Emanuel. *The Hidden Lincoln: From the Letters and Papers of William H. Herndon.* New York: Viking, 1938.

Hirschhorn, Norbert, and Robert G. Feldman. "Mary Lincoln's Final Illness: A Medical and Historical Reappraisal." *Journal of the History of Medicine* 54 (October 1999): 511–542.

Hirschhorn, Norbert, Robert G. Feldman, and Ian A. Greaves. "Abraham Lincoln's Blue Pills." *Perspectives in Biology and Medicine* 44, no. 3 (Summer 2001): 315–332.

Morris, Jan. *Lincoln: A Foreigner's Quest.* New York: De Capo Press, 2000.

Neely, Mark E., Jr., and R. Gerald McMurtry. *The Insanity File: The Case of Mary Todd Lincoln.* Carbondale: Southern Illinois University Press, 1986.

Turner, Justin G., and Linda Levitt Turner. *Mary Todd Lincoln: Her Life and Letters.* New York: Alfred A. Knopf, 1972.

Vidal, Gore. *United States Essays: 1952–1992.* New York: Random House, 1993.

Wilson, Douglas L. *Honor's Voice: The Transformation of Abraham Lincoln.* New York: Alfred A. Knopf, 1998.

GUY DE MAUPASSANT

De Maupassant, Guy. "Bed Number 29." In *The Complete Short Stories of Guy de Maupassant.* Garden City, N.Y.: Doubleday, 1955.

Lerner, Michael. *Maupassant.* New York: George Braziller, 1975.

Sherard, Robert Harborough. *The Life, Work and Evil Fate of Guy de Maupassant.* New York: Brentano's, n. d.

FRIEDRICH NIETZSCHE

Aldrich, Robert. *The Seduction of the Mediterranean: Writing, Art, and Homosexual Fantasy.* New York: Routledge, 1993.

Binion, Rudolph. *Frau Lou: Nietzsche's Wayward Disciple.* Princeton, N.J.: Princeton University Press, 1968.

Chamberlain, Lesley. *Nietzsche in Turin: The End of the Future.* London: Quartet Books, 1996.

Förster-Nietzsche, Elisabeth. *The Life of Nietzsche.* Vol. I, *The Young Nietzsche,* translated by A. M. Ludovici; Vol. II, *The Lonely Nietzsche,* translated by P. V. Cohn. New York: Sturgis & Walton, 1912–1915.

Freud, Ernst L., ed. *The Letters of Sigmund Freud and Arnold Zweig.* New York: Harcourt, Brace and World, 1970.

Gilman, Sandor, ed. *Conversations with Nietzsche: A Life in the Words of His Contemporaries.* Translated by David J. Parent. New York: Oxford University Press, 1987.

Golomb, Jacob, Weaver Santaniello, and Ronald Lehrer, eds. *Nietzsche and Depth Psychology.* Albany: State University of New York Press, 1999.

Harrison, Thomas, ed. *Nietzsche in Italy.* Saratoga, Calif.: ANMA Libri, 1988.

Hayman, Ronald. *Nietzsche: A Critical Life*. New York: Penguin, 1982.

Hollingdale, R. J. *Nietzsche: The Man and His Philosophy*. Baton Rouge: Louisiana State University Press, 1965.

Jarrett, James L., ed. *Nietzsche's* Zarathustra: *Notes of the Seminar Given in 1934–1939 by C.G. Jung*, Vols. I-II. Princeton, N.J.: Princeton University Press, 1988.

Jaspers, Karl. *Nietzsche: An Introduction to the Understanding of His Philosophical Activity*. Translated by Charles F. Wallraff and Frederick J. Schmitz. Tucson: University of Arizona Press, 1965.

Jung, C. G. *Memories, Dreams, Reflections*. Edited by Aniela Jaffe; translated by Richard Winston and Clara Winston. New York: Vintage, 1989.

Kaufmann, Walter. *Nietzsche: Philosopher, Psychologist, Antichrist*. Princeton, N.J.: Princeton University Press, 1978.

______. "Nietzche." In *Encyclopedia of Philosophy*, Vol. 5. Edited by Paul Edwards. New York: Collier Macmillan, 1967.

Kerr, John. *A Most Dangerous Method: The Story of Jung, Freud, and Sabina Spielrein*. New York: Alfred A. Knopf, 1993.

Köhler, Joachim. *Zarathustra's Secret: The Interior of Friedrich Nietzsche*. New Haven, Conn.: Yale University Press, 2002.

Krell, David Farrell. *Infectious Nietzsche*. Bloomington: Indiana University Press, 1996.

Lehrer, Ronald. *Nietzsche's Presence in Freud's Life and Thought*. Albany: State University of New York Press, 1995.

Livingstone, Angela. *Salomé*. Mt. Kisco, N.Y.: Moyer Bell, 1984.

Macintyre, Ben. *Forgotten Fatherland: The Search for Elisabeth Nietzsche*. New York: Farrar Straus Giroux, 1992.

Malraux, André. *Anti-Memoirs*. Translated by Terence Kilmartin. New York: Henry Holt, 1968.

Mann, Thomas. *Dr. Faustus*. New York: Alfred A. Knopf, 1948.

______. "Nietzsche's Philosophy in the Light of Recent History." In *Thomas Mann: Last Essays*. Translated by Richard Winston, Clara Winston et al. New York: Alfred A. Knopf, 1959.

Middleton, Christopher, ed. and trans. *Selected Letters of Friedrich Nietzsche*. Chicago: University of Chicago Press, 1969.

Nietzsche, Friedrich. *Ecce Homo*. Edited by R. J. Hollingdale. New York: Penguin, 1979.

Nunberg, Herman, and Ernst Federn, eds. *Minutes of the Vienna Psychoanalytical Society*, Vol. II, *1908–1910*. New York: International Universities Press, 1967.

Parkes, Graham. *Composing the Soul: Reaches of Nietzsche's Psychology*. Chicago: University of Chicago Press, 1994.

Peters, H. F. *My Sister, My Spouse: A Biography of Lou Andreas-Salomé*. New York: Norton, 1962.

______. *Zarathustra's Sister: The Case of Elisabeth and Friedrich*. New York: Marcus Wiener, 1985.

Pletsch, Carl. *Young Nietzsche: Becoming a Genius*. New York: Free Press, 1991.

Podach, Erich. *The Madness of Nietzsche*. Translated by F. A. Voigt. New York: Putnam, 1931.

Salomé, Lou. *Nietzsche*. Translated and edited by Siegfried Mandel. Redding Ridge, Conn.: Black Swan Books, 1988. (Orig. pub. 1894 as *Friedrich Nietzsche in seinen Werken*.)

Schaberg, William. *The Nietzsche Canon: A Publication History and Bibliography*. Chicago: University of Chicago Press, 1995.

Schain, Richard. *The Legend of Nietzsche's Syphilis*. Westport, Conn.: Greenwood, 2001.

Volz, Pia Daniela. *Nietzsche im Labyrinth seiner Krankheit: Eine medizinisch-biographische Untersuchung*. Würzburg, Germany: Königshausen and Neumann, 1990.

Zweig, Stefan. *Master Builders: A Typology of the Spirit*. Translated by Eden Paul and Cedar Paul. New York: Viking, 1939. (Orig. pub. 1925.)

FRANZ SCHUBERT

Deutsch, Otto Erich. *The Schubert Reader*. Translated by Eric Blom. New York: Norton, 1947.

McKay, Elizabeth Normal. *Franz Schubert: A Biography*. Oxford: Clarendon Press, 1996.

Newbould, Brian. *Schubert: The Music and the Man*. Berkeley: University of California Press, 1997.

Sams, Eric. "Schubert's Illness Re-examined." *Musical Times* 121, no. 1643 (January 1980): 15–22.

Woodford, Peggy. *Schubert: His Life and Times*. Neptune City, N.J.: Paganiniana Publishing, 1980.

ROBERT SCHUMANN

Davario, John. *Robert Schumann: Herald of a "New Poetic Age."* Oxford: Oxford University Press, 1997.

Neumayr, Anton. *Music & Medicine: Hummel, Weber, Mendelssohn, Schumann, Brahms, Bruckner*, Vol. II. Translated by Bruce Cooper Clarke. Bloomington, Ill.: Medi-Ed, 1995.

Ostwald, Peter. *Schumann: The Inner Voices of a Musical Genius*. Boston: Northeastern University Press, 1985.

Reich, Nancy B. *Clara Schumann: The Artist and the Woman*. Ithaca, N.Y.: Cornell University Press, 1985.

Sams, Eric. *The Songs of Robert Schumann*. Bloomington: Indiana University Press, 1993.

Taylor, Ronald. *Robert Schumann: His Life and Work*. London: Panther Books, 1985.

Walker, Alan, ed. *Robert Schumann: The Man and His Music*. London: Barrie & Jenkins, 1972.

VINCENT VAN GOGH

Arnold, Wilfred Niels. *Vincent van Gogh: Chemicals, Crises, and Creativity*. Boston: Birkhäuser, 1992.

Bonafoux, Pascal. *Van Gogh*. Translated by Alexandra Campbell. New York: Henry Holt, 1990.

De Leeuw, Ronald, ed. *The Complete Letters of Vincent van Gogh*, Vols. I.-III. Greenwich, Conn.: New York Graphic Society, 1958.

Edwards, Cliff. *Van Gogh and God*. Chicago: Loyola University Press, 1989.

Elgar, Frank. *Van Gogh: A Study of His Life and Work*. New York: Praeger, 1966.

Hulsker, J. *Vincent and Theo van Gogh: A Dual Biography*. Ann Arbor, Mich.: Fuller Publishing, 1990.

Jaspers, Karl. *Strindberg and van Gogh*. Translated by Oskar Grunow and David Woloshin. Tucson: University of Arizona Press, 1977.

Lubin, Albert J. *Stranger on the Earth: A Psychological Biography of Vincent van Gogh*. New York: Henry Holt, 1972.

Nagera, Humberto, M.D. *Vincent van Gogh: A Psychological Study*. London: George Allen & Unwin, 1967.

Sweetman, David. *Paul Gauguin: A Complete Life*. London: Hodder and Stoughton, 1995.

______. *Van Gogh: His Life and His Art*. New York: Crown, 1990.

Tralbaut, M. E. *Vincent van Gogh*. New York: Alpine Fine Arts, 1981.

Wilkie, Ken. *In Search of van Gogh*. Rocklin, Calif.: Prima Publishing, 1991.

OSCAR WILDE

Aldington, Richard, and Stanley Weintraub, eds. *The Portable Oscar Wilde*. New York: Penguin Books, 1981.

Amor, Anne Clark. *Mrs. Oscar Wilde: A Woman of Some Importance*. London: Sedgwick & Jackson, 1983.

Belford, Barbara. *Oscar Wilde: A Certain Genius*. New York: Random House, 2000.

Brasol, Boris. *Oscar Wilde: The Man, the Artist, the Martyr*. New York: Octagon, 1975. (Orig. pub. 1938.)

Cawthorne, Terence. "The Fatal Illness of Oscar Wilde." *Annals of Otology, Rhinology, and Laryngology* 75 (1966): 657–666.

Critchley, Macdonald. "Medical Reflections on Oscar Wilde." *Mem Acad Chir* (Paris) 30 (1962): 73-84.

______. "Oscar Wilde's Fatal Illness: The Mystery Unshrouded." *Medical and Health Annual* (1990): 191–208.

Elfman, Clare. *The Case of the Pederast's Wife.* Chester Springs, Pa.: Dufour Editions, 2000.

Ellman, Richard. *Oscar Wilde.* New York: Alfred A. Knopf, 1988.

Fryer, Jonathan. *André & Oscar: The Literary Friendship of André Gide and Oscar Wilde.* New York: St. Martin's Press, 1998.

Gide, André. *If It Die: An Autobiography.* Translated by Dorothy Bussy. New York: Random House, 1935. (Orig. pub. as *Si le grain ne meurt*, 1920.)

Harris, Frank. *Oscar Wilde.* Introduction by Merlin Holland. New York: Carroll & Graf, 1997. (Orig. pub. 1916.)

______. *Oscar Wilde: His Life and Confessions.* Garden City, N.Y.: Garden City Publications, 1930.

Holland, Merlin. "Biography and the Art of Lying." In *The Cambridge Companion to Oscar Wilde*, edited by Peter Raby. Cambridge: Cambridge University Press, 1997.

______. *The Wilde Album*: New York: Henry Holt, 1997.

Holland, Merlin, and Rupert Hart-Davis. *The Complete Letters of Oscar Wilde.* New York: Henry Holt, 2000.

Holland, Vyvyan. *Son of Oscar Wilde.* New York: Carroll & Graf, 1999. (Orig. pub. 1954.)

Hyde, H. Montgomery. *Oscar Wilde: A Biography.* New York: Farrar, Straus & Giroux, 1975.

______. *Oscar Wilde: The Aftermath.* New York: Farrar, Straus, 1963.

Knox, Melissa. *Oscar Wilde: A Long and Lovely Suicide.* New Haven: Yale University Press, 1994.

Lyons, J. B. "Oscar Wilde's Final Illness." *Irish Studies Review* 11 (1995): 24–27.

______. *What Did I Die of?: The Deaths of Parnell, Wilde, Synge, and Other Literary Pathologies.* Dublin: Lilliput Press, 1991.

Pearce, Joseph. *The Unmasking of Oscar Wilde.* London: HarperCollins, 2000.

Pearson, Hesketh. *Oscar Wilde: His Life and Wit.* New York: Harper & Brothers, 1946.

Raby, Peter, ed. *The Cambridge Companion to Oscar Wilde.* Cambridge: Cambridge University Press, 1997.

Robins, Ashley H., and Sean L. Sellars. "Oscar Wilde's Terminal Illness: Reappraisal After a Century." *The Lancet* 356, no. 9244 (25 November 2000): 1841–1843.

Schmidgall, Gary. *The Stranger Wilde: Interpreting Oscar.* New York: Dutton, 1994.

Sedgwick, Eve Kosofsky. *Epistemology of the Closet*. Berkeley: University of California Press, 1990.

Sherard, Robert Harborough. *Bernard Shaw, Frank Harris & Oscar Wilde*. New York: Greystone, 1937.

______. *The Life of Oscar Wilde*. New York: Dodd, Mead, 1928.

______. *Oscar Wilde: The Story of an Unhappy Friendship*. London: Greening, 1908.

______. *Oscar Wilde Twice Defended from André Gide's Wicked Lies and Frank Harris's Vicious Libels*. Chicago: Argus Book Shop, 1934.

Simmons, James C. *Star-Spangled Eden: 19th Century America Through the Eyes of Dickens, Wilde, Frances Trollope, Frank Harris, and Other British Travelers*. New York: Carroll & Graf, 2000.

Wilde, Oscar. *The Picture of Dorian Gray*. Mattituck, N.Y.: Ameron House, 1982.

GENERAL

Brombert, Beth Archer. *Edouard Manet: Rebel in a Frock Coat*. New York: Little, Brown, 1996.

Bergreen, Laurence. *Capone: The Man and the Era*. New York: Simon & Schuster, 1994.

Conrad, Barnaby, III. *Absinthe: History in a Bottle*. San Francisco: Chronicle Books, 1988.

Coulter, Harris L. *Aids and Syphilis: The Hidden Link*. Berkeley: North Atlantic Books, 1987.

Critchley, Macdonald. *The Divine Banquet of the Brain*. New York: Raven, 1979. (Includes the essay, "Five Illustrious Neuroluetics.")

Dale, Philip Marshall, M.D. *Medical Biographies*. Norman: University of Oklahoma Press, 1987. (Orig. pub. 1952.)

Daudet, Alphonse. *In the Land of Pain*. Translated and edited by Julian Barnes. London: Jonathan Cape, 2002.

Francis, Claude, and Fernande Gontier. *Creating Colette: Volume One: From Ingenue to Libertine, 1873–1913*. South Royalton, Vt.: Steerforth, 1999.

Gray, Fred D. *The Tuskegee Syphilis Study*. Montgomery, Ala.: Black Belt Press, 1998.

Jones, James H. *Bad Blood: The Tuskegee Syphilis Experiment*. New York: Free Press, 1993.

Lucey, Michael. *Gide's Bent: Sexuality, Politics, Writing*. New York: Oxford University Press, 1995.

Martin, Ralph G. *Jennie: The Life of Lady Randolph Churchill*. Englewood Cliffs, N.J.: Prentice Hall, 1969.

Mitchell, Robert Ben. *Syphilis as AIDS*. Austin, Tex.: Banned Books, 1958.

Neumayr, Anton. *Music & Medicine: Haydn, Mozart, Beethoven, Schubert*, Vol. I. Translated by Bruce Cooper Clarke. Bloomington, Ill.: Medi-Ed , 1994.

Newman, Ernest. *Hugo Wolf.* New York: Dover, 1966. (Orig. pub. 1907.)

Ober, William B., M.D. "To Cast a Pox: The Iconography of Syphilis." *American Journal Dermatopathology* 11, no. 1 (1989): 74–86.

Reverby, Susan M., ed. *Tuskegee's Truths: Rethinking the Tuskegee Syphilis Study.* Chapel Hill: University of North Carolina Press, 2000.

Sinclair, Upton. *Damaged Goods.* Glascow: Muir-Watson, n.d.

Thomson, Belinda. *Gauguin.* New York: Thames & Hudson, 1987.